五运六气临床应用

主　审　顾植山

主　编　海　霞

副主编　陶国水

编　委　（以姓氏笔画为序）

孙学达　李　莎　杨志云　张　宓　张亦舒

顾植山　徐　萌　海　霞　陶国水　常　宇

董鲁艳　傅小欧

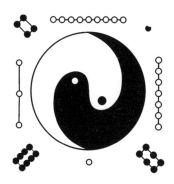

北京科学技术出版社

图书在版编目（CIP）数据

五运六气临床应用 / 海霞主编 . — 北京 : 北京科学技术出版社, 2020.7（2024.5 重印）

ISBN 978-7-5304-9128-7

Ⅰ . ①五… Ⅱ . ①海… Ⅲ . ①运气（中医）—研究 Ⅳ . ① R226

中国版本图书馆 CIP 数据核字（2020）第 049863 号

策划编辑：刘　立
责任编辑：周　珊
责任印制：李　茗
封面设计：源画设计
出 版 人：曾庆宇
出版发行：北京科学技术出版社
社　　址：北京西直门南大街 16 号
邮政编码：100035
电　　话：0086-10-66135495（总编室）
　　　　　0086-10-66113227（发行部）
网　　址：www.bkydw.cn
印　　刷：三河市国新印装有限公司
开　　本：710mm×1000mm　1/16
字　　数：302 千字
印　　张：19.75
版　　次：2020 年 7 月第 1 版
印　　次：2024 年 5 月第 3 次印刷
ISBN 978-7-5304-9128-7

定　　价：89.00 元

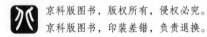

洪 序

　　作为中医学理论核心的五运六气，是一门探讨自然变化的周期性规律及其对人体健康和疾病影响的学问，反映了古代先贤们对自然周期性变化规律的认识。用五运六气理论指导临床和养生治未病，具有广阔的前景。

　　发源于江苏省江阴市龙山、砂山地区的龙砂医学流派，以深入研究和广泛应用五运六气学说为重要特色。2012 年，国家中医药管理局启动了中医学术流派传承工作室建设项目，龙砂医学流派被确立为全国首批 64 个中医学术流派之一。自龙砂医学流派传承工作室启动以来，该流派的代表性传承人顾植山教授即坚持不懈地在海内外以不同形式宣讲推广该流派的五运六气学术思想和临床经验。在顾植山教授带领下，龙砂医学流派运用五运六气理论指导临床，屡起沉疴，引起了业内的广泛关注，并在山东、北京、江苏、广东、辽宁、山西等地得到了大力推广。山东省中医药管理局组织举办了多种形式的培训班，并将推广五运六气指导临床纳入山东省二、三级中医医院评审标准，鼓励医院推广五运六气。北京市中医管理局于 2017 年底设立了首批五运六气人才培训专项，在国家级继续教育项目中开展了五运六气的高级师资培训，并计划在全市中医院中建立五运六气指导工作室。龙砂医学流派的五运六气得到了迅猛发展。目前，已有来自全国各地及海外的 1000 余人向顾植山教授拜师学艺，在海内外产生了重大影响！

　　随着五运六气临床应用经验的逐步推广与积累，《中国中医药报》专门开辟了《五运六气临床应用》专栏，专栏里刊发的文章大多为以顾植山教授为代表的龙砂医学流派将五运六气理论成功用于临床的医案及心得体会。本书即汇总了 2012 年至 2019 年初在《中国中医药报》刊发的有关五运六气的文章，内容多为疑难病甚至是危急重症的救治经验。

　　龙砂医学流派五运六气的临床应用，体现了以下三大特色。

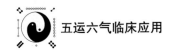

1. 运用三因司天方，十六个套路出奇制胜

宋代陈无择所撰《三因极一病证方论》中有"五运时气民病证治"十方和"六气时行民病证治"六方，但陈氏之后能用此十六方者寥寥，以致时有学者提出质疑，指其为"按五运六气胪列方药，不合现实应用的死板教条"。其实，该十六个司天方的用意在于针对最常见的十六种运气格局设计十六个应对套路，符合某运气病机即可选用某方。龙砂姜氏善用此十六方，姜健将这十六方传于缪问时称其为"三因司天方"，三因者，病因之天、人、邪也，在辨天、辨人、辨病证基础上，司天、司人、司病证，更好地体现了中医学天人合一的整体思想。缪问将这十六方详加注释，著成《三因司天方》传世。缪问在《三因司天方·运气总说》中引张从正之说"病如不是当年气，看与何年运气同，便向某年求活法，方知都在至真中"，也就是说，并不是到某年一定用某方。本书中的一些病案，活用其他年的司天方取得了良好效果，为活用运气方起到了很好的示范作用。

2. 把握开阖枢，辨识六经病欲解时，活用经方时方，治疑难重症效如桴鼓

太极阴阳是一种具有盛衰变化周期的节律运动。古人将自然界阴阳气的盛衰变化理解为一种周期性的离合运动，一开一合，又叫开阖，开阖中间是主转折的枢，阴阳各有开阖枢，产生三阴三阳"六经"。《黄帝内经》的开阖枢理论是六经辨证的基础和主要依据。

《伤寒论》六经病各有"欲解时"，但临床上经常欲解不解，而在欲解时又往往发生一些病证，历代学者莫明所以，"欲解时"成为《伤寒论》中的疑文。龙砂医学流派代表性传承人顾植山教授从五运六气开阖枢演绎欲解时，把六经病欲解时释为"相关时"，解开了千古疑团。例如，厥阴病的欲解时从丑至卯上，凡在丑时（凌晨1~3点）发作或加重的疾病，都与厥阴有关，用厥阴病代表方乌梅丸常能取得奇效，又如按照开阖枢时相调治月经不调和不孕症，指导临床，简明实用。本书中有较多这方面的案例，展示了欲解时理论对临床的重要指导意义。

3. 倡用奉生膏滋养生治未病

龙砂膏滋具有"顺应'冬至一阳生'""注重阴阳互根，阴中求阳""结合五运六气抓'先机'"等特色，较好地体现了中医学养生治未病之内涵。

本书收录的文章论述了膏方的来龙去脉和理论基础，也展示了这方面的典型医案。

　　该书是我见到的新中国成立以来第一本有关五运六气临床应用的专集，通过全国各地的验案，展现了五运六气指导临床的卓越疗效，是学习《黄帝内经》五运六气理论指导临床的很有价值的参考书，也是龙砂医学流派传承工作成果的一次展示。相信该书的出版，对读者学习五运六气，提高临床疗效，一定会有所帮助。

　　我因工作的关系对龙砂医学流派的五运六气接触较多，并在临床实践中有所亲历和获益，喜见该书付梓，乐为之序。

国家中医药管理局人事教育司原巡视员、副司长

中华中医药学会原副秘书长

台盟中央科教医药交流委员会主任

洪净

庚子年如月于北京

五运六气的健康观和临床诊疗体系（代序）

顾植山

五运六气是研究自然的五、六周期变化规律及其对人体健康与疾病的影响，探讨如何通过天人合一来防病治病以达到健康的学问。运气学说强调，天人间动态节律的同步和谐是保持健康的基本要求，人与自然不同步、天人不相应是疾病产生的主要原因，养生中倡导顺应自然，"春夏养阳，秋冬养阴""七损八益"等，充分体现了中华文明天人合一的健康观和疾病观。

有了运气学说，天人相应从简单的顺应一年四时，上升为顺应逐年不同的五运六气；天人合一的健康理念演化为以天干、地支为标记符号，以六五节律为基础的具有完整理论体系的高级模式。这生动地体现了炎黄文明道法自然、天人合一的生存理念。

在五运六气思想指导下，形成了一个司天、司人、司病证相结合的临床诊疗体系，分析病因时天、人、邪合参，诊断时辨天、辨人、辨病证，治疗时司天、司人、司病证。临床上常会结合人出生时的运气分析人的体质，参照发病时的运气把握病机，结合治疗时的运气顺天应时选方用药。《黄帝内经》"必先岁气，无伐天和""谨守病机，无失气宜"是这一诊疗体系中须时时遵守的基本原则。《伤寒论》中的三阴三阳统病统方遵循了这一诊疗模式。由这一诊疗体系产生的"三因司天方"，通过龙砂医学流派的应用，展示出极强的临床价值。

近年来的实践证明，建立在五运六气基础上的中医药诊疗体系，用于疫情预测可凸显中医学在疫病预测方面的特色优势，指导临床可大幅度提高临床疗效，指导急危重症救治亦彰显出可喜前景。传承和回归这一诊疗体系，对促进中医药学的继承创新具有十分重要的意义！

由于西方文化对中华文化的冲击，五运六气被置于中医教学体系之外，以致近百年来培养的中医学子对五运六气都知之甚少，运气学说成了中医传

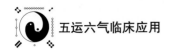

承中被误解最深，也是最为薄弱的部分，濒临失传。五运六气被摈斥，天人合一理念被淡化，影响了人们对中医天人合一健康观的理解和实施，也影响了后学对中医学司天、司人、司病证完整诊疗体系的继承发扬。

健康是天人间动态节律的同步和谐，天人关系的失调是一切疾病产生的根本原因，天人合一的思想通过五运六气的应用得到了落实。推广五运六气，可为实现全民健康从"以治病为中心"向"以健康为中心"的转移提供强有力的理论支撑。

2020 年 3 月

前　言

五运六气学说，简称"运气学说"，是中医基础理论的重要内容，对中医临床有重要指导意义。长期以来，由于历史原因，五运六气学说被轻视、误解，传承也较薄弱。近年来，在顾植山教授带领下，研究和运用五运六气取得了显著成绩。五运六气越来越受到大家的关注，已成为中医学术的热点。

顾植山教授在继承龙砂医学流派精髓的基础上，不断探索五运六气学说在临床中的运用，取得了显著疗效；对其临床价值也有深刻体会，引起了学界的关注，也吸引了众多人前来拜师学习。近年来，顾植山教授带领来自全国各地的学生和弟子们，不断挖掘、整理、总结五运六气在临床运用中的经验，成绩令人瞩目！

《中国中医药报》在跟踪报道龙砂医学流派传承工作室工作成绩和五运六气学说研究进展时，欣喜地看到顾植山教授带领学生及弟子们运用五运六气学说治病取得了令人惊奇的临床疗效。凭借新闻敏感性和专业判断力，《中国中医药报》于2014年8月1日开辟了《五运六气》专栏（后更名为《五运六气临床应用》专栏）。

《五运六气临床应用》专栏开设以来，受到了读者的热烈欢迎，在业内引起了广泛反响，读者来信、来电不断，慕名想学习者众多，为此，中国中医药报社组织开展了多期五运六气学习培训班。培训班的学员热情高涨，他们研讨五运六气知识并验之临床，效如桴鼓，这凸显了五运六气的学术魅力和运用价值，也促使在全国甚至国外掀起了学习五运六气的高潮。

本书收录了自2012年至2019年在《中国中医药报》刊发的有关五运六气理论与临床运用及疫情预测的文章，共100篇左右。这些文章主要是在顾植山教授指导下，其学生和弟子们运用五运六气指导临床的经验体会和验

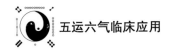
案，集中展现了五运六气在临床的推广运用情况。

本书分为两大部分：第一部分为五运六气临床应用，第二部分为五运六气理论探讨和其他应用。第一部分为本书的主体内容，为了体现五运六气的时间特征，文章按照文中治疗时间顺序排列，每篇文章后注明刊发时间。由于文章撰写和收集得及时，所以大部分文章刊发时间与文中治疗时间较为接近。为便于读者理解运用五运六气，文章排序时在公元纪年后标注干支纪年，如2012年（壬辰年）。文章基本使用见报时的原标题，个别有调整，尽量体现病名、方剂。本书所收录的文章，基本上贯穿五运六气的主线。譬如，2012壬辰年，太阳寒水司天，太阴湿土在泉，中见太角木运，气化运行先天，表现为"阳气不令""民病寒湿"，静顺汤用之切中病机。2013癸巳年，厥阴风木司天，少阳相火在泉，敷和汤用起来很顺手。2014甲午年，少阴君火司天，阳明燥金在泉，中见太宫土运，附子山萸汤、正阳汤两首方在一些疑难病症或顽疾上多有建功；夏季李东垣清暑益气汤用之多效，清暑热即清少阴火，健脾除湿而制太过的土运；又针对火热伤肺咳嗽、咯血等症，麦冬汤亦屡获效验。2015乙未年，中运为岁金不及，太阴湿土司天，太阳寒水在泉，气化运行后天，"阴专其政，阳气退避"，总的气候偏于湿寒，备化汤、紫菀汤用之多效。寒湿合邪的运气特点，可导致血寒凝滞、痰湿壅滞，而这两者均可导致卵巢早衰，用备化汤治卵巢早衰又是一创举。此外，针对太阴湿土、寒湿，用五积散治疗胃脘痛、痹证、腹胀及痤疮等，疗效确凿。2016丙申年，"岁水太过，寒气流行，水胜土复"，黄连茯苓汤大显奇效。同时，水运太过，少阳相火司天，寒甚火郁，相火被岁水所克，易形成郁火病机，易使肺金受邪，产生咳嗽，此时临床不拘泥于申年少阳司天的升明汤，而是活用戊年火运太过的麦冬汤，临床取得了较好的效果。2017丁酉年，针对木运不足设有苁蓉牛膝汤，又针对"卯酉之岁，阳明司天，少阴在泉"的六气变化订立审平汤。回顾性分析：在初之气倒春寒时苁蓉牛膝汤还不很好用，3月份后苁蓉牛膝汤证骤然增多，临床应用该方每获奇效，《中国中医药报》学术版已有较多报道；而那时审平汤应用机会不是很多，但五之气后，情况出现明显变化，有些原来用苁蓉牛膝汤效果很好的病例，再用时效果变得不那么好了，而审平汤突显奇效。2018戊戌年，火运太过，太阳寒水司天，针对火运太过的麦冬汤和针对寒水司天的静顺汤两方，临床应用取得速效的案例，包含内、外、妇、儿各科的多种疾病，从中反映出中医学天人合一、异病同治的特点。

食用膏滋方作为江浙沪等环太湖地区的一种民俗，承载着深邃的冬藏思想与养生治未病理论。龙砂膏滋方作为当地这一民俗的代表，更是注重五运六气抓先机以达奉生之目的。龙砂医家在每年开具的膏滋方中，都会参考当年和来年的运气情况，酌情选用运气方，这在本书收录的几则有关膏滋方的文章中，可窥见一斑。

在第二部分，辑录了顾植山教授等发表在《中国中医药报》的有关五运六气理论探讨和疫情预测类的文章，供读者全面学习五运六气学说，了解在顾植山教授带领下五运六气学说研究的进展和贡献。书后附有五运六气基础知识，旨在满足读者进一步学习五运六气理论知识的需要；并附有方剂、疾病索引，以便于读者查阅。

《中国中医药报》之《五运六气临床应用》专栏在文章编发过程中得到了本报社领导、编委会和编辑等的大力支持和帮助。在本书编辑过程中，他们又给予了进一步的支持帮助和鼓励，本书编委会在此表示感谢。

本书是在顾植山教授的整体策划和具体指导下进行的，无锡市龙砂医学流派研究院陶国水、李莎老师在内容审核与文字编辑等方面做了大量工作，在此表示感谢。

金代医家张从正言："不通五运六气，检尽方书何济？"希望本书能为广大中医药从业人员，尤其是中医药临床人员提供一个提高临床疗效的思路与方法，为热爱中医药的各界人士提供一个认识中医、认识五运六气的机会。

本书编委会

2020 年 3 月

目　录

第一部分　五运六气临床应用

第二部分　五运六气理论探讨和其他应用

第一部分　五运六气临床应用

2011 年（辛卯年）

运气理论与治未病思想指导膏滋方运用

翁超明　北大医疗集团健康管理中心

随着膏滋方在临床上逐渐被推广应用，运用膏滋方治疗慢性病、调治亚健康已经逐步被认同。然而，作为治未病非常重要的方法之一的膏滋方，其冬藏精思想以及治未病内涵如何在处方思路中得到体现，在普遍意义上尚处于不被了解和熟知的阶段。笔者通过多年实践以及跟师龙砂医学流派代表性传承人顾植山教授临证，对运气理论与治未病思想指导膏滋方临床应用略有感悟。近日，追访服用膏滋方病人，发现有位病人已近五年未复发旧疾。随着斗转星移，运气更迭，当年看不懂的方子，今天回顾品味起来忍不住赞叹天人合一力量之神奇与中医治未病思想之高超。在此分享顾植山教授的一则典型案例，以飨读者。

病人，女，丁未年出生，于 2011 年 10 月 28 日初诊。病人每至秋冬之交即无明显诱因地发作刺激性干咳，无痰，往往因咽痒气冲而发生阵咳，很长时间无法停止，气促而欲呕。每于讲话过多或者夜间 3 点左右症状表现最重，常咳醒。病史 6 年余，每年发作时持续 2 个月左右。既往常以小柴胡类制剂加减缓解。本次发作时服用柴胡类、清肺润燥类方剂均无以缓解。月事常年提前，近半年月事提前而量多如崩。多梦，饮食、小便正常，大便不调，时而便秘、时而腹泻。舌质偏红，舌苔薄黄腻。两尺沉细，右寸浮大弦。理化检查：排除呼吸道炎症及肺癌，诊为气道压力高、慢性胃炎、轻度贫血症。激素水平正常。时值辛卯年五之气，顾植山教授予以秋膏，处方如下：阿胶

（烊化）125克，龟甲胶（另酒炖）78克，菟丝子（盐水炒）150克，大红枣（去皮核，碎）120克，紫檀末（后下）30克，鹿茸（另酒炖）30克，北五味子100克，炮附子40克，盐巴戟天120克，山萸肉100克，炙紫菀100克，熟地黄100克，厚杜仲100克，麦冬100克，天冬100克，饴糖500克，文冰300克收膏。

二诊（2011年12月26日）：经服秋膏后，病人月事已趋正常，咳嗽气促之症未有发生，舌苔亦净，唯脉重取仍乏力，右寸还浮大，金气未能尽收敛之功。冬膏拟益肾敛金，来年发生之际，更宜滋水涵木，强土制风，预作绸缪。冬膏处方：阿胶（烊化）125克，龟甲胶（酒炖）78克，盐菟丝子150克，大红枣（去皮核，碎）120克，肉桂末（兑入）30克，花旗参（另炖）100克，北五味子100克，干生地200克，熟附片40克，鹿角霜100克，厚杜仲100克，山萸肉100克，盐巴戟天120克，怀山药200克，天冬120克，麦冬100克，炙远志100克，全当归100克，粉丹皮45克，地骨皮200克，炒杭芍120克，茯苓120克，炒知母45克，炒黄柏30克，女贞子120克，旱莲草200克，白术150克，制首乌200克，白蒺藜150克，北沙参150克，枸杞子100克，炙桑皮120克，饴糖500克，文冰300克收膏。

随访发现病人服用冬膏并未有"上火"症状，咳嗽气促及月事已调，诸症皆减。自辛卯年（2011年）至丙申年（2016年）未再发作。

分析与体会 2011辛卯年，岁水不及，阳明燥金司天，少阴君火在泉，金火合德，多阳少阴之年。再来看病人体质倾向：病人生于丁未年，天干符号为丁，为木运不及之年，可见病人体质兼具弱木与金气偏旺两种因素，使得金木关系严重失调。因此病人体质兼具"少角"与"判商"，易出现木、土、金病机变化。

病人金木失调的体质遇到涸流之际藏令不举、焰浮川泽的情况，就引发了严重的气机升降失常表现。辛卯年五之气，右寸反浮弦大，金令不行，"判商"当道，弱木来复，气上冲胸而见咳嗽连连，频频欲呕。证似肝胃之气上逆，实则蕴含弱木引发"化气乃扬"之机，故见月事频频，量多如崩。此种崩漏，非固摄无力，实乃焰火内灼、收敛无权。既往以柴胡类剂奏效，是对病人体质偏差有一定纠正。但遇到水运不足之年，情形自然不同。又见两尺沉细，实乃辛卯年五之气天象之反映。寸脉大，舌红苔薄黄腻，为藏令不举、焰浮川泽、相火浮越之象。通过分析本案，可知核心病机为：金令不行、化气过扬、相火浮越。法宜治以咸寒，佐以苦甘，以酸收之，以苦发之。

本案冬膏以辛卯年天干方五味子汤与地支方审平汤合方为主，酌加咸凉辛苦助金之品，巧妙地把握天－人－邪及时空的动态关系，共奏滋水涵木、扶土抑木之效。虽无大量止咳、止血对症治疗之品，然在动态整体观下结合天机、病机、时机系统处方，诸症皆减。辛卯之岁，阳明燥金司天，少阴君火在泉。病机要点为水运不足，金燥火烈。六辛年岁水不足，湿乃大行，卯酉之岁阳明燥金司天。缪问关于陈无择的五味子汤的方解谓："淡渗逐湿则伤阴，风药胜湿益耗气，二者均犯虚虚之戒矣。""辛年主病，身重，濡泄，寒疡，足痿清厥等症……""肾中之阳弱，少火乏生化之权，则濡泻。肌肉失温煦之运，湿乃着而不流，入气分则为身重，入血分则为寒疡。肾中之阴弱，则痿痛而烦冤。"审平汤以"咸以抑火，辛苦助金"为原则组方，处处体现治未病思想。

冬令膏滋方以藏精化气为主旨。但是，不同干支年的"藏"法是不一样的，这就需要在运气理论指导下把"冬藏精"思想和"治未病"思想有机地结合起来。笔者注意到，本案时值冬令，处方中附子用量与秋令时相同而并无增大。若从秋膏饮片总量与冬膏饮片总量比较来看，附子用量几乎减半。为什么水运不足之年附子用量反而不大？深入思考辛卯年末与来年壬辰年初之气（又称"一之气"）的运气特点，发现顾植山教授膏方立法用意乃在于阴中求阳以滋水涵木，温煦肾水而无发生之纪年初风火相煽"病温"之虞，精妙地将龙砂膏滋方治未病思想在理、法、方、药各个层面展开。

阴阳开阖，枢机为要。化气过扬则收令过早，若金不能降，水不能藏，则生发必然无源。冬藏精如何藏？必先岁气，无伐天和。判商当道不宜强降，而要调整枢机之位。遇金燥火烈之时，必引火归原，立法为"咸以抑火，辛苦助金"。若苦寒相加，必伤阴留湿，形成伏邪，而成下工之医源性、药源性损害。

（见《中国中医药报》2016年10月20日4版，原标题《运气理论与治未病思想指导膏滋方运用》）

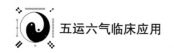
2012 年（壬辰年）

壬辰年水肿验案举隅

——跟师顾植山学用五运六气经验

李　宏　潍坊护理职业学院；李　玲　临沂市人民医院中医科

《黄帝内经》提出治病要"必先岁气，无伐天和"，临床必顺天以察运，因变以求气。顾植山教授常参天地之理，调运气之方，临床效果显著。我们跟师顾植山教授，试学用于临床，发现某些疑难杂症囿于辨证论治层次而难取效者，试用五运六气理论思路，常收意外惊喜之效，此举二例，冀作引玉之砖尔。

病案 1　卜某，男，71 岁，2012 年 5 月 7 日初诊。左膝以下肿胀，活动不利 5 天。病人 20 余天前因左侧肢体活动不利，诊为"脑血栓"入住神经内科。10 余天未见明显好转，要求出院。出院后第二天，即发现左小腿肿胀，5 天来肿势发展急骤，B 超示：左膝深静脉瓣未见回流。病人拒绝住院，转诊中医。观左下肢肤色正常，按之凹陷，时久始起，肤温略高，触之胀痛。舌红，苔白稍厚，脉沉弦有力。处方：玄参 90 克，当归 60 克，赤芍 30 克，金银花 30 克，忍冬藤 90 克，粉甘草 15 克，熟附子 10 克。1 剂，水煎服。

二诊（2012 年 5 月 8 日）：病人服上方肿消三分之一，效不更方，3 剂。

三诊（2012 年 5 月 11 日）：3 剂尽，肿消，唯晚睡前稍见水肿。服上方第 3 剂后泻下水样便数次，随后自愈。舌淡，苔白，脉弦缓。予"三因司天方"之静顺汤善后。处方：宣木瓜 20 克，牛膝 20 克，茯苓 15 克，炮姜片 5 克，熟附子 10 克，防风 10 克，诃子肉 7 克，炙甘草 10 克。5 剂，水煎服。

病案 2　李某，女，59 岁，2012 年 5 月 10 日初诊。病人患卵巢癌近 1 年，发现左下肢肿胀疼痛 2 个月。病人近 1 年前查出卵巢癌，经治病情一度稳定后复发，左少腹及下肢疼重，山东省某医院仅予镇痛药治疗。近 2 个月来出现左下肢水肿进行性加重且疼痛益甚。诊见整个左下肢水肿，比右下肢粗约

1倍，触之硬，按之深度凹陷，肤温略高，肤色不变。以活血化瘀、温肾利水之品治之，肿势未再增；后加用火针速刺患肢之足三里、阳陵泉、风市、三阴交等穴位，水随针出，数日乃止，水肿减轻，但减不足言。舌暗红，苔白稍厚，脉数。结合当时运气，拟方：玄参90克，当归60克，金银花30克，忍冬藤90克，炙甘草30克，熟附子（先煎半小时）15克，细辛7克。7剂，水煎服。

2012年5月19日，病人服上方后小便量增多，服第3剂时泻下3次水样便、量多，未做特别处理自愈，左下肢水肿大消，疼痛也有减轻，大喜，药用罄来诊。查其左下肢水肿尽消，按之无凹陷；病人自述乏力、欲眠，左侧少腹及左下肢疼痛较前减轻，镇痛药剂量已减少三分之一，舌淡红，苔白稍厚，脉沉弦。拟黄芪加静顺汤。处方：黄芪50克，宣木瓜30克，川牛膝30克，熟附子（先煎半小时）15克，西防风10克，淡干姜10克，云茯苓30克，诃子肉6克，炙甘草10克。7剂，水煎服。

分析与体会　以上两案中医皆辨为"水肿"，均属下肢血液循环障碍：病案1源于"左膝深静脉瓣未见回流"，病案2肿因不明，或与肿瘤压迫有关，如何解决水肿问题是关键。

顾植山老师对2012年的运气分析：2012壬辰年系太阳寒水司天，太阴湿土在泉，中见太角木运，气化运行先天，大部分时间将表现为"阳气不令""民病寒湿"。中医病机和证候特征，要考虑寒湿因素，水湿为病多发，实际上2012年临证确实多见水肿为患。上述两例病案，均见舌苔白厚、脉沉，提示寒湿为患，有应天之象；然两例发病时值壬辰年二之气（自春分日子正至小满日戌正，即3月20日至5月20日），客气阳明燥金，"金胜木，大凉反至，民乃惨，草乃遇寒，火气遂抑"，火气郁发，外寒内热的征象多见。

两例病人均为左下肢肿胀，根据症状表现辨证为湿热瘀阻，脉络不通。综上分析，病机实为外寒内热：足太阳膀胱经寒，水湿不化，气化不利；郁热内蕴，瘀阻脉络，致使局部水肿难以消散，恰与当时运气病机"寒水司天，相火郁滞"极为符合。因此，在治疗上拟内清郁热，外化寒水。予四妙勇安汤加味。取四妙勇安汤清热活血通络，酌加熟附子、细辛温散太阳寒水，虑方中金银花价昂，故少用之，且以同株之忍冬藤大剂量代之，因病在

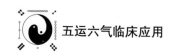

肢体，以植物之"藤"疗人体之"肢"，亦有取类比象之意。取效之速，超出预期。

民受天地之气而生，天地之气分为四时，序为五节。民生其中，得其有余、不足之偏则致病。《素问》于此论述至详，然未有专方。感于此，宋代陈无择著《三因极一病证方论》，自叙曰："夫五运六气，乃天地阴阳运行升降之常道也。五运流行有太过不及之异，六气升降有逆从胜复之差……前哲知天地有余不足，违戾之气，还以天道所生德味而平治之。"乃"推本《素问》，立天干十方、地支六方，见证用药，条分而缕析之。过与不及治而平之"。文中所用之地支方"静顺汤"，即取自《三因极一病证方论》。"静顺"二字源于《素问·五常政大论篇》："愿闻平气何如而名……岐伯对曰：木曰敷和，火曰升明，土曰备化，金曰审平，水曰静顺。"壬辰年寒水司天，欲水气平和故用"静顺"。

方中"防风通行十二经，合附子以逐表里之寒湿，即以温太阳之经。木瓜酸可入脾之血分，合炮姜以煦太阴之阳。茯苓、牛膝导附子专达下焦。甘草、防风引炮姜上行脾土……"（缪问释），故以为治。

五运六气理论对疫病的预测具有指导意义，于临床疑难杂病的治疗亦开辟了新思路，可以提升临证思辨水平。成功的病案更坚定了我们学习运气理论的信心。

（见《中国中医药报》2012年7月11日4版，原标题《壬辰年水肿验案举隅——跟师顾植山学用五运六气经验》）

2013 年（癸巳年）

运用六经病欲解时辨治咳嗽

史锁芳　江苏省中医院

刘某，男，62岁，2013年12月18日初诊。病人主诉肺癌术后6个月，咳嗽咯痰1个月。来诊时曾用过抗生素、止咳化痰药物，效果不显。病人现胸闷，稍喘，进食或活动后咳嗽明显，痰少色黄，纳差，嗳气，舌苔黄腻，舌质暗红，脉细弦滑。查体：两肺无湿啰音。血常规基本正常。辨证为脾虚失运、痰湿郁热、肺失宣肃，治拟健脾助运、化湿清肃。处方：党参10克，白术10克，陈皮6克，法半夏10克，冬瓜仁15克，生薏苡仁20克，芦根20克，茯苓10克，炙甘草5克，藿香10克，砂仁5克，枇杷叶15克，六曲10克。7剂。日服1剂，水煎煮，去渣取汁，分2次服。

二诊：诉咳嗽依然，以下午3点后为甚，有白色泡沫痰，咽干，进食或走路后易咳，咳甚则胸闷气喘，纳食不香，舌质暗红，苔黄腻，脉细滑。考虑下午咳甚，属于阳明病欲解时，故予原方加厚朴15克，炒枳壳10克，生大黄（后下）10克。7剂。日服1剂，水煎煮，去渣取汁，分2次服。

三诊：病人诉服用上方3剂后，下午咳即减轻，7剂服完，下午咳即止。但半夜1点后仍有咳嗽，诉怕冷，易汗，打喷嚏，流清涕，痰少，稍喘，疲乏，纳谷不香，寐差易醒，舌苔黄腻，质暗红，脉细滑。改从乌梅丸治之以观。处方：乌梅20克，细辛3克，桂枝10克，肉桂（后下）4克，川连4克，炒黄柏10克，当归10克，党参15克，制附片（先煎）6克，川椒4克，干姜9克，炒枳壳10克，炒白术10克，谷芽10克。7剂。日服1剂，水煎煮，去渣取汁，分2次服。

四诊：夜咳已除，胃纳已开，但夜11点后仍易醒，醒后心烦难以入睡，舌苔薄黄，脉细滑。上方复入炒黄芩10克，阿胶珠10克，炒白芍12克，鸡子黄（冲服）1个。

病人药服2剂已能入睡，上方服完睡眠即安。

分析与体会　本案咳嗽发生于肺癌术后，正气亏虚，易复感外邪。首诊时咳嗽，伴有纳差、嗳气，进食或活动后咳嗽明显，痰少色黄，舌苔黄腻，舌质暗红，脉细弦滑，显示脾虚失运、痰湿郁热之机，故予健脾助运、化湿清肃治疗，却无效。细细分析病证，辨证并无差错，二诊时却咳嗽依然，且表现下午咳嗽明显，考虑到下午3点后正是阳明病欲解时（从申至戌上），故在原方基础上加小承气汤。果然，病人服用3剂后下午咳即得控制。三诊时病人诉半夜1点后仍有咳嗽，因此时恰是厥阴病欲解时（从丑至卯上），故予乌梅丸终至咳愈。因脾虚失纳，同时加用枳术丸、谷芽以运脾消食。病

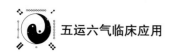

人四诊时咳嗽已治愈，但夜 11 点后易醒，因夜 11 点后是少阴病欲解时（从子至寅上），故四诊时加用黄连阿胶汤，后夜寐安宁。

本案是运用六经病欲解时处理复杂病例的成功例证，值得进一步探讨。

（见《中国中医药报》2014 年 9 月 29 日 5 版，原标题《运用六经欲解时辨治咳嗽的体会》）

天癸既行，皆从厥阴论之

——从开阖枢论乌梅丸治不孕症（上）

陶国水　无锡市龙砂医学流派研究所

2014 年 9 月，笔者陪同龙砂医学流派代表性传承人顾植山在广州参会期间，广东省中医院杨洪艳主任拜于顾师门下，学习并运用"辨象－辨时－握机"及"厥阴病欲解时"理论指导运用乌梅丸，取得很好临床疗效，尤其是对两例排卵障碍病案意外收到良效，百思不得其解，故来请教顾师。

顾师画了一张"顾氏三阴三阳开阖枢图"，并引用了刘完素《素问病机气宜保命集·妇人胎产论》"妇人童幼天癸未行之间，皆属少阴；天癸既行，皆从厥阴论之；天癸已绝，乃属太阴经也"一段话，使吾辈茅塞顿开。

一、病案

病人吴某，26 岁，广东人，2013 年 11 月 13 日就诊。患多囊卵巢综合征，月经稀发 13 年，自初潮起即月经稀发，月经周期 40~90 天，经期 7~15 天，2013 年 1 月 3 日末次月经。诊见面色暗，皮肤粗糙，散在丘疹状痤疮，头发油脂明显，平素自觉怕冷，手足不温，平素出汗不多，情绪容易急躁，睡眠欠佳，半夜 1~3 点易醒，醒后不易入睡，饮食尚可，偶有自觉口干，大便偶溏，舌淡红，苔薄白，脉细弦重按无力。杨主任根据病人寒热错杂的体质，及丑时易醒的特点，受顾师据厥阴病欲解时用乌梅丸法启示，尝试给予乌梅丸治疗。处方：炒乌梅 20 克，淡干姜 10 克，北细辛 3 克，熟附子（先煎）10 克，全当归 10 克，炒川椒 3 克，川桂枝 10 克，人参 10 克，炒黄连 20 克，炒黄柏 3 克。

病人服上方半个月后，月经正常来潮。考虑多囊卵巢综合征病人本身有偶发排卵，也会出现月经，为了明确中药疗效，要求病人继续服原方。该病人坚持服用 2 个月，结果显示 2 个月来均出现有排卵的规律月经，基本可认为乌梅丸对该病人有促排卵作用。

二、乌梅丸为何具有促排卵作用

天癸在《黄帝内经》的记载见于《素问·上古天真论篇》："女子七岁，肾气盛，齿更发长。二七而天癸至，任脉通，太冲脉盛，月事以时下，故有子。""丈夫八岁，肾气实，发长齿更。二八肾气盛，天癸至，精气溢泻，阴阳和，故能有子。"后世医家根据《黄帝内经》记载随文衍义，但对天癸究竟为何物，众说纷纭，莫衷一是。杨上善《黄帝内经太素》认为："天癸，精气也。"王冰认为天癸即月事者，"肾气全盛，冲任流通，经血渐盈，应时而下，天真之气降，与之从事，故云天癸也。"明代万密斋认为天癸即精血，其在《保命歌括》中说："在男子即为精，在女子则为血，皆曰天癸。"张景岳对于天癸的理解是："天"是言其来源于先天，"癸"是言其本质属天干中的癸水，有阳中之阴的意思。张景岳说："夫癸者，天之水，干名也……故天癸者，言天一之阴气耳。气化为水，因名天癸……其在人身，是谓元阴，亦曰元气。"以上各家论述，皆不尽如人意，如杨上善认为"天癸，精气也"太笼统，难道精气要到"二七""二八"才有；王冰认为"天癸即月事者"也欠妥，因为男子"二八肾气盛"也有"天癸至"；万密斋认为天癸即精血，也失之笼统；至于张景岳言"夫癸者，天之水"只说了其来源，并没有指出天癸作为功能的概念。

顾植山教授从运气开阖枢理论来分析，认为天癸即《黄帝内经》中对人的生育能力的特定称谓，天癸不是某种物质，而是生殖功能。女子"二七"之前，气化在少阴位置，天癸未至，故生殖功能未启动；"二七"后，气化进入厥阴，由阴出阳，天癸至，生殖功能启动，故能受孕；女子到了"七七"，气化进入太阴位置，天癸竭，生殖功能终止。

刘完素对开阖枢理论理解深刻，故其在《素问病机气宜保命集·妇人胎产论》有"天癸未行之间""天癸既行""天癸已绝"不同时段，采取不同论

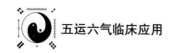

治方法之精辟论述，后世医家为使描述更加通俗，将少阴、厥阴、太阴代之以肾、肝、脾三脏，乃有"少年治肾，中年治肝，老年治脾"之说。

三、天癸既行，皆从厥阴论之

从顾氏天癸解图可以看出，"二七"天癸至，此时气化在厥阴时段，厥阴气化正常，天癸才能更好地发挥生殖功能；若厥阴气化失常，会造成月经不调乃至不孕，故"天癸既行，皆从厥阴论之"。《金匮要略》温经汤主妇人"久不受胎"，临床治不孕症甚效，方中君药为吴茱萸，吴茱萸恰是厥阴经要药。厥阴在藏象中系属于肝，所以叶天士在《临证指南医案》中提出"女子以肝为先天"的观点。

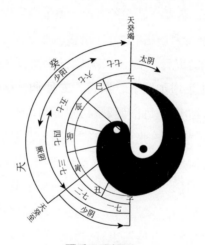

顾氏天癸解图

在六经关系中厥阴与少阳相表里，"实则少阳，虚则厥阴"，从六经病欲解时分析，厥阴与少阳在寅、卯时段也是重叠的，故有时厥阴病需要从少阳论治，柴胡桂枝干姜汤也会起到很好的疗效。

（见《中国中医药报》2015 年 4 月 10 日 4 版，原标题《天癸既行，皆从厥阴论之——从"开阖枢"论乌梅丸治不孕症》）

2014年（甲午年）

天癸既行，皆从厥阴论之

——从开阖枢论乌梅丸治不孕症（下）

陶国水 无锡市龙砂医学流派研究所

近日，笔者在合肥跟师学习时，遇1例患多囊卵巢综合征、不孕症之病人，服用乌梅丸后正常受孕。病案记录如下。

病人周某，女性，24岁，合肥人，2014年10月6日初诊。月经不调，需用激素维持治疗，结婚两年未孕，西医相关检查示多囊卵巢综合征。病人平素怕冷，末次月经时间为2014年8月5日（服黄体酮后，监测无排卵），检查未孕，近半年体重增加明显，纳可，二便调，易激惹，睡眠差，舌质红，舌尖红苔少，脉细小弦。此乃厥阴司阖不利，予乌梅丸为法。处方：炒乌梅30克，熟附片（先煎）6克，北细辛6克，川桂枝10克，炒黄连10克，炒黄柏6克，西当归10克，炒川椒4克，潞党参10克，淡干姜6克。14剂。

二诊（2014年10月23日）：病人服上药后，月经未至，但怕冷、睡眠差等症改善。脉舌同前。原方继进。14剂。

三诊（2014年11月8日）：病人服上方后，月经仍未至，心情焦急，自行测早孕试纸提示早孕，难以置信，复去安徽省妇幼保健院血检，仍示早孕，但孕酮偏低，舌淡苔薄，脉细小弦。予寿胎丸，补肾安胎为治。处方：菟丝子15克，桑寄生15克，川续断12克，陈阿胶（烊入）10克，制首乌10克，奎砂仁（打，后下）4克。14剂。

随后在整理顾师以往医案时，笔者发现，许多患月经不调、不孕症之病人，服用乌梅丸或温经汤、柴胡桂枝干姜汤后都如愿受孕。

（见《中国中医药报》2015年4月10日4版，原标题《天癸既行，皆从厥阴论之——从"开阖枢"论乌梅丸治不孕症》）

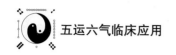

厥阴病欲解时用乌梅丸平喘体会

史锁芳　江苏省中医院

笔者治疗夜间哮喘，在常规辨证用药效果不显时，基于厥阴病欲解时运用乌梅丸，稍作加减，获得显著效果。

病人朱某，女，40 岁，2014 年 3 月 5 日初诊。病人主诉哮喘发作 1 周。既往有支气管哮喘史 8 年，此次因受凉发作，于夜间喘憋喉鸣，鼻塞，打喷嚏，口干，咯吐黄痰，食纳可，大便不实，舌质暗红，舌苔干，脉细弦。辨证：风寒束肺，痰热内蕴，胸阳痹阻。处方：麻黄 4 克，杏仁 10 克，法半夏 10 克，款冬花 10 克，桑白皮 10 克，炒黄芩 10 克，苏子 10 克，辛夷 10 克，苍耳子 15 克，炙甘草 5 克，生姜 4 片。7 剂。每日 1 剂，水煎服，每日服 2 次。

二诊：病人诉药服 7 剂，夜间哮喘依然发作，且每于夜间 1~3 点为剧，且有气上冲感，喘憋满闷，此外，还有烦躁、脚冷、便溏等症，舌质暗红，舌苔薄黄，脉细弦。因考虑哮喘加重时间在夜间 1~3 点，属于厥阴病欲解时，且有上热下寒，肺气壅滞，升降失常之机，于是改用乌梅丸加味。处方：乌梅 30 克，细辛 3 克，肉桂（后下）4 克，川连 3 克，炒黄柏 10 克，炒当归 10 克，党参 15 克，川椒 4 克，制附片 6 克，干姜 6 克，瓜蒌皮 10 克，薤白 10 克，苏叶 10 克。7 剂，每日 1 剂，水煎服，每日服 2 次。

三诊：病人诉服用上方 1 剂后，凌晨 3 点喘憋感即已缓解，7 剂服完，气喘喉鸣即除，但觉咽有梗阻感，咯少量白黏痰，口稍干，舌质暗红，苔薄，脉细弦。又予原方加桔梗 6 克，生甘草 5 克。病人再服 7 剂，咽喉松适，咯痰即除。

分析与体会　本案病人初诊时有鼻塞、打喷嚏的外寒束肺之象，又有口干、咯吐黄痰的痰热之症和喘憋、胸闷的胸阳痹阻之候，故开始选用千金定喘汤、苍耳子散，方证似无不合之处，但却未获疗效。二诊时，考虑到病人哮喘加重时间是在半夜的 1~3 点，符合厥阴病欲解时（从丑至卯上）特点，细询病史，病人还有气上冲感、口渴、心烦、脚冷、便溏等上热下寒、阴阳之气不相顺接的厥阴病特征，且《素问·天元纪大论篇》云："厥阴之上，风气主之",于是改用乌梅丸,并加大乌梅用量取其"味酸平,主下气,除热烦满,安心"(《神农本草经》)之功。该方辛开苦降、缓肝回阳、熄风降逆,配合瓜蒌、薤白宣痹通阳,党参、苏叶益气祛风。诸药使阴阳和平、肝肺和调、胸中气结得散,则喘憋得平矣。

考乌梅丸本为厥阴病而设,整方辛甘酸苦合用,寒温并施,气血同理,肺肝心脾兼顾,调畅气机,适合寒热错杂、气机逆乱之证。夜间哮喘多发于下半夜,符合厥阴病欲解时特点,笔者据此化裁治疗60余例夜哮病人,均获卓效,值得进一步研究。

(见《中国中医药报》2014年8月28日5版,原标题《厥阴病欲解时用乌梅丸平喘体会》)

乌梅丸巧解夜间哮喘

陶国水　无锡市龙砂医学流派研究所

治疗哮喘,只要具备哮喘发作或加重时间在厥阴病欲解时,具有喘逆上气、烦满及风木犯肺出现的上热(头面、上胸热或口渴等)下寒(腿脚肤冷或便溏)之证两个特点,即可放胆运用乌梅丸。乌梅作为乌梅丸之灵魂药物,必须重用方能取效。

笔者跟随龙砂医学流派代表性传承人顾植山教授侍诊有年,临床见证了顾师基于厥阴病欲解时理论运用乌梅丸的大量验案,拓展了笔者的临床思辨能力,丰富了诊治疑难杂症的思路与方法。今将笔者学用厥阴病欲解时理论运用乌梅丸诊治的一例下半夜哮喘发作验案记录如下。

李某,女,40岁,教师,2014年10月26日初诊。支气管哮喘间作3年余,近2个月每日夜间1点左右即开始发作,丑时症状为甚,发作前咳嗽,咽痒,痰色清稀,有泡沫,偶有少量黄痰,继则喉间哮鸣,喘闷难忍,张口抬肩,大汗淋漓,需用沙丁胺醇气雾剂缓解,多方治疗,未获良效,求诊于余。刻诊:哮喘夜间1时左右发作,伴有咳嗽、咳痰、痰黄白相兼,口干喜饮,心烦,纳差,手足发凉,舌淡嫩,苔薄腻,脉沉小弦,两尺尤甚。鉴于此前医家按喘证常规辨证,使用定喘汤等不能收效,加之病人哮喘发作的时

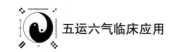

间属于厥阴病欲解时，遂考虑使用乌梅丸原方治疗。处方：炒乌梅肉 40 克，炮附片（先煎）10 克，川桂枝 10 克，淡干姜片 6 克，炒花椒 6 克，辽细辛（先煎，去沫）6 克，炒川连 8 克，炒黄柏 10 克，潞党参 10 克。3 剂，水煎服，首剂夜服。

二诊（2014 年 10 月 27 日）：病人来电诉，服上方后，昨夜哮喘小作，未用气雾剂即缓解。嘱其继服前方。

三诊（2014 年 10 月 28 日）：病人再次来电，诉昨夜哮喘未作，并询问药中是否有激素。告知中药无激素一说，嘱其继续服用。

四诊（2014 年 11 月 6 日）：病人诉近日哮喘未作，口不干，手足发凉明显改善，偶有干咳，夜寐可，纳谷馨，二便畅，舌淡，苔薄，脉沉细。药已中的，守方再进，同时配合膏滋方调理。膏滋方处方如下：鹿角胶（另烊兑入）80 克，龟甲胶（另烊兑入）50 克，陈阿胶（酒炖烊入）120 克，蛤蚧（去首足，另炖兑入）8 对，西洋参（另炖兑入）60 克，盐菟丝子（包煎）100 克，大熟地（砂仁泥 60 克拌炒）150 克，大红枣（擘）100 克，炒乌梅 400 克，炮附片 60 克，川桂枝 80 克，淡干姜 60 克，炒花椒 40 克，辽细辛 50 克，炒川连 80 克，炒黄柏 100 克，潞党参 150 克，仙茅 100 克，仙灵脾 100 克，生白术 100 克，法半夏 100 克，广陈皮 80 克，云茯苓 200 克，炙甘草 60 克，益智仁 120 克，绵黄芪 300 克，关防风 100 克，怀山药 120 克，五味子 100 克，净萸肉 120 克，厚杜仲 80 克，枸杞子 100 克，覆盆子 100 克，怀牛膝 70 克，宣木瓜 100 克，冰糖 400 克收膏，取药伏火后，每日早晚各 1 药匙，温水化饮。

五诊：近日病人来电，病情稳定，哮喘未作，且服用膏滋方后，手足不再发凉，夜寐酣香，纳谷馨，二便畅。

分析与体会　支气管哮喘是指以突然发作，呼气困难，并伴有哮鸣声，鼻翼煽动，甚者张口抬肩等为主要症状的支气管疾病，中医属"哮病""喘证"范畴。一般认为，该病主要因肺内伏痰，阻滞气道，使肺失宣肃而发。该病常规辨证，主张分寒热虚实论治，或温肺化痰、止咳平喘，或清肺化痰、宣肺平喘，或温肺平喘、补肾摄纳，临床有取效者，亦有不效者。

顾植山教授醉心于五运六气研究多年，对仲景三阴三阳六经理论别有会心，擅长运用三阴三阳开阖枢理论指导临床，注重抓厥阴病欲解时时机，认为临床各种疑难杂病，但见在丑时至卯时（半夜 1~3 点）出现相关症状或症状加重者，皆可选用乌梅丸进行治疗，屡获良效。

顾植山教授认为，厥阴为两阴交尽，由阴出阳的时间节点，正如柯琴所说，"阴之初尽，即是阳之初生"，有其特殊性，如"得天气之助"，邪退正复，"值旺时而解矣"，故病愈；若不能"得天气之助"而"值旺时而解"，则疾病不能向愈，或逆传少阴转为危重。可见，厥阴病欲解时的临床意义尤为突出。病至厥阴，两阴交尽，由阴出阳，一阳初生。丑时至卯时，若厥阴病欲解不解，不能"随天气所主之时"而"值旺时而解"，则阴阳气不相顺接，故临床证候转著。本例病人哮喘发作在半夜 1 点以后，符合厥阴病欲解时（丑至卯上）的特点，同时兼有口渴、心烦、手足发凉等上热下寒、"阴阳气不相顺接"的厥阴病特征，故选用乌梅丸进行治疗。因病机明确，药证相和，故能应手而效。南京中医药大学附属医院史锁芳主任中医师在跟随顾植山教授学习后，将乌梅丸运用于临床，取得显著疗效，他总结道："治疗哮喘时，只要具备哮喘发作或加重的时间在厥阴病欲解时（从丑至卯上），具有喘逆上气、烦满及风木犯肺出现的上热（头面、上胸热或口渴等）下寒（腿脚肤冷或便溏）之证两个特点，即可放胆运用乌梅丸，并每收捷效"。

需要说明的是，临床运用乌梅丸，要重用乌梅。《神农本草经》记载，乌梅有"下气，除热烦满，安心，止肢体痛"之效。张志聪在《本草崇原》中论述乌梅："乌梅，酸也。主下气者，得春生肝木之味，生气上升，则逆气自下矣；除烦热满者，禀冬令水阴之精，水精上滋，则烦热除而胸膈不满矣……梅实结于春而熟于夏，主敷布阳气于腠理……后人不体经义，不穷物理，但以乌梅为酸敛收涩之药，而春生上达之义未讲也。"此外，乌梅是未成熟的果实，性类厥阴，且生气旺盛，可助阳气升发，使"两阴交尽"、阴尽阳生之际阴阳顺利转化，则疾病顺利完成传经而向愈。因此，乌梅作为乌梅丸之灵魂药物，必须重用方能取效。

（见《中国中医药报》2015 年 5 月 6 日 4 版，原标题《乌梅丸巧解夜间哮喘》）

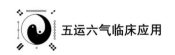
甲午年清暑益气汤用之多效

柳成刚　黑龙江中医药大学

笔者师从龙砂医学流派代表性传承人顾植山教授，重视五运六气是龙砂医学流派的一大特色。作为顾植山教授的弟子，我每月随师侍诊。今年夏天，见顾植山教授临证多用李东垣的清暑益气汤治疗各种病症，多有效验。顾植山教授认为：2014甲午年，土运太过，少阴君火司天，阳明燥金在泉，李东垣的清暑益气汤，清暑热即清少阴君火，健脾除湿而制太过的土运，方中又有人参、麦冬、五味子酸甘生津制燥金之品，与今年运气契合，因而有较多应用机会。

清暑益气汤组成：黄芪、苍术、升麻、人参、泽泻、神曲、陈皮、白术、麦冬、当归、炙甘草、青皮、黄柏、葛根、五味子。兹摘引顾植山教授用清暑益气汤医案两则，与同道共研讨运气之理。

病案1　朱某，女，24岁，2014年6月20日初诊。病人出现荨麻疹已有数月，经中西医多方治疗未效。瘙痒以上午为重，舌质偏暗，苔白腻，脉濡。处方：上绵芪15克，野葛根（先煎去沫）20克，潞党参10克，炒白术10克，炒苍术10克，建泽泻10克，青皮5克，陈皮5克，炒当归10克，西升麻10克，剖麦冬15克，北五味子6克，炙甘草6克，建神曲（包煎）12克，炒黄柏6克，西防风10克。7剂，水煎服。

二诊（2014年6月26日）：病人述服方效佳，荨麻疹迅速消退。因病人诉原有月经后期，量稍少，故于上方加大川芎10克，炙远志10克。20剂。嘱药后可不必再来诊，冬季调服膏滋方即可。

分析与体会　该病人初诊以荨麻疹（风团）来诊，来诊时值甲午之夏，三之气客气少阴君火，主运太宫土。其症数月不愈，考虑与土运太过、湿邪留恋有关；上午症重者，说明气虚生阳不足，方用清暑益气汤正合病机。李东垣《脾胃论》中云："长夏湿土客邪大旺，可从权加苍术、白术、泽泻，上下分消其湿热之气也。湿气大胜，主食不消化，故食减，不知谷味，加炒曲以消之。"

此治湿之法，李东垣又云："脾胃不足之证，须少用升麻，乃足阳明、太阴引经之药也。使行阳道，自脾胃中右迁，少阳行春令，生万化之根蒂也。更少加柴胡，使诸经右迁，生发阴阳之气，以滋春之和气也。"此方正中时令所应，运气所值，因风团其病在表，故在清暑益气汤基础上加防风，加强升阳化湿疏表之功，共奏祛湿升阳之效，阳升则阴降，五脏周环，其病得愈。

2014 年夏天荨麻疹和湿疹等皮肤病多发，顾植山教授抓住运气病机，每用清暑益气汤获效，笔者跟师抄方时见到多例；而且顾植山教授用清暑益气汤所治范围甚广，笔者所见者即有高血压、失眠、咽痛、痤疮等，均获良效，反映了中医学异病同治、同病异治的特色。

病案 2　崔某，男，52 岁，2014 年 5 月 12 日初诊。病人主诉背部凉、腰僵痛已有 4 年余，下肢无力，蹲起困难，步行走不了 50 米，双足冷，下半夜 3 点易醒，大便黏，食凉易腹泻。舌质红，苔薄白，脉沉细。处方：粉葛根（先煎去沫）30 克，川桂枝 20 克，炒白芍 20 克，鹿角霜 15 克，上绵芪 30 克，炒苍术、白术各 10 克，炒川连 6 克，潞党参 10 克，青皮、陈皮各 5 克，炒当归 10 克，炙甘草 10 克。7 剂，水煎服，每日 1 剂。

二诊（2014 年 5 月 30 日）：药后腰痛乏力减轻，下肢发冷亦好转，注意饮食，未腹泻，推迟至下半夜 4 点醒。前方加附片 6 克，7 剂。

随访（2014 年 7 月 18 日）：诸症均已改善，蹲起基本自如，已能行走 500 米以上。

分析与体会　该病人为脾肾阳虚体质，背部凉、腰僵痛诸症已历 4 年余，2014 年逢甲午，应用相应的运气方清暑益气汤而获显效。顾植山教授强调，治病要看时运，顺时运，抓时运，开方用药尽可能顺应当时运气。同样的脾肾阳虚，若不在今年中期，清暑益气汤就不一定适用了。

参考病人出生年的运气，分析病机，制定治则，也是顾植山教授临床特色。该病人 1961 辛丑年生，辛丑年湿土司天，寒水在泉，先天易受寒湿运气侵袭。当然，出生年的运气不能机械拘泥，要活看，1961 年恰逢三年困难时期，受寒湿运气影响的概率就高，再从体质和病况分析，把握就大了。

小结：2014 年的运气特点为中运太宫土、少阴君火司天、阳明燥金在

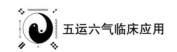

泉，易出现水火寒热于气交而为病始，湿、火、燥相兼的病机特点。清暑益气汤用黄芪、人参、苍术、泽泻、神曲、陈皮、白术、炙甘草、青皮，健脾益气化湿；用葛根、升麻升阳助除湿之功，升降相因合中焦之运；又用麦冬、五味子滋阴润燥，当归（和血）、黄柏（直折）以降君火。该方正合此时火、湿、燥相兼的运气致病特点，临床用之多验。

应用运气思想指导临床，与时令关系甚密，时移事易，针对时运之方过其时则不效，顾植山教授说清暑益气汤至 2014 年五之气后，使用机会就少了。

（见《中国中医药报》2014 年 8 月 14 日 5 版，原标题《甲午年清暑益气汤用之多效》）

顾植山：甲午年东垣清暑益气汤有多效

陶国水　无锡市龙砂医学流派研究所

2014 甲午年夏天的运气特点为中运太宫土、少阴君火司天、阳明燥金在泉，易出现水火寒热于气交而为病始，湿、火、燥相兼的病机特点。针对此运气特点，顾植山教授运用李东垣清暑益气汤治疗夏天荨麻疹和湿疹等皮肤病，以及高血压、失眠、咽痛、痤疮等多种病症，均获良效。《中国中医药报》8 月 14 日发表柳成刚《甲午年清暑益气汤用之多效》一文，对顾植山教授用清暑益汤特点做了报道，笔者近日随师门诊遇两例复诊病人，夏季来诊时均以清暑益气汤获良效，录此病案，为《甲午年清暑益气汤用之多效》的论述，再添佐证。

病案 1　病人，孙某，男性，32 岁，2014 年 5 月 30 日初诊。罹患过敏性皮炎数年，久治难愈，每因进食海鲜、接触宠物皮毛、日光照射易发，入夏以来皮炎复发，多方诊治未获良效。刻见全身多发红色丘疹，成簇分布于颜面、胸背部，揩之碍手，瘙痒，夜间或出汗后瘙痒加重，平素易感疲乏，易烦躁，食入脘胀，大便质黏，一日 2~3 次，舌苔白腻，脉沉濡。综合分析病机，湿、火、燥相兼，拟予东垣清暑益气汤施治。处方：潞党参 15 克，上黄芪 15 克，野葛根（碎，先煎去沫）15 克，炒苍术 10 克，炒白术 10 克，建泽泻 15 克，小青皮 5 克，广陈皮 5 克，西升麻 10 克，全当归 10 克，剖麦冬 15 克，北五味子 6 克，炙甘草 6 克，西防风 10 克，炒黄柏 6 克，建神曲（包煎）12 克。7 剂。

二诊（2014 年 6 月 13 日）：皮疹无新发，面部皮疹消退，瘙痒明显缓解，腹胀缓解，乏力亦减，但大便仍黏滞，脉舌同前。上方改苍术量为 15 克，7 剂。

三诊（2014 年 10 月 31 日）：病人述服 6 月 13 日方后皮疹、肛门瘙痒、脘胀、疲劳诸症皆愈。近 1 周因出现口腔溃疡来诊。

病案 2　朱某，女性，51 岁，2014 年 6 月 1 日初诊。病人肛周瘙痒伴湿疹多年，入夏以来手部湿疹加重，腰膝酸痛无力，夜眠多梦，乏力明显，晨起为重，皮肤色斑增多，近期发现头部斑秃一处，硬币大小，并有扩大之势，二便尚调。舌淡暗，苔厚腻，脉沉细。以清暑健脾除湿为法，予东垣清暑益气汤加减。处方：野葛根（碎，先煎去沫）20 克，潞党参 10 克，上绵芪 30 克，炒苍术 10 克，炒白术 10 克，小青皮 5 克，广陈皮 5 克，西升麻 5 克，炒当归 10 克，剖麦冬 15 克，北五味子 10 克，炒黄柏 10 克，建神曲（包煎）15 克，建泽泻 15 克，香白芷 6 克，补骨脂 12 克。14 剂。

二诊（2014 年 6 月 15 日）：病人服前方后手部湿疹明显缓解，已基本消失，肛周瘙痒减轻，睡眠较前改善，斑秃处已有少许毛发生长，唯双下肢乏力改善尚不明显，1 周前出现带下偏黄。脉舌如前。守方继进 14 剂。

三诊（2014 年 11 月 1 日）：病人述 6 月服清暑益气汤加减方后湿疹愈，肛周瘙痒亦愈，更高兴的是斑秃处新发生长，茂密如前。

分析与体会　病案 1 为过敏性皮炎，病案 2 为湿疹伴斑秃。教科书对过敏性皮炎、湿疹、荨麻疹之治疗，无外从血虚风燥、脾虚湿困、湿热内蕴等着手；对斑秃则多从肝肾不足、精血亏虚论因。按常规辨证论治，似都很少会考虑用东垣清暑益气汤。但甲午年土运太过，少阴君火司天，运气以湿热为主，李东垣清暑益气汤以"气虚身热，得之伤暑""时当长夏，湿热大胜"立论，并在《脾胃论·卷中》清暑益气汤条下阐析："心火乘脾，乃血受火邪，而不能升发，阳气伏于地中；地者，人之脾也""脾胃既虚，不能升浮，为阴火伤其生发之气，营血大亏，营气伏于地中，阴火炽盛，日渐煎

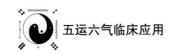

熬，血气亏少……是清气不升，浊气不降，清浊相干，乱于胸中，使周身血逆行而乱"，与今年运气病机颇为契合。顾植山教授从运气角度选用此方，使湿去脾健，清升浊降，郁火得发，气血生化有源，五脏周环，故能诸症得愈。

然应用运气思想指导临床，与时令关系甚密，时移事易，针对时运之方过其时则不效。顾植山用此方主要在三之气和四之气时段（5~9月），五之气以后，主气加在泉之气均为阳明燥金，客气为少阳相火，另有司天郁伏的少阴君火，实际运气特点转为少阳相火、阳明燥金暨少阴伏火，临床观察王清任血府逐瘀汤在这一时段有较多运用机会，具体运用经验另文论述。

王孟英在薛雪《湿热病篇》第三十八湿热证条下按：此脉此证，自宜清暑益气以为治，但东垣之方，虽有清暑之名，而无清暑之实……余每治此等证，辄用西洋参、石斛、麦冬、黄连、竹叶、荷秆、知母、甘草、粳米、西瓜翠衣等。

王孟英认为东垣清暑益气汤"虽有清暑之名，而无清暑之实"，以致在历版高等院校《方剂学》教材中，将王孟英清暑益气汤列为正方，东垣之方仅列为附方。笔者在开始跟随顾植山侍诊时，先生嘱余拟清暑益气汤时余也误以为是王孟英之方，当时还心存疑惑，病人并无暑气伤津之象，为何选用此方，待先生说我"只知孟英，不知东垣"时，乃顿释诸疑。

李东垣、王孟英两个清暑益气汤，立方用意不同，各有不同的适应证，可以并行不悖。

（见《中国中医药报》2014年12月10日5版，原标题《顾植山：甲午年东垣清暑益气汤有多效》）

学习五运六气，活用东垣清暑益气汤

鲁明源　山东中医药大学

2014年笔者跟顾植山先生学习龙砂医学，了解到顾植山先生注重自然运气的变化对人体的影响，临证中每每将"辨证""辨人"与"辨天"相结合，特别是笔者在跟诊顾植山先生抄方中发现先生屡用东垣清暑益气汤治愈顽疾，既感觉神奇，也心生疑惑。

笔者带着问题重新学习。东垣清暑益气汤出自《脾胃论·长夏湿热胃困尤甚用清暑益气汤论》，该方专为长夏湿热困胃所设，由黄芪、苍术、升麻、人参、泽泻、神曲、陈皮、白术、麦冬、当归身、炙甘草、青皮、黄柏、葛根、五味子组成；功能清暑益气，除湿健脾；是在《黄帝内经》理论指导下，针对暑伤元气、湿困脾胃之病机而制定的；主要用于气虚之人，感受暑湿，湿浊困脾，身热头痛，口渴自汗，胸满身重，四肢困倦，不思饮食，大便溏薄，小便短赤，苔腻脉虚等。结合《黄帝内经》运气理论，2014年为甲午之岁，中运土运太过，少阴君火司天，阳明燥金在泉。全年湿气流行，特别是上半年运气偏于热，湿热病患理当极为多见，东垣清暑益气汤恰中"病机"，最合"气宜"，所以顾植山先生才会如此频繁地将该方运用于临床之中。

至此，笔者自感思路豁然洞开，悟得东垣清暑益气汤的运用范围应该更为宽广，于是放胆用之，治疗少女崩漏两个月不净、老人高热持续一年等都取得了极为满意的疗效。下面汇报一例用该方救治肺炎的病案。

韩某，男，78岁，离休干部。2014年7月4日病人家属电话来诊，述病人神志昏糊3天。追问病史：7月1日无明显诱因出现神志昏糊，发热（体温38℃），汗出，四肢瘫软无力，喉中有痰，痰色黄白，无咳嗽流涕，继则排便一次，大便偏软，神志略有好转，急诊入某三甲医院救治。入院检查结果：白细胞、中性粒细胞均偏高，CT提示肺部大片状阴影，其他各项检查无阳性发现，诊断为"肺炎"。遂给予注射头孢类抗生素，并行雾化吸入等对症处理。现经治疗后热退，其他症状无改善，仍嗜睡、多汗，喉间痰鸣，痰液黄白，并出现循衣摸床，呼之不应，强行唤醒亦不识人，语言混乱，拒绝进食，偶有清醒时即强烈要求不要打扰其睡眠，舌质鲜红无苔，但有水嫩感，脉大急促。根据理化检查结果及辨证分析，以清热化痰为则，处方：全瓜蒌9克，桑白皮9克，地骨皮9克，炒黄芩9克，芦苇根12克，生薏苡仁30克，粉丹皮9克，冬瓜仁15克，玉桔梗6克，鲜竹沥（另兑）1支。嘱家属取1剂煎服以观疗效。

二诊（2014年7月5日）：家属告知药后喉间痰液减少，其他症状无明

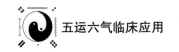

显改善，并且仍然拒绝进食，故服药困难，家属颇为焦虑。考虑病人病情危重，必须改变以往的惯性思维，才有可能出现转机。

再次仔细询问病史，得知病人平素形体偏瘦，体质偏弱，体力不足，进食较少，经常卧床休息，排便困难，但粪质不干，依赖开塞露，舌质偏干、光红有裂纹，发病后舌质裂纹消失而水嫩。发病时济南天气极为闷热，但病人不敢使用风扇或空调降温，致大量汗出后遂发病。再结合运气，三之气，主气少阳相火，客气少阴君火，主气、客气、司天三火相叠，暑火太盛，中运土运太过，从天气情况看，进入7月以后山东济南天气闷热。病人具备气阴不足之体质基础，加之湿热运气而发病。以此分析，则诸证皆符合暑湿困脾的特点，唯有舌质不腻，应该与病人多年舌质光红无苔有关，但舌面水嫩，原裂纹消失，亦可作为湿盛的佐证，故当予以东垣清暑益气汤。处方：黄芪15克，苍术10克，升麻10克，党参12克，泽泻10克，神曲10克，陈皮10克，炒白术10克，麦冬10克，当归6克，甘草6克，青皮10克，黄柏10克，葛根15克，五味子10克。2剂，水煎服。

三诊（2014年7月7日）：家属电话告知，病人服药后病情明显好转，虽仍嗜睡，但呼之能醒，言语应对正常，食欲欠佳，但喂食服药均能合作，痰液减少，体力好转，未排大便，舌象水嫩的情况好转，舌质仍稍偏红，不似之前鲜红，脉象转小。脉象"大则病进小则平"，故效不更方，继服2剂。

四诊（2014年7月9日）：家属告知，病人服药后病情继续好转，食欲恢复，无嗜睡，但精神仍较疲惫，痰液基本消失，舌质出现裂纹，恢复到病前状态。去医院探视，见病人神志清，精神可，家属介绍笔者即握手称谢，肌力可，脉象略虚。病人自述可在别人搀扶下缓步行走，已无明显不适症状，唯有排便较为困难。上方改炒白术为生白术30克，加炒苏子15克。2剂，水煎服。

五诊（2014年7月20日）：家属电话告知，病人服药2剂后已无阳性症状，痰液培养显示无细菌，已自行停服中药，出院休养。现饮食起居正常，自觉体力精力较病前更好，舌质稍红，无水嫩感，并且已隐隐可见薄白舌苔，唯有习惯性便秘未能根除。嘱其以生白术45克、太子参30克，水煎代茶饮调理善后。

分析与体会　《素问·至真要大论篇》提出"审察病机，无失气宜"的诊治原则，理论阐述很容易，但临床难以落到实处。跟师学习之后，虽然尚未真正登堂入室，但通过对东垣清暑益气汤的学习和运用，深感受益良多：其一，体会到以运气治病对提高临床疗效，特别是在疑难危重病的救治方面，具有广阔的前景；其二，对于顾植山先生提倡的"任何方剂都可以成为运气方"这一观点有了更为直接的感受。因此，分析方剂不应仅仅拘泥于方药的功效主治，以方应"病"，也应该学会从运气角度看待方剂，以方应"天"，如此则无一方不是运气方。

（见《中国中医药报》2015 年 11 月 26 日 4 版，原标题《学习五运六气活用东垣清暑益气汤》）

2014 年土运太过运用附子山萸汤验案

肖映昱　包头医学院第二附属医院

《三因司天方》为清代医家缪问注释宋代陈无择所撰《三因极一病证方论》而成的著作，其中所列运气十六方基本取自陈氏之方，经龙砂医家姜氏世医推广发扬，在龙砂医学流派中得到较好传承应用。

附子山萸汤为《三因司天方》的运气方之一，乃针对六甲年土运太过运气所立之方。2014 年正值甲午之年，笔者在龙砂医学流派代表性传承人顾植山老师的指导下，临床中使用此方治疗多种疾病，每获良效。兹举验案二则，并浅谈运用体会如下。

一、胁痛兼淋证眩晕

王某，男，48 岁，医生。2014 年 7 月 2 日（甲午年，小暑前 5 日）病人因右胁肋部胀痛一年余，加重半月，伴眩晕、小便频而不利就诊。西医曾诊为胆囊炎、胆囊结石、胆总管结石、慢性前列腺炎、前列腺增生。病人乏力、口干，自觉全身发热，有感冒感觉，大便溏薄，日 3 次；舌质红，剥脱苔，脉弦大，尤以右尺左关为甚。初诊时予镇肝熄风汤加滋肾丸 4 剂，眩晕、

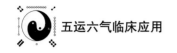

全身不适减轻，胁痛依旧。

二诊：予大柴胡汤 4 剂，诸症反加重。

三诊：辨为脾肾阳虚，寒湿内停，肝胆郁滞，治以附子山萸汤。处方：制附子（先煎 2 小时）15 克，山萸肉 15 克，木瓜 15 克，乌梅 15 克，法半夏 15 克，木香 10 克，藿香 10 克，公丁香（后下）6 克，肉豆蔻 8 克，生姜 20 克，大枣（擘）2 枚。3 剂后诸症已见好转，舌质转为淡暗，右尺脉弦大减轻。

四诊：上方增制附子量为 60 克（先煎 3 小时），生姜 60 克，乌梅 30 克，余药味及量未变。病人继服 7 剂后症状明显好转，口干改善，舌质淡，水滑，右尺脉弦大明显改善。

五诊：上方增制附子量为 75 克（先煎 3 小时），乌梅 50 克。病人继服 10 剂，诸症基本消失。

分析与体会　本病人病多症广，病情复杂，辨证颇为棘手，大柴胡汤本为治胆囊疾病良方，用后却使胁痛及全身不适加重，颇为费解。后思之，病人乃丙辰年（1976 年）寒水运生人，平素有阳虚寒象；时在甲午，土运太过，"火用不宣，脾土转失温煦"，便溏即为脾土受戕之象。笔者在为难之时想到运气方，六甲年之附子山萸汤"治肾而兼治脾"，方中萸肉配乌梅"专培厥阴"，又"借木瓜以泄甲木"，肝胆肾脾一方可统。服后果然有效。阳虚体质，加大制附子用量，疗效更为满意。

二、虚劳

石某，女，68 岁，农民，2014 年 6 月 18 日因全身乏力、无力行走 3 个月余前来就诊。曾住院治疗，诊断为低钾血症。治疗半月，疗效不显。病人现面色㿠白，精神萎靡，少气懒言，行走困难，步履蹒跚，被扶入诊室。病人自述全身乏力，行走 10 余米即无力行走，伴脘腹胀满，气短，动则加重，呃逆，纳呆，二便、夜寐可。舌淡，苔白厚腻，关脉沉弱无力。辨证属脾肾阳虚，寒湿停滞。甲午之年，土运太过，予附子山萸汤原方 4 剂。处方：制附子（先煎 2 小时）15 克，山萸肉 15 克，木瓜 15 克，乌梅 15 克，法半夏 15 克，木香 10 克，藿香 10 克，公丁香（后下）6 克，肉豆蔻 8 克，生姜 7 片，大枣（擘）2枚。病人服1剂半后，半夜腹泻7次，而无不适反应，反感轻松，且诸症明显好转。

二诊：附子加量至30克，先煎3小时，余药未变。又服药7剂，诸症又有好转。

三诊：附子又加量至60克，先煎3小时，余药未变。再服药7剂，诸症基本消失，唯有说话多及劳累后感气短。

四诊：原方合补中益气汤服7剂，后改为只服补中益气汤7剂，诸症痊愈。

分析与体会　《素问·气交变大论篇》曰："岁土太过，雨湿流行，肾水受邪，民病腹痛，清厥，意不乐，体重烦冤，上应镇星。甚则肌肉痿，足痿不收，行善瘛，脚下痛，饮发中满食减，四肢不举……"此患用附子山萸汤显效，后合用补中益气汤在较短时间内收全功，可见运气方确实疗效显著。

三、运用附子山萸汤体会

对于附子山萸汤，笔者以前了解不多，很少使用，后通过顾植山老师的指导，并经临床运用、思考后认识到，此方在甲午年土运太过时确有广泛的使用机会，且对疑难重症常有意想不到的疗效。

笔者认为附子山萸汤在临证中可从以下几个方面考虑使用。

（1）六甲年土运太过时之大多病症，尤其是疑难病症。

（2）不是六甲年，运气符合土运太过时之大多病症，正如《三因司天方·运气总说》中引张从正之说："病如不是当年气，看与何年运气同，便向某年求活法，方知都在至真中，庶乎得运气之意矣"。

（3）附子山萸汤主要用于脾肾阳虚者，亦可用于肝胆脾肾同病，水湿停滞，木疏太过，肝胃不和，虚实寒热错杂之复杂病机。

（4）非徒阳弱者赖以见功，即阴虚舌质红者有时亦可使用。缪问释："……得此佐治，非徒阳弱者赖以见功，即阴虚者亦投之中綮矣。"

（5）方证论治，笔者广泛用于腰、腿、腹、足等部痛、胀、肿、冷等症，以及四肢清冷、痿软无力、活动不利、行走沉重无力、明显不稳、抽掣疼痛，泄泻，烦闷不畅等多种疑难病症。

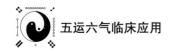

（6）无证可辨或病情复杂无法下手时，也可考虑使用运气方。

总之，附子山萸汤乃六甲年土运太过之运气方，功能温肾运脾，祛寒除湿，培乙木泄甲木，正所谓安甲乙而资戊己，先后天兼顾，生克制化并存，温阳而无劫阴之弊，益阴且无留湿之患，实为六甲年土运太过之良方！

（见《中国中医药报》2014年11月14日5版，原标题《2014土运太过运用附子山萸汤验案》）

顾植山：甲午年用附子山萸汤经验

陶国水　无锡市龙砂医学流派研究所

顾植山教授为国家中医药管理局龙砂医学流派代表性传承人，他全面系统地继承了龙砂医学流派学术思想，重视《黄帝内经》五运六气理论与临床运用，运用六经三阴三阳理论指导运用经方，运用肾命理论与冬藏精思想指导运用膏滋方"治未病"。余有幸忝列门墙，师事先生，观其临证善用运气方，于疑难病症屡获良效，运用之妙堪称神验。兹举顾植山甲午年运用附子山萸汤验案，藉此探析他临证运用运气方之临证思路，以便于更好地推广运用。

一、《三因司天方》之附子山萸汤

2014年为甲午年。宋代陈无择在《三因极一病证方论》中针对六甲年岁运病机特点，立附子山萸汤（附子、山萸肉、半夏、肉豆蔻、木瓜、乌梅、丁香、木香、生姜、大枣）。清代缪问释方曰："敦阜之纪，雨湿流行，肾中真气被遏，则火之为用不宣，脾土转失温煦，此先后天交病之会也。经谓：'湿淫于内，治以苦热。'故以附子大热纯阳之品，直达坎阳，以消阴翳，回厥逆而鼓少火，治肾而兼治脾。但附子性殊走窜，必赖维持之力而用始神，有如真武汤之于白芍，地黄饮之于五味是也。此而不佐以萸肉之酸收，安必其入肾而无劫液之虑？不偕以乌梅之静镇，难必其归土而无烁肺之忧。得此佐治，非徒阳弱者赖以见功，即阴虚者投之中綮矣。然腹满溏泄，为风所复，土转受戕，则治肝亦宜急也。脏宜补，既有萸肉以培乙木；腑宜泻，更用木瓜以泻甲木。所以安甲乙者，即所以资戊己也。肉果辛温助土，有止泻之功，兼散皮外络下诸气，治肉痿者所需。再复以半夏之利湿，丁、木香之治胃，木瓜、乌梅之疗痿，生姜、大枣之和中，眼光四射矣。风气来复，有味酸群药补之、泻之，尚何顾虑之有哉？"观缪氏之论，知附子山萸汤立法组方，因机论治，丝丝入扣。陈无择《三因极一病证方论》中附子山萸汤用的是藿香，而缪问传姜氏书中则为木香。顾植山主张，临床可根据病人湿象的差别灵活选用藿香或木香。

二、附子山萸汤验案举隅

袁某，男性，30岁，甲子年生。2014年8月16日初诊。病人反复咳嗽、腰痛、乏力5个月余。2014年3月感寒后出现咳嗽，痰少质清稀，久治不愈。刻见咳嗽，干咳无痰，腰部酸痛，时有视物模糊，自诉平素精力差，怕冷，易疲劳，寐而多梦，二便可，纳可，舌暗红，苔薄白，中有裂纹，脉沉细。病人病程缠绵，久羁不愈，兼症颇多，拟予六甲年运气方附子山萸汤，加炙桑皮、旋覆花、炒杭芍合正阳汤之意。处方：制附子（先煎1小时）6克，山萸肉15克，宣木瓜12克，炒乌梅10克，公丁香（后下）2克，法半夏15克，广木香6克，炙桑皮10克，煨肉豆蔻5克，炒杭芍15克，陈旋覆花（包）6克，炙甘草6克，生姜7片，大红枣（擘）2枚。14剂。

二诊（2014年9月6日）：病人服上药后，咳嗽已愈，腰部酸痛和疲劳感亦减，唯仍夜寐梦多，梦醒仍感乏力，脉舌同前。效不更方，微调药量。改制附子（先煎1小时）10克，山萸肉20克，减法半夏为10克，去炙桑皮。14剂。

三诊（2014年9月26日）：诸症悉减，怕冷和疲劳感明显改善，夜寐酣香，二便调，纳谷馨，脉象较前有力。拟今冬服用膏滋方调理善后。

分析与体会　本案病人，久咳不愈，加之腰痛、乏力、怕冷、夜寐梦多，诸症夹杂。按常规辨证，咳嗽病因有多样性，或以宣肺散寒，或以宣肺清热，或以温肺化饮，或以培土生金，或以温肾摄气止咳；乏力要补气，怕冷要温阳，眠差要安神，针对腰痛又需明辨寒湿虚瘀等，多方兼顾，势必

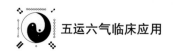

庞杂。前医多按常规辨证论治，收效甚微。运用运气思路分析其病机，可得到很好解释。病人为1984年甲子年出生，该年亦为"岁土太过，雨湿流行……"整体偏于寒湿，加之2014年又逢甲年，综合分析病机与附子山萸汤符合，复加炙桑皮、旋覆花、炒杭芍合正阳汤之意，用药与病机相谋，故能应手而愈。病人繁杂症状，用五运六气分析，有执简驭繁之妙。

三、方中药物相反问题

附子山萸汤中有附子、半夏相配伍，医者因"十八反"之说，运用时多有顾虑。顾植山在临床中观察到，该方附子与半夏相配伍未见不良反应。乌头、半夏同用，医圣张仲景已开先河，《金匮要略·腹满寒疝宿食病脉证治第十》中即有乌头与半夏同用之赤丸；后世方中如《备急千金要方》之风缓汤，《太平惠民和剂局方》之润体丸、乌犀丸，许叔微《普济本事方》之星附散等皆有用之。"十八反"不是"十八禁"。

对于相反药物配伍运用之见地，清人余听鸿曰："古人立方，每每有之。"李时珍也说："古方多有用相恶相反者。盖相须相使用同者，帝道也；相畏相杀同用者，王道也；相恶相反同用者，霸道也。有经有权，在用者识悟耳。"

（见《中国中医药报》2014年11月3日5版，原标题《顾植山：甲午年用附子山萸汤经验》）

顾植山：甲午年用正阳汤经验

陶国水　无锡市龙砂医学流派研究所

顾植山教授临证善用运气方，于疑难病症屡获良效，兹举其甲午年运用《三因司天方》正阳汤验案，藉此探析其临证运用运气方之思路。

一、《三因司天方》之正阳汤

《素问·至真要大论篇》提出："夫百病之生也，皆生于风寒暑湿燥火，以之化之变也。"运气理论中六气司天、在泉不同，对疾病病机影响各异。

2014年为甲午年，甲午年常位六气主病特点为：子午之岁，少阴司天，阳明在泉，"民病关节禁固，腰痛，气郁而热，小便淋，目赤心痛，寒热更作，咳嗽，鼽衄，嗌干，饮发，黄疸，喘甚，下连小腹，而作寒中"。陈无择《三因极一病证方论》针对以上运气病机特点，创用正阳汤（白薇、玄参、川芎、桑白皮、当归、白芍、旋覆花、炙甘草、生姜）进行调治。

清代医家缪问释义此方曰："少阴司天之岁，经谓热病生于上，清病生于下，水火寒热，持于气交。民病咳血，溢血，泄，目赤，心痛等症，寒热交争之岁也。夫热为火性，寒属金体，用药之权，当辛温以和其寒，酸苦以泻其热，不致偏寒偏热，斯为得耳。当归味苦温，可升可降，止诸血之妄行，除咳定痛，以补少阴之阴；川芎味辛气温，主一切血，治风痰饮发如神；元参味苦咸，色走肾而味及心，《本经》称其寒热积聚咸宜。三药本《内经》咸以软之，而调其上之法也。桑皮甘寒悦肺，芍药酸以益金，旋覆重以镇逆，本《内经》酸以收之，而安其下之义也。白薇和寒热，有维持上下之功，复加生姜、甘草一散一和，上热下清之疾胥愈矣。"

二、正阳汤病案举隅

病案 1　吴某，女性，26 岁，2014 年 9 月 7 日初诊。病人以"漏血 3 个月余，久治不愈"来诊，病人诉月事淋漓不尽，漏下不止，量多，血色鲜红，无明显血块，迭经 3 月未净；另有干咳，大便时溏，小便正常，纳可，睡眠可，舌淡，苔白微腻，脉象偏濡。甲午之岁，少阴君火司天，时入中秋，湿土加临，予健脾固土、降气摄血为治。正阳汤出入。处方：炒白薇 6 克，润玄参 15 克，大川芎 10 克，炙桑皮 20 克，全当归 10 克，炒杭芍 15 克，陈旋覆花（包）10 克，炙甘草 10 克，炒白术 30 克，山萸肉 15 克，茜草炭 10 克，乌贼骨 30 克，煅龙骨、牡蛎（先煎）各 15 克，炮姜炭 10 克。7 剂，水煎服。

二诊（2014 年 9 月 21 日）：病人服上药 5 剂，漏血即止，甚喜。腻苔已退，唯仍偶有干咳，大便仍偏溏。漏血虽止，余烬未灭，防其反复，守方续进。7 剂。

三诊（2014 年 10 月 4 日）：诸症悉愈，脉舌正常。拟予秋膏调理善后。

分析与体会 经血非时而下，或暴下如注，或量少淋漓不尽，谓之"崩漏"。暴下如注，谓之崩中；淋漓不尽，病属漏下。崩漏，医家习以塞流、澄源、复旧三大原则治之。病人漏血日久，前医按常规治疗，未能收效。今年运气特点为少阴君火司天，易出现出血症状。缪问注正阳汤谓："当归味苦温，可升可降，止诸血之妄行，除咳定痛，以补少阴之阴；川芎味辛气温，主一切血……"顾植山及龙砂医学流派传承工作室诸弟子运用正阳汤治疗血证屡获良效，如山东省临沂市人民医院儿科刘宇主任根据今年运气致病易发出血的病机特点，运用正阳汤防治手术后出血亦取得预期效果（《中国中医药报》2014年8月1日，《一名西医对五运六气的认识和应用》）。顾植山在《从五运六气看埃博拉》（《中国中医药报》2014年8月13日）一文中，推荐用正阳汤治疗埃博拉出血热的出血症状，有其临床实践基础。

病案2 杨某，女，66岁，戊子年生，2014年10月2日初诊。病人1个月前曾因反复咳嗽不愈来诊，咳嗽以下半夜为甚，痰白清稀，血压高，夜尿多（3~4次/夜）。先用乌梅丸后下半夜咳止，又用小青龙后痰消咳愈，但血压未降，夜尿仍多。1周前再次出现咳嗽，痰黄质稠，咽部异味感，时有恶心，头痛，汗出汲汲，纳差，寐差，舌淡红，苔薄黄，脉细微数。结合运气病机予正阳汤施治。处方：炒白薇6克，玄参20克，旋覆花（包）10克，炙桑白皮15克，炒当归10克，大川芎10克，炒白芍15克，炙甘草6克，炙紫菀10克，生姜片10克。14剂。

二诊（2014年10月16日）：诸症皆愈，脉舌正常。予膏滋方调理善后。

分析与体会 病人三次咳嗽处方各异，9月2日咳嗽以下半夜为甚，根据厥阴病欲解时投以乌梅丸后，下半夜咳止，但白天仍有咳嗽，痰白清稀，予小青龙而愈。10月2日又发咳嗽，痰黄稠，伴头痛等兼症，从运气思路分析，甲午之岁，君火司天，民多"小便淋""咳嗽"等症，加之病人戊子年出生，火运太过，今岁少阴司天，燥金在泉，符合正阳汤运气病机。服正阳汤本无缩泉、降压之意，而病人服后血压稳定，夜尿明显减少，纳谷、夜寐等均好转，说明临证中抓住病机，有些兼症可不治而愈。用运气病机指导临床，可执简驭繁。

三、顾植山运用《三因司天方》运气方体会

（1）《黄帝内经》对病因的认识是天、人、邪三虚致病，临床上应辨天（即五运六气）、辨人（即体质，包括运气体质）、辨病证三方面结合，这样才能更好地体现中医学"天人相应"的整体思想。《素问·六节藏象论篇》说"不知年之所加，气之盛衰，虚实之所起，不可以为工也"，故临证要做到"必先岁气，无伐天和"。抓住了运气病机，许多病症可以迎刃而解。

（2）顾植山反复强调，《三因司天方》十六首运气方给了我们十六个套路，不是逢某年必用某方。《素问·至真要大论篇》说"时有常位而气无必也"，五运六气有常，有变，有未至而至，有至而太过，有至而不及，有胜气、复气之异，有升降失常之变。马莳云："有定纪之年辰，与无定纪之胜复，相错常变，今独求年辰之常，不求胜复之变，岂得运气之真哉。"运用运气理论指导临床实践，应了解实时气候、物候等运气因子，动态分析，顺天察运，随机达变。

例如，今年的运气为少阴君火司天，阳明燥金在泉，在三之气时少阴君火客气加临少阳相火，两火叠加，气候应偏热，但实际气温明显偏低。根据实际气候，在临床运用附子山萸汤时，可酌情增加附子用量；但毕竟是少阴君火司天，被寒气遏伏在内之君火仍会产生一定影响，临床发现附子用量较大时仍容易致人"上火"，与寒水太过年不同。

（3）临证中有时可参考病人出生年的运气特点分析病机，如前文《顾植山：甲午年用附子山萸汤经验》附子山萸汤案中袁某，1984年甲子年出生，该年实际运气特点为"岁土太过，雨湿流行……"，病人平素怕冷、腰痛等特征，又佐证其属于寒湿体质，加之2014年又逢甲年，故选用附子山萸汤，更有底气。正阳汤病案中杨某，戊子年生，该年运气为火运太过，今岁又逢少阴君火司天，更符合正阳汤运气病机，使用该方也就更有把握。

（4）顾植山认为，临证运用运气方，不应拘泥于《三因司天方》十六首，只要是基于运气病机理论，按运气思路辨证，则不论时方还是经方皆可按运气思路运用。如2014甲午年，土运太过，少阴君火司天，阳明燥金在泉，易出现湿、火、燥相兼的病机特点。李东垣清暑益气汤，清暑热即清少

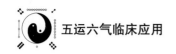

阴火，健脾除湿而制太过的土运，方中又有人参、麦冬、五味子酸甘生津制燥金之品，与今年运气契合，因而有较多应用机会。

（见《中国中医药报》2014年11月5日5版，原标题《顾植山：甲午年用正阳汤经验》）

甲午年运用正阳汤验案举隅

肖映昱　包头医学院第二附属医院

子午之岁，少阴君火司天，阳明燥金在泉。"民病关节禁固，腰痛，气郁而热，小便淋，目赤心痛，寒热更作，咳嗽，鼽衄，嗌干，饮发，黄疸，喘甚，下连小腹，而作寒中"。针对以上运气病机特点，陈无择制定了正阳汤方。2014年值甲午之年，笔者在龙砂医学流派代表性传承人顾植山老师的指导下，在临床中使用此方治疗多种疾病，每获良效。兹举验案二则，与读者分享。

一、尿血

王某，女，54岁，干部。病人于2014年6月25日（甲午年，夏至后3日）因直肠癌术后2周出现肉眼血尿就诊，伴小便不利，一直未予治疗。实验室检查回报：尿常规红细胞满视野；血常规正常。手术医生自述，癌肿切除术中伤及输尿管。舌质略红，苔薄白，脉弦。辨为热伤血络，予正阳汤三之气之加味方，以正真阳之火。处方：炒白薇5克，润玄参15克，大川芎6克，炙桑皮15克，全当归10克，炒白芍15克，旋覆花（包煎）10克，炙甘草10克，光杏仁10克，火麻仁10克，生姜3片。4剂。

病人服1剂药后肉眼血尿消失，继服3剂后，实验室检查各项指标已正常。

分析与体会　病人发病及就诊时间是甲午年三之气之时，据运气理论，子午之年，少阴君火司天，三之气时，客气为少阴君火，主气为少阳相火，少阴加临少阳，三火相遇，火热太过，灼伤血络，迫血妄行，而致出血症。故投子午年之运气方正阳汤治之而获桴鼓之效。

（编按：为避免内容重复，此处缪问释正阳汤内容删除，相关内容见前文《顾植山：甲午年用正阳汤经验》。）

三之气，少阴君火加临少阳相火，民病热厥心痛，寒热更作，咳嗽，目赤，加麻、杏二味，一以开肺，一以润燥耳。

临床验证，正阳汤治疗热伤血络之各部位出血症，均获良效，即使是其他原因引起的出血症也可考虑使用。

二、过敏性咳嗽

钟某，男，48岁，医生。病人以剧烈咳嗽20余日，于2014年8月26日（甲午年，处暑后）就诊。病人自述20余日前，不知因何突发咳嗽，咳大量白色清稀痰，伴喷嚏、流清涕。服西药抗生素，中药小青龙汤、升阳益胃汤加味及桂枝汤加味等，效无分毫。刻诊：病人不停地咳嗽，咳吐大量白色清稀泡沫痰，伴喷嚏、流清涕；无鼻塞，无恶寒、体痛、发热；饮食、二便如常，因咳嗽有时整夜不能入睡。舌质淡，舌体略胖，苔白略厚腻，脉寸关不足。辩证应属痰饮内停，治以宣肺化饮，予射干麻黄汤3剂无效，加入苓桂术甘汤继服4剂亦无效。想到常规法无效时可用运气方，故投正阳汤原方。处方：炒白薇5克，旋覆花（包煎）10克，炙桑皮15克，润玄参15克，炒当归10克，大川芎6克，炒白芍15克，炙甘草10克，生姜6克。2剂。

病人服上方一次后即觉有效，2剂服完基本痊愈。刚愈2日，忽然闻到艾灸烟味而又突发咳嗽，咳大量白色清稀痰，咳嗽剧烈夜不能寐，又予前方加荆芥、茵陈4剂而愈。（正阳汤加减法：四之气加荆芥、茵陈。）

分析与体会 本案见咳嗽，咳吐大量白色清稀泡沫痰，伴喷嚏、流清涕等症，极似小青龙汤、射干麻黄汤证，然用之丝毫无效，不知该如何诊治之时，又想到运气方，试投之，而获意外之捷效，遵原方按六气不同时段加药后效更著，深感三因司天方之神奇。

又思之，该病人虽有喷嚏、流清涕，咳嗽，咳吐大量白色清稀泡沫痰，然无恶寒、体痛、发热等症，应没有表证，当不属外有风寒、内有痰饮之证，故用小青龙汤、射干麻黄汤及麻桂剂无效。病人后闻到艾灸烟味而又突

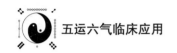
发咳嗽，详问病史，始知病人初病时已有闻到艾灸烟味而突发咳嗽之情况，知本病乃由艾灸烟味过敏而致，当属过敏性咳嗽，由此考虑正阳汤还可以治疗过敏性咳嗽。本地区过敏性呼吸系统疾病病人很多，且不易取效，以后拟在临床中多观察使用，并观察在其他年份使用是否有效。

三、体会

基于五运六气理论指导临床运用运气方，是对《黄帝内经》病机理论的升华，《黄帝内经》作为中医理论体系构建的代表性著作，并未强调"辨证论治"，而是反复强调"审察病机，无失气宜""谨守气宜，无失病机"，突出强调病机。顾师认为，辨病机要从动态的、时间的、相互关系的、综合的角度看问题，辨证论治宜在辨病机下结合应用。在五运六气理论指导下运用运气方，是基于病机论治的具体实践。很多疑难病症，中西医治疗疗效不显者，应用运气理论治疗，短期即获良效，足见运气学说三因司天方治疗范围广，疗效显著，更是疑难病症之克星。临证中抓住病机，有些兼症常不治而愈。

（见《中国中医药报》2014年12月12日5版，原标题《甲午年运用正阳汤验案举隅》）

血府逐瘀汤调枢转机治顽固性呃逆

陶国水　无锡市龙砂医学流派研究所

呃逆一证，笔者之前认为总由胃失和降，气逆上冲而致，以理气和胃、降逆平呃为基本治法，同时提出"五脏皆可致呃"，故在"和胃降逆"基础上，根据"五脏相关"原则，常辅以清心安神、疏肝理气、健脾助运、宣肺通腑或补肾固摄诸法。多年前读王清任《医林改错》时，笔者曾注意到其"血府逐瘀汤所治症目"中有"呃逆"条，并曾用血府逐瘀汤加味治疗呃逆而获良效，但都是从活血化瘀的角度去理解的。跟师顾植山先生后，笔者学习其基于开阖枢理论运用血府逐瘀汤治疗呃逆，使疗效得到大幅提升，兹举例如下。

一、病案举例

李某，男，1941 年 11 月出生，2014 年 10 月 26 日因肾癌伴多发骨转移 3 年，呃逆频作 2 个月来诊。病人 2011 年 3 月因突发无痛性血尿 1 天入院检查，发现左肾占位，肾活检病理学检查提示左肾透明细胞癌，进一步检查提示多处肋骨转移，属肾癌晚期，无手术指征，遂口服甲苯磺酸索拉非尼（多吉美）靶向药物及双膦酸盐治疗，并配合中药治疗，病情稳定。2014 年 8 月以来，病人出现呃逆频作，渐感体质下降，精神萎靡，尤其怕冷，四末不温，纳谷不馨，他医先后予旋覆代赭汤、丁香柿蒂汤等效果不佳，针灸、穴位按压、氯丙嗪穴位注射等治疗也未能收效，某医建议行膈神经阻滞术，病人拒绝。2014 年 10 月 26 日病人来诊，症见呃声沉闷，频发不止，有时甚至将食物呕出，心情沮丧，怕冷、腰膝酸软、手足不温，来诊时穿棉袄、羽绒服，大便色褐（大便常规隐血弱阳性），夜寐早醒，面色少华，舌淡紫，苔稍腻，脉沉涩。当时，笔者已跟随顾植山教授学用运气思路诊病，鉴于病人之病迁延日久，常规诊治思路鲜效，遂从运气思路调治。时值甲午年五之气，客气少阳相火，辨运气属少阳病，结合病人出现一系列"瘀"象，遂"因时识宜、随机达变"，处以血府逐瘀汤原方：桃仁泥 15 克，杜红花 10 克，全当归 10 克，干生地 15 克，大川芎 10 克，赤芍药 15 克，玉桔梗 10 克，川牛膝 15 克，北柴胡 10 克，炒枳壳 15 克，炙甘草 10 克。7 剂，水煎分服，每日 1 剂。

病人服药 3 剂，呃逆明显缓解；7 剂后，呃逆未再作，四末渐温，纳谷增进，甚喜。后予膏滋方（以金匮肾气丸与备化汤为打底方增损化裁）调理，继续配合多吉美口服靶向治疗，随访至今，诸症平稳。

分析与体会　顾植山先生基于开阖枢理论阐述血府逐瘀汤组方思路，可谓别出心裁。他认为，血府逐瘀汤实由四逆散、桃红四物汤和桔梗、牛膝组成。其中，四物汤补血活血，主治少阴；四逆散疏肝理气，主治少阳；桔梗、牛膝，一升一降，升降相因，重在调畅气机。

综观全方，气血阴阳同调，治气、养血之功多于活血化瘀，确为少阳、少阴调枢转机之妙方。临床结合运气思路运用该方，可进一步扩大其适用

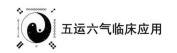

范围。

顾植山先生曾指出，2014甲午岁五之气少阳相火加临，引动内郁之少阴君火渐发，血府逐瘀汤在这一时段有较多运用机会。笔者通过跟师临床，发现在这一时段不论临床是否见有瘀血证者，只要按三阴三阳六经辨证属少阳病机者，无论时病、久疾，用血府逐瘀汤均屡试不爽，再次显示异病同治、同病异治之妙。

《素问·六微旨大论篇》言："出入废则神机化灭，升降息则气立孤危。"转枢不利，气化失常，百病始生。本则验案，笔者在思辨过程中充分考虑到五运六气因素：就诊时值甲午岁五之气，少阳相火客气为病，该年入夏时气温偏低，少阴君火受遏，入秋后则气温较往年同期明显偏高，有"畏火临，暑反至，阳乃化"之运气特点，结合病症出现火、燥之象，故选调"枢"之血府逐瘀汤而获良效。

二、服汤便溏或腹泻怎么办

从临床反馈来看，部分病人服用血府逐瘀汤后出现大便稀溏，甚至腹泻，可能与方中生地、牛膝有关。如仅为大便稀溏，而排便次数无增加，可不必顾忌。如腹泻较重，一则减少生地、牛膝用量，二则稍加温药佐制，或酌加健脾之品，如淡干姜、炒白术等。如无特殊不适，宜尽量遵守原方，要"信有古方奏今功"。

三、病深久呃非佳兆

呃逆一证，病情轻重差别极大：一时性呃逆大多轻浅，只需简单处理，亦可不药而愈；持续性或反复发作者，服药后也多可治愈；若慢性危重病症后期出现呃逆者，则多为病情恶化，所谓"病深久呃非佳兆"。

肿瘤病人大多正气亏虚，阳气不足，出现呃逆者，多为病情恶化，胃气将绝，元气欲脱之危候。正如《素问·三部九候论篇》中说："若有七诊之病，其脉候亦败者死矣，必发哕噫。"又如严用和《严氏济生方》："夫咳逆之病，考详诸书，无该载者，唯孙真人云：咳逆遍寻方论，无此名称，但古人以咳逆为哕耳，多因吐利之后，胃中虚寒，遂成此证，亦有胃虚膈上热，哕至八九声相连，收气不回者，却当仔细看脉与证，施以治法。大抵老人、虚人、久病人及妇人产后有此证者，皆是病深之候，非佳兆也。"

对疾病预后转归有充分的全局认识，这一点应引起足够重视，一则未雨绸缪，为下一步诊治方案提供思路，提前干预，以期力挽狂澜；二则需要与病人或其家属做好病情沟通，免得引起纠纷。

（见《中国中医药报》2015 年 7 月 2 日 4 版，原标题《血府逐瘀汤调枢转机治顽呃》）

血府逐瘀汤枢转少阳验案

陶国水　　无锡市龙砂医学流派研究所

大量临床实例证实，血府逐瘀汤确为少阳、少阴转枢良方。顾植山教授基于运气学说开阖枢理论运用该方，扩大了该方的适应证范畴。

顾植山认为，2014 甲午年少阴君火司天、阳明燥金在泉，实际气候特点是夏季温度偏低，司天少阴君火受郁，五之气少阳相火加临，引动内郁之少阴君火渐发，故血府逐瘀汤在这一时段有较多运用机会。今再介绍两例基于运气角度运用血府逐瘀汤的验案，以为佐证。

一、咳嗽胸闷

林某，女，46 岁，2014 年 11 月 1 日初诊。病人 2 个月前开始出现干咳少痰，咳痰不爽，遇冷风咳嗽加剧，胸闷，善叹息，体倦、乏力，手足怕冷。刻诊：干咳，痰少色黄质黏，胸闷，自 2014 年 2 月开始，月经两月一行，量少，兼夹少量血块，经色呈咖啡色，月经 3 天即净，面色晦暗不泽，伴有大量色斑，夜寐可，二便畅，纳谷可。舌暗红，脉细弦。五之气少阳相火加临，血府逐瘀汤主之。处方：桃仁泥 15 克，杜红花 10 克，全当归 10 克，大川芎 10 克，赤芍药 15 克，细生地 12 克，川牛膝 12 克，玉桔梗 10 克，炒枳壳 15 克，炙甘草 10 克。（处方时有北柴胡 10 克，因当地药房仅有春柴胡，故未用。随访整理病案，据实删除原处方中的北柴胡。）7 剂，水煎服，日

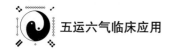

1 剂。

二诊（2014 年 11 月 9 日）：服上药后，咳嗽已愈，胸闷、乏力明显改善，但手脚仍感发凉，舌脉同前。效不更方，原方续进 7 剂，水煎服，日 1 剂。

三诊（2014 年 11 月 18 日）：服药后胸膺得舒，手脚转温，月事来潮，量较前增多，无血块，色转红，月经 5 天净，面部色斑部分剥落，病人甚高兴，舌淡红，苔薄，脉弦小滑。药已中的，擂鼓再进，7 剂，水煎服，日 1 剂。

二、早醒体倦

任某，男，33 岁，2014 年 12 月 3 日初诊。病人 2 个月前开始出现夜寐早醒，胸闷，体倦，乏力，心慌，自感精力不够用，健忘，情绪急躁。因病人系笔者同学，知其平素喜欢锻炼，身体壮实，性格极好。病人电话告知笔者："我快支撑不了了，最近感精力差，而且脾气大，时常与合作伙伴争吵，事后又懊恼，出虚汗，急需大补，有啥可补的推荐一下。"适逢笔者回老家办事，见其精神憔悴，手足凉而身有汗出，夜寐多梦，时有惊醒，早晨 4~5 点即醒，醒后不能再睡，舌质淡衬紫，左脉弦小数，右脉沉细。诊为少阳枢机不利，拟血府逐瘀汤主之。处方：桃仁泥 10 克，杜红花 10 克，全当归 10 克，大川芎 10 克，赤芍药 15 克，细生地 10 克，川牛膝 12 克，玉桔梗 10 克，炒枳壳 15 克，炙甘草 10 克。7 剂，水煎服，日 1 剂。

二诊（2014 年 12 月 7 日）：病人来短信，说服药 3 天后，睡眠明显改善，出汗也减少，目前体倦、乏力也改善。效不更方，嘱原方再进。

三诊（2014 年 12 月 25 日）：精神大好，继续开始健身，汗出少，手足转温，夜寐酣香，纳谷增进，舌淡偏暗，脉细小弦。膏滋方调理，以血府逐瘀汤结合右归丸及乙未年运气方备化汤增损拟定。处方：东阿胶（黄酒炖，兑入）125 克，龟甲胶（黄酒炖，兑入）70 克，鹿角胶（黄酒炖，兑入）50 克，别直参（另炖，兑入）80 克，大红枣（擘）150 克，盐菟丝子（包煎）150 克，大熟地 300 克（砂仁泥 60 克拌炒），上肉桂（研极细粉，兑入）20 克，桃仁泥 100 克，杜红花 80 克，全当归 100 克，大川芎 80 克，赤芍药 100 克，细生地 100 克，川牛膝、怀牛膝各 80 克，玉桔梗 100 克，炒枳壳

100 克, 炙甘草 80 克, 怀山药 200 克, 净萸肉 200 克, 厚杜仲 100 克, 西枸杞 100 克, 抱茯神 200 克, 熟附片 80 克, 覆盆子 100 克, 宣木瓜 100 克, 上绵芪 300 克, 炒白术 100 克, 西防风 80 克, 女贞子 100 克, 旱莲草 100 克, 制首乌 100 克, 炙黄精 100 克, 冰糖 400 克收膏。取药伏火 1 周后开始服用, 早晚 1 调羹, 温水化服。(本案中未用北柴胡, 原因同上案。)

分析与体会 运气学说是探索自然现象与生命现象的共有周期规律, 从而寻求健康养生与疾病发病规律及相应防治方法的理论, 是探讨人与自然内在规律的科学, 以时间端绪为纲, 为医之大道、医之门径, 对领悟中医精髓、提高临证技能有巨大推动作用。

《黄帝内经》有"不知年之所加, 气之盛衰, 虚实之所起, 不可以为工也"之明训。刘完素《素问玄机原病式·自序》说: "不知运气而求医无失者鲜矣……观夫医者, 唯以别阴阳虚实最为枢要, 识病之法, 以其病气归于五运六气之化, 明可见矣。"明代著名医学家王肯堂说: "古人运气之说为审证之捷法, 疗病之秘钥。"甚至有"不明五运六气, 检遍方书何济"之谚。

上两则病案, 病人所见症各异, 但其治相同。第 1 例为咳嗽, 常规思路不会想到运用血府逐瘀汤, 大多会按外感或内伤分证论之, 实际上该病人的运气病机是少阳相火为病, 火克金, 致使肺金受损。少阳得舒达, 则肺金自平, 故咳嗽自愈。

第 2 例, 笔者完成处方后一同仁说, "怎么会用血府逐瘀汤, 我不赞同, 我觉得是心脾两虚, 应该用归脾汤。"笔者解释, 血府逐瘀汤所治症目即有督闷、急躁、夜睡梦多、不眠等, 且病人目前四诊合参亦有瘀象。同时, 从运气角度分析, 目前少阳相火客气影响大。再者, 病人平素注重保养、坚持锻炼, 身体素质极好, 不存在真正的"虚", 目前所反映的"虚"是因气血壅滞失于畅达, 枢机不转, 气化失利, 故表象为"虚"。

综观两则医案, 病人都有情志改变、体倦、乏力, 脉弦, 舌暗红或衬紫等肝郁气滞症状, 运用活血化瘀法也是基于运气思路辨证与脏腑辨证、八纲辨证, 这几种辨证方法可互为印证, 并不冲突。掌握好运气病机临证, 更可执简驭繁。正如《四圣心源·六气解》说: "内外感伤, 百变不穷, 溯委穷源, 不过六气, 六气了彻, 百病莫逃。"

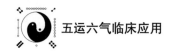
临床观察，血府逐瘀汤除常规运用于瘀血证外，如见早醒，胸闷，急躁，夜寐多梦，不眠，脉见弦，舌暗红或衬紫或暗等，或兼见少阳病证特点者，皆可选用，屡试不爽。

（见《中国中医药报》2015年6月25日4版，原标题《血府逐瘀汤枢转少阳验案选》）

用开阖枢理论方解血府逐瘀汤

陶国水　无锡市龙砂医学流派研究所

血府逐瘀汤一方，出于王清任《医林改错》，由桃仁、红花、当归、川芎、赤芍、生地黄、柴胡、枳壳、牛膝、桔梗、甘草十一味药组成，为临床常用之名方。血府逐瘀汤主治条目繁多，从瞀闷、急躁到不眠、夜不安等，主要汇集于"血府逐瘀汤所治之症目"下。然王清任没有解释血府逐瘀汤的组方思路，对其病机论述也甚少，仅有"治胸中血府血瘀之症"诸语。医家习惯将其以活血化瘀论功，并视为血瘀证专方。然该方之临床适应证甚广，现代学者将其广泛应用于神经系统、心血管系统、消化系统等多系统疾病，使其所治病症达几十种，更有医家以血府逐瘀汤一方打天下。该方确为一张神奇而有效的名方，但统以瘀血证阐发病机，多有牵强，虽学者提出其重在调肝，但总不能尽其奥妙，形成广泛的适应证与难仅以血瘀病机阐述方论之间的矛盾。

顾植山运用开阖枢理论阐述血府逐瘀汤组方思路，使有关该方方论诸多疑惑得到较合理解释，基于运气学说与开阖枢理论临证，扩大了该方的适应证范畴，更能为立法遣方说理。2014甲午年五之气少阳相火加临，引动内郁之少阴君火渐发，血府逐瘀汤在这一时段有较多运用机会。笔者临床体会，这一时段不论辨证是否见有瘀血证者，只要按三阴三阳六经辨证属少阳病机者，无论时病、久疾，屡试不爽，再次显示异病同治、同病异治之妙。载录验案两则，并尝试从开阖枢理论角度阐述本方临床运用，仅代表个人理解，不当之处还望批评指正。

一、病案

病案 1 黄某,女,52 岁,2014 年 10 月 23 日初诊。嗳气腹胀,食入胀加,口苦纳差,困倦乏力,夜寐多梦,时有自汗,大便干燥,夜尿频频,舌质暗红,苔薄白,脉弦细。五之气少阳相火主令,内有少阴伏火,枢机不调,予调少阳、少阴之枢。处方:桃仁泥 15 克,杜红花 10 克,全当归 10 克,生地黄 15 克,大川芎 10 克,赤芍药 15 克,玉桔梗 10 克,川牛膝 15 克,北柴胡 10 克,炒枳壳 15 克,炙甘草 10 克。14 剂。

二诊(2014 年 11 月 6 日):服上药后,腹胀消失,嗳气未作,纳谷增进,睡眠转佳,精神振,自汗减少,夜尿减少,晨起偶有口苦。舌质暗红,苔薄白,脉弦细。效不更方,原方再进 7 剂。

三诊(2014 年 11 月 13 日):病人服上方后,诸症悉愈,今拟冬膏调理。

病案 2 范某,男,52 岁,2014 年 10 月 16 日初诊。半年前因惊吓后出现顽固性失眠,每夜口服地西泮片(安定片)后,仅能睡 2~3 小时,乱梦纷纭,痛苦难忍,近半年体重下降约 10 千克,外院相关检查未见明显异常。刻见夜不能寐,需口服安定片辅助睡眠,四末发凉,精神紧张,时有口苦,盗汗,纳呆,二便尚调。舌淡衬紫,脉沉小弦。少阳枢机不调,则阳明不能阖,阳不入阴,故不寐,予转枢调阖为治,以观效否。处方:桃仁泥 15 克,杜红花 10 克,全当归 10 克,生地黄 15 克,大川芎 10 克,赤芍药 15 克,玉桔梗 10 克,川牛膝 15 克,北柴胡 10 克,炒枳壳 15 克,炙甘草 10 克。14 剂。

二诊(2014 年 11 月 6 日):病人服上方后,睡眠改善,已停服安定片,口苦、盗汗改善,四末凉亦好转,纳谷亦增加,因上周未能挂上号,未能按期复诊,停药后四末凉又反复。舌淡衬紫,脉沉小弦。枢机不调,阴阳气不相接,效不更方,继予调枢、转枢为治。处方:桃仁泥 15 克,杜红花 10 克,生地黄 10 克,西当归 10 克,炒赤芍 12 克,大川芎 10 克,北柴胡 10 克,玉桔梗 8 克,炒枳壳 10 克,炙甘草 10 克,川牛膝 10 克。14 剂。

分析与体会 病案 1 之病人有嗳气腹胀,食入胀加,口苦,夜寐多梦,脉弦细诸症,主诉看似繁杂,然无外少阳、少阴转枢失责,复加少阳相火客气为病,属血府逐瘀汤病机主治,故用血府逐瘀汤能使枢机得转,药到病除。病案 2 之顽固性失眠，属中医"不寐"范畴，前医多用重镇安神、养血安神诸方不效。其一，见症有"口苦""脉沉小弦"等，仲景论少阳证，有"但见一证便是"；其二，病人有四末发凉，乃阴阳气不相接，少阳、少阴之枢机不利，不能转枢司开阖；其三，时值五之气少阳相火主病，阳明不阖，阳不入阴。三者相合与血府逐瘀汤病机相谋，故用之能应手而愈。王清任在《医林改错》"血府逐瘀汤所治症目"之"不眠"项下载："夜不能睡，用安神养血药治之不效者，此方若神。"当知王氏不欺我也。

二、血府逐瘀汤为转枢良方

顾植山临证善于运用运气学说开阖枢理论阐述病机，认为自然界及人体之阴阳气化运动，终不离开阖枢。枢者，枢机、枢要也，枢主上下、内外之间，舍枢不能开阖。

顾植山认为，自然界的阴阳不是静态的比对。教科书讲"上为阳，下为阴，外为阳，内为阴"，这是一种静态的、空间的比对，而太极阴阳是一种具有盛衰变化周期的节律运动。古人将自然界阴阳气的盛衰变化理解为一种周期性的离合运动，一开一合，一阴一阳，是一个离合运动，又叫作开阖、捭阖。《素问·阴阳离合论篇》云："圣人南面而立，前曰广明，后曰太冲；太冲之地，名曰少阴；少阴之上，名曰太阳……广明之下，名曰太阴；太阴之前，名曰阳明……厥阴之表，名曰少阳……是故三阳之离合也，太阳为开，阳明为阖，少阳为枢……三阴之离合也，太阴为开，厥阴为阖，少阴为枢。"参三阴三阳开阖枢图。

三阳之开、阖、枢，为什么太阳为开，少阳为枢，阳明为阖？结合三阴三阳开阖枢图及顾氏三阴三阳太极时相图，可以看到，太阳在东北方，冬至过后，正是阳气渐开之时，故为阳之"开"；阳明在西北方，阳气渐收，藏合于阴，故为阳之"阖"；少阳在东南方，夏至太阳回归，阴阳转枢于此，故为阳之"枢"。三阴之开、阖、枢同理：太阴在西南，夏至以后，阴气渐长，故为阴之"开"；厥阴居东向南，阴气渐消，并合于阳，故为阴之"阖"；少阴在正北方，冬至阴极而一阳生，故为阴之"枢"。

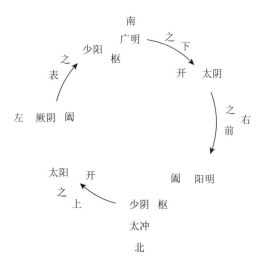

三阴三阳开阖枢图

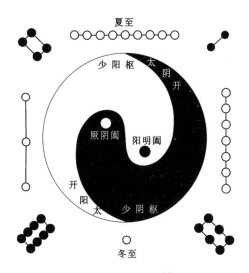

顾氏三阴三阳太极时相图

三、气化失常，百病始生

从开阖枢看少阴为阴之"枢"、少阳为阳之"枢"，然"六经"不是经络而又不离经络。从经络学说分析，少阴为枢者，手少阴心经，内合包络，下藏脾土；足少阴肾经，上济肺金，下生肝木，故少阴可为此二经转枢。少阳

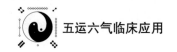

为枢，手少阳三焦，内主膈膜，外主腠理；足少阳胆经会手少阳三焦经至眼下，下行胸中，过膈肌络于肝，属于胆，接足厥阴肝经。顾植山认为，三焦者乃全身之气聚焦之地，内外出入之气，上下升降之气均赖三焦枢机。

因少阴少阳为全身气化运动的枢纽，故而治病重视少阳、少阴之枢也不言而喻。若少阳失却转枢之责，气机升降失调，如《素问·六微旨大论篇》言"出入废则神机化灭，升降息则气立孤危"，少阴转枢出入失责，则阴阳气不相接。转"枢"不利，气化失常，百病始生。

了解了气化开阖枢理论后，若从运气开阖枢理论阐述方义，别有蕴意。血府逐瘀汤实由四逆散、桃红四物汤及桔梗、牛膝组成。其中四物汤补血活血，主治少阴；四逆散疏肝理气，主治少阳；桔梗、牛膝，一升一降，升降相因，重在调畅气机。综观全方，气血阴阳同调，治气、养血之功多于活血化瘀，确为少阳、少阴转枢妙方。

经有"久病多瘀"之训，叶天士《临证指南医案》也说"凡经主气，络主血，久病血瘀"。病久气血阴阳失调，运血乏力，血滞于经；或久病气机逆乱，"气有一息之不通，则血有一息之不行"。王清任确实是从临床实践而来，从"血府逐瘀汤所治症目"记载看，其运用本方治疗了头痛、胸疼、胸不任物、胸任重物、天亮出汗、瞀闷、急躁、衣睡梦多等多种病症，病案记载朴实，包括用药几剂收效都如实记载。王清任未从运气开阖枢理论阐述方义，而其本身对该方方义阐述不详，为后人运用和探讨其组方思路留有发挥余地。

我们从运气开阖枢理论阐述其方义，认为其确实是一首很好用、适应证很广的方子。本文旨在抛砖引玉，其组方思路、方义及其适应证值得大家更进一步讨论。

（见《中国中医药报》2015 年 3 月 11 日 4 版，原标题《用"开阖枢"理论方解血府逐瘀汤》）

柴胡白虎汤治季节性流行性感冒高热

史锁芳　江苏省中医院

笔者于2014年1~2月，根据2014甲午年运气特点，以少阳经和阳明经主方柴胡白虎汤为主，治愈10余例季节性流感高热病人，现将典型病案介绍如下，以飨同道。

病案1　王某，男，56岁，2014年1月30日初诊。病人主诉发热8天。病人因劳累受凉致发热恶寒，头痛，周身酸痛，查血常规示：白细胞9.13×10^9/升、中性粒细胞72%，胸部X线片示肺纹理增粗。经用抗生素、解热镇痛药治疗3天，仍然发热，故来诊。刻下病人发热，体温40.1℃，以午后为甚，不恶寒，无身痛，咳嗽不显，口干欲饮，口苦，恶心，大便5天未解，腹轻胀，舌苔薄黄，舌质偏红，脉细浮小滑。结合当下运气特点，考虑其应属少阳阳明合病，故予柴胡白虎汤化裁。处方：柴胡30克，黄芩10克，法半夏10克，党参15克，炙甘草5克，大枣10克，生石膏（先煎）50克，知母10克，生大黄（后下）10克，厚朴10克，炒枳壳10克，六曲10克。2剂。每日1剂，水煎服，每次150毫升，日服2次。

二诊（2014年2月1日）：病人诉服上方1剂后即汗出，热渐降，大便通，腹胀除，2剂服完，口渴明显减轻，恶心口苦也明显缓解，体温降至正常，舌苔薄，脉细。后以清养肃肺剂3剂善后。

病案2　陈某，男，71岁，2014年2月12日初诊。病人主诉发热1周。病人曾有恶寒、头痛、身痛、流清鼻涕，因发热曾服用过解热镇痛药及中药荆防达表汤、银翘散之类，发热未已来诊。刻下病人发热，体温39.7℃，以午后及傍晚6~7点为甚，发热前稍有恶寒，口渴明显，口苦、口黏，呛咳，咳吐白黏痰，舌苔黄腻而燥，舌质暗红，脉浮滑数。结合运气特点，从少阳合并阳明论治，选用柴胡白虎汤加味，因有舌苔黄腻、呛咳、咯吐白黏痰等，故复入清化湿热、清宣肺气之品。处方：柴胡35克，法半夏10克，黄芩10克，党参30克，炙甘草5克，生石膏（先煎）45克，知母10克，冬瓜仁15克，生薏苡仁30克，芦根30克，桃仁10克，前胡10克，枇杷叶

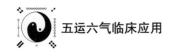
15 克。2 剂。日 1 剂，水煎服，每次 150 毫升，日服 2 次。

二诊（2014 年 2 月 14 日）：病人诉服上方 1 剂后即汗出热退，咳嗽减轻，口渴、口苦也明显缓解，胃纳欠香，大便溏，精神欠振，舌质淡，苔薄黄腻，脉细濡。处方：党参 30 克，炒苍术、白术各 10 克，青皮、陈皮各 6 克，麦冬 10 克，五味子 6 克，升麻 6 克，生黄芪 25 克，葛根 12 克，炒黄柏 6 克，泽泻 6 克，六曲 10 克，大枣 10 克，枇杷叶 15 克，炙甘草 3 克，生姜 3 片。5 剂。日 1 剂，水煎服，每次 150 毫升，日服 2 次。

三诊（2014 年 2 月 19 日）：5 剂服完，咳嗽、咳痰明显缓解，精神渐振，胃纳已开，大便转实，舌苔腻渐化，后以原方 7 剂巩固。

分析与体会　今年是甲午年，运气特点是少阴君火司天，阳明燥金在泉，中见太宫土运。年初则延续了癸巳年终之气（又称"六之气"）的燥热，属于"岁半之后，少阳主之，其令火……寒毒不生，风燥火热……热病行于下"的运气特征。病人发病时虽然已经到了甲午年初之气时令了，但是从现实气候特征看，癸巳年在泉之气和终之气客气少阳相火仍然没有退位，所以仍表现出燥热之象。从临床表现看，两案高热病人均有发热午后为甚、恶心、口苦、口渴等邪入少阳阳明合病之候，因此，选用柴胡白虎汤作为主方。病案 1，是少阳、阳明经证兼大便干结、腹胀等阳明腑证，故合用小承气汤，病人服用 1 剂即汗出便通，热退胀除。病案 2，初诊时属于少阳阳明兼湿热、瘀热（口黏、舌苔黄腻、舌质暗红）实证，故选用柴胡白虎汤合《备急千金要方》苇茎汤意，药服 1 剂即汗出热退；二诊时出现胃纳欠香、大便溏、精神欠振、舌质淡、苔薄黄腻、脉细濡等气虚湿热之候，据"实则阳明，虚则太阴"之理，遂改用李东垣的清暑益气汤以益气健脾、化湿清热，药后胃口开，精神转振。本案证治过程符合《黄帝内经》"必先岁气，无伐天和"及"不知年之所加，气之盛衰，虚实之所起，不可以为工"之旨，"谨候气宜，无失病机"，方随证转，故获捷效。

笔者治疗 10 余例季节性流感高热，皆是以柴胡白虎汤为主，如出现太阳证未罢而合病少阳、阳明者，可以据证配合桂枝汤、大青龙汤；如为太阳、少阳陷入阳明，出现阳邪成实候（发热、腹泻等），当复入葛根芩连汤；如同时兼有阳明腑证，则合用承气汤；若兼风寒湿郁热，则可配合九味羌活汤，获效甚捷。

（见《中国中医药报》2014年8月22日5版，原标题《柴胡白虎汤治季节性流感高热验案》）

麦冬汤治火热伤肺体会

史锁芳 江苏省中医院

2014年是甲午之年，属土运太过，少阴司天，阳明在泉。因此，不管是上半年火热气盛，还是下半年暑燥较旺，宋代著名医家陈无择的运气方麦冬汤都有运用机会，笔者用此方治疗当令咳嗽、咯血等症屡获效验，兹结合验案介绍如下，以飨同道。

病案1 雍某，女，50岁，2014年6月18日初诊。病人咳嗽1个月，接触油烟或遇冷易作，伴咽喉干痒，手足心热，遇冷易汗，烦躁，大便干结，痰少黄黏，胸闷，寐差易醒，每夜只能睡3~4小时，左侧头痛，食纳尚可，舌苔薄干质淡红，脉细小滑。虑及今年是"少阴司天，热淫所胜"，火热伤肺，故予《三因极一病证方论》麦冬汤加味，处方如下：麦冬15克，党参15克，桑白皮15克，紫菀10克，法半夏10克，炙甘草5克，白芷10克，竹叶10克，钟乳石（先煎）25克，川连4克，肉桂（后下）4克，生姜3片，大枣10克。7剂，水煎服，每日1剂，分2次服。

二诊（2014年6月25日）：病人诉上方服用2剂后咳嗽即显著缓解，出汗、烦躁感减轻，心情能安定，夜寐好转，7剂服完，咳嗽已止，诉怕冷，下肢不温，舌苔薄干质淡暗，脉细。已获佳效，守原方7剂，巩固。

病案2 张某，女，61岁，2014年7月11日初诊。病人因咳嗽伴痰中带血半个月余来诊，前已经抗炎、止血输液治疗，咳嗽仍甚，痰黄白相兼，质稠，痰中有鲜血，怕冷，大便不实，体倦乏力，舌苔薄黄，质偏红，脉细数。因思今年乃甲午之年，属土运太过，在泉之气是阳明燥金，因此下半年火燥明显，7月份正当炎暑，肺金受邪，故选陈氏麦冬汤，拟方如下：麦冬15克，天冬15克，党参15克，紫菀10克，桑白皮15克，法半夏10克，白芷6克，竹叶10克，钟乳石（先煎）25克，山萸肉10克，炒白术10克，

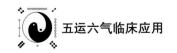

炙远志 6 克，五味子 10 克，浮小麦 30 克。7 剂，水煎服，每日 1 剂，分 2 次服。

二诊（2014 年 7 月 18 日）：咯血已止，黄痰较前减少，晨起稍咳，咳时汗出沾衣，怕冷，便溏，体力好转，舌苔薄黄质红，脉细。又予上方加冬瓜仁 15 克，生薏苡仁 30 克，芦根 30 克。7 剂。服法同前。

三诊（2014 年 7 月 25 日）：药后咳嗽咳痰基本解除，后又予上方 7 剂巩固。

分析与体会　麦冬汤出自陈无择《三因极一病证方论》，原治"肺经受热，上气咳喘，咯血痰壅，嗌干耳聋，泄泻，胸胁满，痛连肩背，两臂膊疼，息高"。清代名医王旭高解其方说："火淫热胜，则相传之官受制，而治节失司，为咳喘上气……皆肺病也。肺属燥金而恶火，火就燥，燥火本为同类，故肺受火刑为病，与燥气自伤无异。所谓自伤，气之削也。是方以麦门冬补肺之阴，钟乳补肺之阳，人参补肺之正气，此三味先为运筹帷幄，保守中军。然后用桑皮、紫菀之苦以泻之，白芷、半夏之辛以泻之，甘草缓之，竹叶清之，姜枣散寒养血，此数味者，是为斩将搴旗之师也。统而论之，即经旨热者寒之，燥者润之，弱者补之，强者泻之，调其气，而使其平，此之谓也。"

本方最大特点是，虽然针对"火热"，但选择的清火药物却是甘寒、微寒、微苦之品，比如桑白皮，味甘、微苦，归肺、脾经，善于泻肺火平喘咳而不伤脾；麦冬，味甘、微苦寒，归心、肺、胃经，养阴生津、润肺清心，与半夏相伍，则滋而不腻，相反相成；竹叶"凉心经，益元气，除热，缓脾"（张元素）。方中更用党参、甘草、大枣相配，以益气养胃，培土生金；白芷辛、温，入肺、脾、胃经，"芬芳而辛，故能润泽"（《本草经疏》）。诸药合用，清而不至于过寒，温而有助润泽，不同于世医习用的苦寒清肺法，正如清代医家缪问曰："要知此方之妙，不犯泻心苦寒之品最为特识……设用苦寒，土气被戕，肺之化源绝矣。"而且，从五行生克制用角度择药，实堪我辈好好领悟师法。

病案 1 发病于上半年，因今年是"少阴司天，热淫所胜"，所以上半年是火热气候主管。结合病人咳嗽"火象"（咽喉干痒，手足心热，烦躁，痰黄，大便干结，舌苔干质红）明显，热伤肺，气上逆作咳，故予《三因极一病证方论》麦冬汤养阴清肺、降逆和胃、清心除烦。因病人正处更年期，心肾不交，睡眠不安，故加用川连、肉桂，乃交泰丸意。病人服用后心烦显缓，肺金得润，咳嗽快速缓解。

病案2病发于下半年阳明燥金之气，除有咳嗽咯血之肺气上逆、肺络受损之候外，还有怕冷、大便不实、体倦乏力等脾虚气弱之证，同样给予陈氏麦冬汤清肺宁络、降逆扶土。因有咯血，故配入陈氏审平汤意，以增清金抑肝、益肾宁心之功，则利于血止矣。二诊时加用《备急千金要方》苇茎汤之意，是为了加强清解湿热之力，药证合拍，故获捷效。采用合法复方是对证应机的体现，也符合《黄帝内经》"谨察间甚，以意调之，间者并行……""杂合以治，各得其所宜"的治则。

（见《中国中医药报》2014年9月22日5版，原标题《麦门冬汤治火热伤肺体会》）

六经病欲解时临床运用

史锁芳 江苏省中医院

六经病欲解时出自张仲景《伤寒论》，笔者通过跟师顾植山教授，对其应用价值感触颇深，在此结合案例谈谈心得体会。

一、从厥阴病欲解时、阳明病欲解时论治支气管哮喘

龚某，女，30岁，2014年12月2日初诊。病人自幼患哮喘，2014年10月以来哮喘频发，在当地服用中药2个月未见好转，来诊。刻诊：夜间2点哮吼痰鸣，胸闷憋气，呼吸困难，夜间发作哮喘时伴口渴，烦热，咯痰色白清，有清鼻涕，咳嗽不甚，胃纳可，大便正常，舌苔薄黄，舌质偏红，脉细。考虑其证丑时（夜间2点）发病，符合厥阴病欲解时，遂予乌梅丸方加减：乌梅30克，细辛3克，肉桂（后下）4克，川连6克，黄柏10克，当归10克，党参15克，川椒4克，干姜6克，制附片（先煎）6克，瓜蒌皮10克，薤白10克，法半夏10克，生甘草、炙甘草各15克，葶苈子15克，

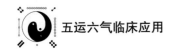

大枣 10 克。7 剂，水煎服，嘱晚饭后及睡前各服 1 次，每次 150 毫升。

二诊（2014 年 12 月 24 日）：病人诉服用上方 2 剂后夜间哮喘即获缓解，因诉项背部怕冷，舌苔薄干，舌质暗红，脉细，又拟原方复入鹿角片 10 克，熟地 10 克，麻黄 5 克，桂枝 10 克。7 剂，水煎服，改早晚各服 1 次。

三诊（2015 年 1 月 27 日）：病人服上药病情得控。因天气变化，不慎受凉导致哮喘又发，哮吼喘憋，背凉怕冷，在当地运用小青龙汤、阳和汤效不显又来求诊，追寻发作加重时间，告知下午 5~6 点以及凌晨 3~6 点发作明显，表现气喘喉鸣，咳嗽则觉气畅，咯吐少量透明泡沫痰，有鼻涕喷嚏，胃脘稍胀，大便不溏，苔薄质暗红，脉细。据发病时间下午 5~6 点符合阳明病欲解时，凌晨 3~6 点"丑至卯上"同时符合厥阴病欲解时，于是选用乌梅丸合小承气汤方加减。处方：乌梅 30 克，细辛 3 克，肉桂（后下）4 克，川连 4 克，黄柏 6 克，当归 10 克，党参 15 克，川椒 3 克，干姜 6 克，制附片（先煎）5 克，枳壳 10 克，厚朴 15 克，炙大黄 5 克，炙甘草 9 克，葶苈子 15 克，麻黄 5 克，杏仁 10 克，大枣 10 克。14 剂，水煎服，中饭及晚饭后 40 分钟各服 1 次，每次 150 毫升。

四诊（2015 年 2 月 12 日）：病人诉服用上方 1 次（半剂）即感松适，气喘缓解，3 剂服完胸闷即除，7 剂服完诸症消失，又服药 1 周巩固。因昨日又有受凉感冒稍咳，此次没有发作哮喘，病人甚喜，痰少，无鼻塞，纳谷欠香，苔薄质暗红，脉细。原方增干姜为 9 克，加入炒白术 10 克，六曲 10 克，以健运脾胃、开胃增食。14 剂。服完上药，哮喘完全得控，后予以上方 2 倍为料熬制膏滋方善后巩固。

二、从厥阴病欲解时论治胁痛

陆某，女，56 岁，2014 年 6 月 6 日初诊。病人右胁部疼痛不适 10 余年。病史：病人 10 余年前无明显诱因下出现右胁部疼痛，先后服疏肝理气药，未见明显缓解。就诊时病人右胁部疼痛，喜右侧卧位，疼痛游走，夜 2~3 点痛甚，伴嗳气，泛酸水，受凉后易出现咳嗽、咽痛，口干，消谷善饥，食纳尚可，大便偏干，夜寐安，舌苔薄黄，质暗，脉弦涩。B 超未发现肝胆异常。初从常法疏肝理气和络法，方选香附旋覆花汤、四逆散、金铃子散、失笑散等均无效，考虑其发病时间为半夜 2~3 点，符合厥阴病欲解时，治以乌梅丸方加减：乌梅 30 克，细辛 3 克，桂枝 10 克，制附片 5 克，黄连 4 克，黄柏 10 克，当归 10 克，党参 12 克，川椒 4 克，干姜 5 克。7 剂，日 1 剂，浓煎 300 毫升，日服 2 次。

二诊（2014 年 6 月 13 日）：病人诉右胁疼痛大减，口干、消谷善饥减轻，现自觉右胁部火灼感，舌苔薄黄，质暗，脉弦涩。效不更法，原方乌梅加至 50 克，增入全瓜蒌 10 克，红花 5 克，炙甘草 5 克。7 剂，常法煎服。

三诊（2014 年 6 月 20 日）：病人诉胁痛已除，咽稍干，右胁火灼感显好，舌苔薄白，质暗，脉细。效不更方，原方续服 7 剂。

三、从阳明病欲解时论治胁痛

陈某，男，65 岁，因慢性阻塞性肺疾病急性加重住院，经治疗咳喘诸症缓解。第三天查房时病人诉左胁疼痛，时胀，且于下午 3~4 点疼痛为剧，口干口苦，余无特殊不适，舌苔薄黄。因思及病人胁痛于下午 3 时后为甚，符合阳明病欲解时（从申至戌上），即处以小承气汤加减：生大黄（后下）10 克，枳壳 10 克，厚朴 10 克，炙甘草 5 克。2 剂，服用 1 剂，胁痛即除。

分析与体会 六经病欲解时首见于仲景《伤寒论》，六经病各有欲解时，如"太阳病欲解时，从巳至未上""阳明病欲解时，从申至戌上""少阳病欲解时，从寅至辰上""太阴病欲解时，从亥至丑上""少阴病欲解时，从子至寅上""厥阴病欲解时，从丑至卯上"。顾植山教授认为，仲景提出的六经病欲解时理论，实际上是基于《黄帝内经》三阴三阳开阖枢有序的、动态变化的时空方位概念，对人体气化的六种状态的表述，六经三阴三阳与天地相应各有气旺主时，三阴三阳各藉其主气随其旺时而解。当然，"欲解"并非一定就是病解向愈，而是六经在各自所属的时间区域内，得天时之助，有可能正胜邪却，使病易解，也有可能出现正邪斗争激烈而症状加重。

病案 1，初诊时喘憋发于丑时（夜间 2 点），符合厥阴病欲解时，遂予厥阴病代表方乌梅丸燮理阴阳、平调寒热、消阴阖阳，俾气机调畅，故药服 2 剂喘憋即得缓解。三诊时，因常法无效，据发作加重时间下午 5~6 点符合阳明病欲解时，凌晨 3~6 点 "丑至卯上" 同时符合厥阴病欲解时，选用乌梅丸合小承气汤（通下阳明、利于阳气藏合），不料服药 1 次（半剂）即感松适，可谓效如桴鼓是也。病案 2、病案 3，虽均为胁痛，病案 2 始从常法疏肝理气和络法无效，因胁痛时间于夜 2~3 点加剧，符合厥阴病欲解时，故治以乌梅丸获效；而案 3 病人左胁胀痛以下午 3~4 点痛甚，符合阳明病欲解时，给予小承气汤以通下阳明，俾益阳气藏合，气机得畅，药服 1 剂，胁痛即除矣。

因此，六经病欲解时是仲景六经辨证的抓手，甚合 "审察病机，无失气宜"（《素问·至真要大论篇》）之旨，临证如果能重视运用，并 "随机达变，因时识宜"，就能借助自然与人体固有的阴阳变化之力来调理病体之阴阳，以达借力使力，庶得古人未发之旨，而能尽其不言之妙也。

（见《中国中医药报》2016 年 6 月 2 日 4 版，原标题《谈 "六经欲解时" 临床运用》）

基于六经病欲解时治疗定时顽咳（上）

史锁芳　江苏省中医院

"咳嗽，咳嗽，医家对头！"，这是说咳嗽虽为常见小疾，但有时就是难以治愈。有一种 "定时顽咳" 就属此类咳嗽，之所以称为 "定时顽咳"，一是这种咳嗽发作或加重具有时间规律，二是此类咳嗽按照常规方法治疗效果不佳，三是这种咳嗽病程长且不易治愈。笔者近年来通过五运六气理论的研究，运用仲景六经病欲解时理法治疗多例常规方法治疗无效的定时顽咳屡收效验，兹结合案例介绍运用心得，与同道分享。

凌晨 1~3 点咳嗽从厥阴病欲解时论治，后转为早晨 5~6 点及上午 7~9 点咳嗽时从少阳病欲解时论治。

张某，女，36 岁，2014 年 10 月 20 日初诊。主诉咳嗽反复发作 7 年，既往查气道激发试验阳性，诊为咳嗽变异性哮喘，常依赖激素、抗炎治疗控制，药停即发，甚为痛苦。来诊时告知咳嗽以凌晨 1~3 点为甚，且伴有胸闷，纳可，大便不实，舌苔薄黄，舌质暗红，脉细弦。因考虑发病时间符合厥阴病欲解时，故予乌梅丸治疗。处方：乌梅 35 克，细辛 3 克，肉桂（后下）4 克，川连 3 克，炒黄柏 10 克，炒当归 10 克，潞党参 15 克，川椒 4 克，干姜 6 克，制附片 6 克。7 剂，水煎服，嘱晚饭后、睡前各服用 1 次。

二诊（2014 年 10 月 28 日）：病人诉服用上方后凌晨 1~3 点咳嗽次数减少许多，胸闷消失，但早晨 5~6 点及上午 7~9 点受凉后还会作咳，咳吐黄痰，口干口苦，咳甚作呕，咽干，面有红疹，发痒，舌苔黄边红，脉细弦。因发病时间转为上午 5~9 点，横跨厥阴病欲解时与少阳病欲解时，遂拟原方加小柴胡汤，即上方加柴胡 10 克，炒黄芩 10 克，法半夏 10 克，炙甘草 5 克，大枣 10 克，生姜 3 片。7 剂。水煎服，嘱早晚各服 1 次。

三诊（2014 年 11 月 5 日）：病人诉服完上方咳嗽痊愈。

分析与体会　本案初诊时咳嗽以凌晨 1~3 点为甚，符合厥阴病欲解时，此时正值两阴交尽，由阴转阳，一阳初生，选用乌梅丸顺势燮理阴阳，促进阴阳顺接，恢复厥阴之阖。"厥阴之上，风气治之"，风木疏泄正常，气机调畅，肺气得降，则咳喘导致的胸闷可平定矣。本案服用乌梅丸后，凌晨 1~3 点咳嗽和胸闷消失，但咳嗽移至早晨 5~6 点及上午 7~9 点，发病时间横跨厥阴病欲解时与少阳病欲解时，这说明正气不足，故二诊时加用小柴胡汤生发阳气，扭转枢机，使病邪顺利由阴出阳，气机恢复条畅，则肺气宣肃有致矣。

此案显示了病邪由阴出阳遇阻之患，唯有通过生发阳气、抑阴助阳、输转气机才是起效的关键；也说明了厥阴乃属于两阴交尽、由阴转阳，阳气若能顺利转出阳位则病不难获愈，但因厥阴潜藏初阳、一阳始生之机，寓正气内亏，稚阳出师不利，由阴出阳受阻时，此时需要顺利借力，借助少阳枢转机能，选用小柴胡汤生发阳气、助阳抑阴、调畅枢机，以顺利完成阴阳转换之职，则病可愈矣。

顾植山教授对《伤寒论》六经及六经病"欲解时"见解独到，将"欲解时"释为"相关时"。六经病"欲解时"是和"三阴三阳"相关的时间节点问题，是"三阴三阳""开阖枢"有序的动态时空方位概念，明晰其理反映疾病发生时内外环境整体变化的动态时空特征，这对帮助我们理解和运用六经病欲解时启迪性强、指导性大。通过进一步的领悟实践，笔者发现，不论病症是在一个时段发作或加重，还是多个时段发病或加重，都寓示着正邪斗争状态和病机演变的趋势，均可以依据六经病的"欲解时"以及"三阴三阳""开阖枢"的特性，作为抓运气病机的切入点，顺势而为，因时调治。其中尤需重视阳气在 24 小时运行中的升降特征和生长化收藏的规律，如初生的稚阳（阴中之阳）→厥阴阶段的"一阳生"→少阳生发阶段的少阳→生长旺盛的太阳（又称"大阳"）→阳气开始收敛的阳明阶段→再由阳位入阴收藏于阴位的"静阳"。

正如《素问·生气通天论篇》"故阳气者，一日而主外，平旦人气生，日中而阳气隆，日西而阳气已虚，气门乃闭"，临证时若能掌握六经病欲解时相关的时间节点，知晓"三阴三阳"的动态时空方位和把握阳气动态升降趋势，顺势而为，以求气机升降出入如常，达到"阴平阳秘，精神乃治"就能治疗很多因时发作的病症了。《素问·六微旨大论篇》曰："非出入则无以生长壮老已，非升降则无以生长化收藏。是以升降出入，无器不有。"所以调升降出入之机是愈病之理，顽咳也不例外。

（见《中国中医药报》2017 年 9 月 27 日 4 版，原标题《基于"六经欲解时"治疗定时顽咳》）

必先岁气，无伐天和

史锁芳　江苏省中医院

五运六气理论反映了中医学"天人相应"的整体观念和"三因制宜"的辨治思想，尤其对复杂的临床问题，具有很大的指导应用价值。《黄帝内经》早有"必先岁气，无伐天和"之诫，以下介绍的一则病案，便充分体现了该理论的作用。

郑某，男，53 岁，2014 年 6 月 27 日初诊。诉短气，活动后气喘，鼻塞，无流涕，不咳嗽，口干，盗汗，疲劳，来诊前曾在南京某医院经肺穿刺病理诊断为机化性肺炎，已口服泼尼松龙治疗 4 个月，现仍每日服 3 粒，舌暗红，苔薄黄干，脉细。据证从益气阴、化痰瘀、调阴阳治疗，方选生脉散合当归六黄汤意。党参 10 克，麦冬 10 克，五味子 5 克，生地、熟地各 15 克，黄芪

20 克，炒当归 10 克，川连 3 克，黄芩 10 克，苏叶 10 克。7 剂，水煎服。

二诊（2014 年 9 月 10 日）：动则气喘好转，但病人自觉怕冷，脚心冰凉，盗汗，口干苦，受凉易腹泻，纳可，二便正常，舌偏红，苔黄剥，脉细小滑。据此时运气特点予附子山萸汤合正阳汤。制附子 6 克，山萸肉 10 克，煨肉豆蔻 10 克，乌梅 15 克，木瓜 10 克，木香 10 克，丁香 3 克，炙甘草 5 克，大枣 10 克，生姜 3 片，黄柏 10 克，砂仁（后下）5 克，当归 10 克，白芍 12 克，川芎 6 克，桑白皮 15 克，玄参 15 克，白薇 10 克，旋覆花（包）6 克，陈皮 6 克。7 剂，水煎服。

三诊（2014 年 9 月 17 日）：怕冷已除，口干苦亦无，无腹泻，寐差，夜半 2 点易醒，盗汗，胃纳可，舌暗红，苔薄，脉细滑。据证予以黄连阿胶汤合当归六黄汤。黄连 3 克，黄芩 10 克，阿胶珠 10 克，白芍 12 克，炙黄芪 20 克，炒当归 10 克，生地 15 克，炒黄柏 10 克，五味子 5 克，百合 15 克，鸡子黄（冲服）1 个。14 剂，水煎服。

四诊（2014 年 9 月 30 日）：诉药后盗汗消失，夜寐安宁。后又调治 3 个月病情稳定，激素停服。

分析与体会　以上医案是在运用常规辨治乏效，参议运气理论后方取得良好疗效的。

该案例初诊时按常规辨证予生脉散合当归六黄汤治疗后反应平平，二诊时考虑 2014 甲午年土运太过，9 月份主气客气横跨太阴湿土与阳明燥金、少阳相火，表现既有寒湿，又有阴虚内热，在病人身上反映出来的证候也是寒热两重天，既有怕冷、脚心冰凉、受凉易腹泻等寒象，又有盗汗、口干苦、苔黄剥质偏红等火热之兆，故改用主以岁土太过的附子山萸汤，又选水火寒热之气见于气交的正阳汤合方，方使寒热之候均解。后叙症"寐差，夜半 2 点易醒，盗汗"，符合少阴病欲解时（从子至寅上），故选用黄连阿胶汤合六黄汤燮理阴阳，调理气血，获得满意效果。此案证治正合"知日之寒温，月之虚盛，以候气之浮沉"（《素问·八正神明论篇》）之旨。

通过上述案例的剖析，更深切认识到五运六气乃"天地之大纪，人神之通应"，临床如果能"审察病机，无失气宜""得时而调之"，就能做到"毋逆天时，是谓至怡"。临床运用运气理论时，切切不可胶固，务须随机达变，

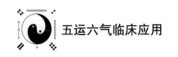

因时识宜，庶得古人未发之旨，而能尽其不言之妙。

（见《中国中医药报》2015年7月16日4版，原标题《必先岁气　无伐天和》）

运气证治方紫菀汤（上）

史锁芳　江苏省中医院

运气证治方紫菀汤载于陈无择《三因极一病证方论》，由紫菀、杏仁、人参、黄芪、桑白皮、地骨皮、白芍、甘草、生姜、大枣组成。

王旭高认为，本方可用治"遇六乙年，从革之纪，岁金不及，炎火盛行，民病咳逆上气，身热咳衄，汗出，肩背臂痛。为水所复，则反头脑痛及于顶，发热口疮心痛"等症。笔者据此运气证治方特点，每遇肺虚咳嗽、喘病、咯血、头顶痛、口疮等病症即用此方治疗，疗效确凿，兹举一案，与诸君分享。

易某，女，61岁，2014年8月29日初诊。病人因肺癌术后并化疗，反复咳嗽半年，现刺激性呛咳，咽干咽痒，咳嗽反反复复，劳累后易咳，怕风，易于感冒，动则汗出，痔疮发作，苔薄黄，脉细。考虑病人肺癌术后又经化疗，肺体戕伤，肺气耗损，而咽干、痔疮、苔薄黄等则是蕴有热象之兆，故拟用紫菀汤治疗。处方：紫菀10克，杏仁10克，党参（代人参，下同）15克，黄芪20克，桑白皮15克，地骨皮10克，白芍10克，炙甘草5克，大枣10克，生姜4片。7剂，水煎服，日服2次。

二诊（2014年9月5日）：病人诉上药服完后，咳嗽明显减缓，但口干，舌苔薄黄而干，脉细。原方加玉竹10克，功劳叶10克。7剂。

三诊时告知，药尽诸症已愈。

分析与体会　紫菀汤为陈无择《三因极一病证方论》中针对六乙年少商运岁金不及、炎火乃行、火胜水复的运气特点而设立的运气证治方。欲理解该方意义，须先看缪问及王旭高之论述。

缪问解此方曰："凡岁金不及之年，补肺即当泻火，以折其炎上之势。若肺金自馁，火乘其敝，民病肩背痛，瞀重，鼽嚏，便血，注下，不救其根本可乎哉？盖肩背为云门、中府之会，肺脉所循，鼻为肺窍，肺伤则齁嚏。肺与大肠为表里，气不下摄则为便血、注下，脏病而腑亦病矣。此时若为清火止泻之谋，一如姜维之守剑阁，终不免阴平之度。计唯有婴城自守，急补肺金为得耳。""紫菀苦温，下气和血，寒热咸治。桑皮甘寒，补血益气，吐血所需。而尤赖参、芪固无形之气，即以摄走泄之阴也。气交之火必潜伏金中，地骨皮甘平微苦，能泻肺中伏火，止其血之沸腾。又肺苦气上逆，泄之以杏仁之苦。肺欲收，敛之以白芍之酸。合之甘草补土生金，姜、枣调和营卫，缓诸药于至高之分，而参、芪得收指臂之功。为水所复，不用别药，盖补土可以生金，而实土即以御水也。"缪问对紫菀汤的证治分析，可谓恰如其分。

王旭高释此方曰："肺位高原，职司下降，肺虚而火热乘之，则反苦气上逆。经曰：肺苦气上逆，急食苦以泄之，故用紫菀、杏仁之苦以降气。损其肺者益其气，故用人参、黄芪以补气。咳逆汗多是肺气耗散矣，散者收之，故用白芍以收肺，收之亦以补之也。肺之所畏者火，而所赖以生者土也，故用甘草泻心火而除烦，补脾土而生气，金有所恃矣。然恐火郁之久，金伤特甚，不能受补，而反壅气，故用骨皮、桑皮清之泻之。益知肺虚热甚之证，降气补肺，清金泻火，每相须为用也。"此说亦属贴切。

笔者体会，本方运用眼目在于"肺虚火炎"（可兼"火胜水复"），乙未岁金不足之年固然是本方适应证，但即使其他岁运年份，只要存有"肺虚火炎"特征也可灵活化裁运用，切不可胶固。

该病案即是属于甲午土运太过之年（2014年），但该病人是肺癌术后并化疗，显然肺体戕伤，从临床表现看，怕风、易于感冒、动则汗出、脉细等乃肺虚明证，又蕴咽干、痔疮、苔薄黄等热象，故主以紫菀汤获效。

需要强调的是，紫菀汤虽属岁金不足年运之应时方，但也并非只能在该年岁使用，即使其他年岁具有"金虚有火"之时且证情符合者，也可运用，"所谓治化，人应之也"（《黄帝内经》），"若谓其年必生某病，必主某方，真是痴人说梦矣"（王旭高语）。

此外，可结合时运六气特点及不同兼症灵活化裁，扩大该运气证治方的运用范围，笔者据此大意，近年来，已将紫菀汤广泛运用于肺系病症，皆取

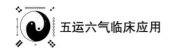

得良好疗效。

（见《中国中医药报》2015年5月28日4版，原标题《运气证治方紫菀汤》）

薯蓣丸剂量和用法对疗效的影响

杨　杰　辽宁中医药大学附属第二医院

薯蓣丸出自《金匮要略·血痹虚劳病脉证并治第六》，系仲景为"虚劳诸不足，风气百疾"而设的专方。该方由二十一味中药组成，看似庞杂，但组方补中有疏，静中有动，药物用量比例明晰，配伍精当，主辅分明，其中山药和炙甘草的总量约占全方的三分之一，辅助用药极为轻灵，只及山药的几分之一，甚至十几分之一，使补而不滞，滋而不腻。临床广泛应用于各种虚损性疾病及虚弱体质调理，疗效显著。笔者近日随顾植山老师出诊，亲眼目睹了薯蓣丸的神奇疗效，并深刻体会到，经方的药物剂量和服用方法对临床疗效的影响非常明显，不容忽视。现分享二则跟师医案以进一步阐释。

病案1　郭某，女，1953年11月生，2014年10月17日初诊。病人诉眩晕反复发作数月，伴乏力，腰酸腿软，视物昏花，心悸，自汗，晨起恶心，近期发作频繁来诊，饮食正常，大便不成形，日行2~3次，血压正常。舌边尖红，有齿痕，苔白，脉沉。辨其病机属脾胃虚弱，气血亏虚，清窍失养，顾植山处方薯蓣丸改汤剂，去白蔹加黄芪、远志、附子。方药如下：怀山药30克，炙甘草28克，党参10克，茯苓15克，炒白术15克，熟地15克，赤芍药8克，当归10克，桂枝10克，北柴胡6克，防风8克，光杏仁6克，桔梗6克，大豆黄卷10克，焦神曲10克，麦冬15克，阿胶（烊化）8克，淡干姜3克，黄芪15克，炙远志10克，熟附子（先煎）10克，川芎8克，大红枣20克。14剂，水煎服，每日1剂。

二诊（2014年10月31日）：病人述服上方后眩晕、恶心、心悸、汗出等症全消，乏力腰酸症状明显减轻，大便转为日行1次，但仍未成形，给予原方，剂量稍作调整，继服14剂。

分析与体会 从该病案的处方可以看出，顾植山基本按照仲景原方的比例配方，尤其重视其中两味主药的用量，怀山药一般用 30 克，炙甘草常用 25~28 克，这样才取得如此快捷之疗效。临床应用薯蓣丸时，怀山药 30 克为常用量，当无顾忌；炙甘草用量则常被忽略，从而影响该方的疗效。

甘草入药历史悠久，历代医药书籍中均有详细记载，最早记载见于《神农本草经》，该书将甘草列为上品，称其"主五脏六腑寒热邪气，坚筋骨，长肌肉，倍力，金疮肿，解毒。久服轻身延年"。《本草纲目》载甘草"能安魂定魄，补五劳七伤，一切虚损，惊悸烦闷健忘，通九窍，利血脉，益精养气，壮筋骨"。《伤寒论》中配伍炙甘草的方剂如炙甘草汤、甘草泻心汤、苓桂术甘汤等均用其补益之性。从薯蓣丸中炙甘草的用量不难看出，在此方中炙甘草与山药同为君药，起协同作用，切中虚劳病病机。如果把炙甘草仅当成调和诸药之使药，或因担心水钠潴留而随意减量或舍弃，那么该方疗效会大打折扣。据同时侍诊的一位医生讲，他曾用薯蓣丸方治疗一位肿瘤病人，按经方比例炙甘草用 28 克，疗效非常明显，后来病房另一位医生畏甘草量过大而减为 3 克，疗效就明显不如第一次方，恢复原量则疗效又显。可见使用该方时配伍比例是影响疗效的重要因素，山药、炙甘草等主药用量尤为重要。薯蓣丸补益作用及起效时间与炙甘草的剂量相关，临床上有些关于薯蓣丸应用的报道，甘草用量较小者也有效，但起效时间要慢得多；而顾植山按原方比例配伍的薯蓣丸常一次服用即见显效。

病案 2 汪某，女，59 岁，2014 年 10 月 31 日初诊。病人患乙肝肝硬化 5 年，常觉乏力，形体消瘦较著，服各种营养品体重不增。前见他人服江阴市致和堂中医药研究所制的加减薯蓣丸（顾植山制定方）效佳，遂自行购服，服用 20 天，体重竟增长了 2 千克。述服至十余天时，曾出现脘闷纳呆，按顾植山煮丸去渣饮水的方法，并遵原方"空腹酒服"后，胃中即适。目前病情稳定，体质也明显改善。

分析与体会 该案除显示薯蓣丸治疗虚劳诸疾的神奇疗效外，还提示我们要注重经方的煎服法。仲景在方后注明"空腹酒服一丸，一百丸为剂"。在服薯蓣丸时，用米酒或黄酒送服以行药势，或可促进药物吸收。顾植山的经验是因人而异，一般人用温开水送服效亦佳，能守原方"空腹酒服"更好；

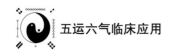

脾胃功能弱的人可煮丸去渣服；症较重需加量求速效者，顾植山在药味上稍作加减改汤剂服用，适应面更广。

以上两则医案提示我们应用薯蓣丸时要注意药物配伍比例及服用方法，如配伍用量或服用方法不当，均可能影响该方疗效。可见经方的用量和服法是古代医家长期积累总结出来的经验，临床应用时不应凭主观想象随意改动。顾植山的成功经验为我们临床应用经方提供了示范。

（见《中国中医药报》2014年12月10日4版，原标题《薯蓣丸剂量和用法对疗效的影响》）

运用运气学说辨治肿瘤并发症

陶国水　无锡市龙砂医学流派研究所

顾植山教授认为，运气辨治的实质是基于"天人相应"思想，透过自然气息的运动变化了解人体气机变化及其临床表现，"谨调阴阳，无失气宜"，通过调整天人关系，从而达到祛病除疾的目的。运气辨治，注重辨时、辨机、辨阴阳开阖枢变化，是对静态、空间辨证的重要指导和补充。

笔者从事肿瘤临床工作多年，对一些肿瘤病人出现的相关并发症治疗颇感棘手，后跟随顾植山教授系统学习运气学说，并运用运气学说治疗肿瘤并发症，常获显效。兹举二案，与同道分享。

一、胃癌术后味觉消失纳呆

孔某，男，60岁，2014年11月3日初诊。病人1年前因反复上腹部饱胀伴剑突下隐痛6个月，经查确诊为胃窦部腺癌，遂行手术切除，术后病理分期 $T_3N_0M_0$，溃疡型中分化腺癌，进行化疗，过程顺利，病程中时有进食哽咽伴食管痰涎样分泌物多，胃镜检查示吻合口狭窄伴吻合口炎，经球囊扩张及中药调理后症状改善，纳谷如常，神振气爽。近2个月，病人自觉味觉消失，进食味同嚼蜡，无食欲，消瘦明显，相关检查未见肿瘤复发、转移征象，西药口服复方消化酶胶囊、多潘立酮片、枸橼酸莫沙必利片、醋酸甲地孕酮分散片等未见改善，甚为痛苦。前医多从醒脾开胃、健脾助运诸思路辨证论治。刻诊：形体消瘦，面色晦暗，精神萎靡，问诊时有痰涎样分泌物吐出，四末不温，体倦怕冷，二便尚调，夜寐安，舌淡衬紫，苔薄微腻，脉沉细小数。鉴于前医效微，遂转从运气思路诊治，予附子山萸汤治之。盐附子（先煎 1 小时）10 克，山萸肉 30 克，宣木瓜 10 克，炒乌梅 10 克，公丁香（后下）3 克，姜半夏 10 克，广木香 10 克，肉豆蔻 10 克，生姜 7 片，大红枣（擘）5 枚。7 剂，水煎服，每日 1 剂，早晚各 1 次。

二诊（2014 年 11 月 10 日）：服药 7 剂，口味基本恢复，纳谷大增，仍有怕冷，脉仍沉细。效不更方，加大附子用量，改盐附子（先煎 2 小时）20 克，继服 7 剂。

三诊（2014 年 11 月 17 日）：怕冷症状明显改善，余症皆消。改用膏滋方调理，以薯蓣丸合附子山萸汤及备化汤增损善后。

分析与体会　2014 年为甲午年，中运为太宫，《素问·气交变大论篇》云："岁土太过，雨湿流行，肾水受邪，民病腹痛，清厥，意不乐，体重烦冤，上应镇星。"调摄需"以咸益肾，以酸祛湿"。《灵枢·脉度》云："心气通于舌，心和则舌能知五味矣。"病人味觉消失，乃心气不足引起。形体消瘦，四末不温，体倦怕冷，脉沉细，结合肿瘤手术、化疗病史，乃脾肾受伐，阳气不足，与甲午年运气致病病机相谋，故可选用附子山萸汤调补脾肾。此外，病人出生于 1954 年，该年为上一个甲午年，出生时间与发病时间的运气特点相同，更提高了使用六甲年运气方附子山萸汤的概率。

附子山萸汤中，附子辛甘大热，归心肾脾经，选盐附子，取"以咸益肾"之意，附子强心之用，使心气通于舌而能知五味矣；山萸肉酸涩微温，归肝肾经，重用山萸肉一则为补肾所需，二为"以酸祛湿"之要。纵观全方，虽未用白术、山楂、麦芽、神曲等健脾消食助运之品，但却抓住主要运气病机，故口味复，纳谷馨，诸症得解。

二、胸腺瘤合并重症肌无力

余某，男，48 岁，2014 年 10 月 5 日初诊。病人 2 年前因右侧眼睑下垂渐进性加重 3 个月，经检查发现上纵隔占位，考虑为胸腺瘤，遂行手术切除，术后病理示 B_1 型胸腺瘤，辅助放疗，放疗结束后 2 个月，出现呼吸困难加重，检查确诊为重症肌无力Ⅱ_b型，遂口服复方新斯的明治疗，并长期配合补中益气汤、升陷汤等调理，一般症状控制尚可。近2个月，病人出现胸闷，呼吸费力，感气不够用，上气不接下气，需用力呼吸，双下肢浮肿，按之凹陷，怕冷，体倦，嗜睡，纳差。相关检查提示病情进展，加用糖皮质激素，并行环磷酰胺单药化疗2个疗程，症状改善不显著。舌淡，苔薄，脉沉细。病人目前证候特点为脾肾阳虚，结合运气思路，选用六甲年运气方附子山萸汤治之。制附子（先煎1小时）10克，山萸肉30克，宣木瓜10克，炒乌梅10克，公丁香（后下）3克，姜半夏10克，广木香10克，肉豆蔻10克，生姜7片，大红枣（擘）5枚。7剂，水煎服，日1剂，早晚各1次。

二诊（2014年10月12日）：病人服药后呼吸困难改善，怕冷、体倦改善，但仍有轻度胸闷感。上方加葶苈子10克，"以苦强心"。7剂，水煎服，日1剂，服法同前。

三诊（2014年10月19日）：胸闷未作，下肢浮肿消失，体力大增，已能外出散步，改薯蓣丸调理善后。

分析与体会 胸腺瘤易合并重症肌无力，可归属于中医"痿证"范畴，习以补中益气汤等培补中气治之。按运气思路，2014甲午年土运太过，《素问·气交变大论篇》曰："岁土太过，雨湿流行……甚则肌肉痿，足痿不收，行善瘈，脚下痛，饮发中满食减，四肢不举。"病人所表现临床症状之运气病机与附子山萸汤相谋，故选用附子山萸汤。

清代龙砂名医缪问注释该方曰："以附子大热纯阳之品，直达坎阳，以消阴翳，回厥逆而鼓少火，治肾而兼治脾。""脏宜补，既有萸肉以培乙木；腑宜泻，更用木瓜以泄甲木。所以安甲乙者，即所以资戊己也。肉果辛温助土，有止泻之功，兼散皮外络下诸气，治肉痿所必需。再复以半夏之利湿，丁、木香之治胃，木瓜、乌梅之疗痿，生姜、大枣之和中，眼光四射矣。"

此外，病人出生于1966丙午年，该年中运为"太羽""岁水太过"，《素问·气交变大论篇》云："岁水太过，寒气流行，邪害心火……"亦与"以苦强心，以甘补脾"之调摄大法相合，故效。

《素问·宝命全形论篇》云："人以天地之气生，四时之法成。"人体胚胎孕育过程中以及在不断经历"生长化收藏"的成长过程中同样会受到五运六气的影响。这些在临床中都需要合参，并与基于运气思路辨病机论治相结合。

关于运气对体质、健康状态以及发病的影响，大致有三方面需要注意：一是胎孕期运气因素影响；二是出生时、成长中运气因素影响；三是发病时运气因素影响。基于运气思路临证必须兼顾考虑以上三点不同时段实际运气特点，三者合参，结合辨运气病机，方更为合理。

（见《中国中医药报》2015 年 8 月 20 日 4 版，原标题《运用运气学说辨治肿瘤并发症》）

顾植山善用苁蓉牛膝汤验案

陶国水　无锡市龙砂医学流派研究所

2014 甲午年少阴君火司天、阳明燥金在泉，实际气候特点是夏季温度偏低，司天少阴君火受郁，五之气少阳相火加临，引动内郁之君火渐发，气温较往年同期明显偏高，有"畏火临，暑反至，阳乃化"之气候特点。终之气阳明燥金加临，"燥令行，余火内格"，燥热象较明显。顾植山认为，甲午年出现暖冬当与终之气阳明燥金当值，加之五之气少阳相火未降，以及内郁的君火继续郁发，火气浮上，冬藏失应有关。反映在临床病象上，可以见到一些病人出现燥热之象，如干咳，头痛，胸胁疼痛，口干，唇燥，舌红苔黄厚、干燥、兼见裂纹，脉浮弦等。顾植山针对此运气特点，临床上运用苁蓉牛膝汤（方出《三因极一病证方论·卷五·五运时气民病证治》，由肉苁蓉、牛膝、木瓜、白芍、熟地黄、当归、炙甘草、生姜、乌梅、鹿角屑组成）取得良效。兹列举验案二则，介绍顾植山应用苁蓉牛膝汤经验，并藉此探讨运气临证应"随机达变，因时识宜"之要旨。

一、病案

病案 1　朱某，男，78 岁，2015 年 1 月 3 日初诊。病人因咳嗽 1 个月，头晕、胁痛伴神疲乏力 10 天来诊。病人 1 个月前出现咳嗽，痰少色黄，不易咳出，在他院住院治疗效果不显著。刻下：头昏重，干咳，偶有少许黄痰，胁肋胀痛，后背板滞捆束感，下肢痿软懒行，泛酸，口干，神疲乏力，小溲黄，大便偏稀，寐差。既往有高血压性心脏病、肺源性心脏病、脑梗死、肝囊肿病史，近日查生化提示胆红素值偏高。舌淡红，舌体略右歪，舌苔黄厚干燥，中见裂纹，脉浮弦。气象、脉象、证象三象结合，乃燥金加临太过，风木被克，木气不和，风从火化，风燥火热同现。燥邪为病，故予《三因极一病证方论》之苁蓉牛膝汤加减。处方：肉苁蓉 15 克，川牛膝 15 克，炒乌梅 10 克，宣木瓜 15 克，熟地黄 24 克，西当归 10 克，杭白芍 15 克，炙甘草 6 克，生姜片 10 克，大红枣（擘）10 克，鹿角霜（先煎）10 克，明天麻 10 克，厚杜仲 10 克。7 剂，每日 1 剂，水煎分服。

二诊：服上方后咳嗽、头晕明显改善，后背板滞捆束感大减，下肢力增，纳谷增进，二便调，寐转安，舌红，燥苔去半，舌中裂纹减少，刻下仅吸冷空气后咳嗽偶作，痰色亦转白，右胁仍时有灼痛，脉浮弦。药已中的，针对兼症，略有增损，擂鼓再进。处方：肉苁蓉 15 克，川牛膝 15 克，炒乌梅 10 克，宣木瓜 15 克，熟地黄 24 克，西当归 10 克，杭白芍 15 克，炙甘草 6 克，生姜片 10 克，大红枣（擘）10 克，鹿角霜（先煎）10 克，明天麻 10 克，厚杜仲 10 克，北柴胡 15 克，炒枳壳 15 克。7 剂，每日 1 剂，服法同前。

三诊：服前方后咳嗽、头晕、后背板滞捆束感、两胁胀痛诸症已愈。舌苔转润，裂纹消失，口干大减。唯 3 天前外感后出现发热，咳嗽复作，大便稀溏，小便偏黄，舌红苔薄黄，脉浮小弦。燥象消失，刻见"少阳阴证机转"，予柴胡桂枝干姜汤治之。处方：北柴胡 30 克，淡干姜 10 克，川桂枝 15 克，淡黄芩 15 克，生牡蛎 15 克，天花粉 20 克，炙甘草 10 克。7 剂，日 1 剂，以水 1800 毫升煮取 900 毫升，去滓，再煎，取 450 毫升，每次 150 毫升，每日 3 次。

分析与体会　甲午年中运为太宫，土运太过，终之气阳明燥金客气当值，燥金之气太过，金克木，肝木虚。"燥金司令，头痛，胸胁痛者，此金胜克木也。胸痛者，肝脉络胸也。胁痛者，肝木之本位也"。加之，五之气少阳相火未降，以及内郁的司天君火继续郁发，出现燥热相兼之病机特点。《素问·至真要大论篇》云："阳明之胜，清发于中，左胠胁痛……大凉肃杀，华英改容，毛虫乃殃。胸中不便，嗌塞而咳。"《类经·卷二十七·六气相胜病治》解释此段经文："阳明之胜，金邪盛也，金气寒肃，故清发于中。木受其制，故左胁痛。清气在下则为溏泄……胸中，肺所居也，燥胜则肺气敛而失其治节，故有不便而嗌塞为咳也。"治疗大法当遵《素问·至真要大论篇》"阳明之胜，治以酸温，佐以辛甘，以苦泻之"之训。苁蓉牛膝汤本《三因极一病证方论》为六丁年所设运气方，原方"治肝虚为燥热所伤，胁并小腹痛，肠鸣溏泄，或发热，遍体疮疡，咳嗽支满，鼻衄"，缪问注曰："岁木不及，燥乃盛行，民病中清，胠胁痛，少腹痛，肠鸣溏泄。复则病寒热，疮疡痤疹痈痤，咳而衄。"此方为燥邪致病所立，缪问曰："但肾为肝母，徒益其阴，则木无气以升，遂失春生之性；仅补其阳，则木乏水以溉，保无陨落之忧，故必水火双调，庶合虚则补母之义。""苁蓉咸能润下，温不劫津，坎中之阳所必需；熟地苦以坚肾，湿以滋燥，肾中之阴尤其赖。阴阳平补，不致有偏胜之害矣。再复当归、白芍辛酸化阴，直走厥阴之脏，血燥可以无忧。"本案病人为运气之燥火所伤，故见咳嗽、头晕、后背板滞捆束感、两胁胀痛诸症，苁蓉牛膝汤"治肝虚为燥热所伤"，正如王旭高解"此以肝虚伤燥，血液大亏，故用苁蓉、熟地峻补肾阴，是虚则补其母之法也"，取补肾滋水涵木，"虚则补其母"，扶木制金，以治燥邪，一箭双雕，殊途同归，故能速奏显功。

病案 2 孔某，男，73 岁，2015 年 1 月 22 日（甲午年腊月初三）初诊。病人罹患肺结核 20 余年，咳痰血加重 1 周来诊。病人有肺结核宿疾 20 余年，不规则抗痨治疗，2014 年入秋以来出现晨起咳嗽，咳痰、痰中带血，外院影像学检查提示陈旧性结核灶，未见病灶活动，痰检阴性，考虑有结核病史，再次口服利福平抗痨治疗，服药后出现体倦，乏力，纳差，自感体质明显下降，不耐受抗痨治疗，遂于 2014 年 10 月来顾植山处诊治。投以薯蓣丸改汤剂治疗，服药迭经旬余，咳血控制，精神大振，纳谷增进，诸症皆减，后守方改丸缓图巩固。近 1 周再次出现晨起咳嗽、咳痰，有整口血咳出，血色鲜红，伴有口干，口苦，喜饮，胁肋部胀痛，纳谷不馨，夜寐差。刻下诊见，舌红苔黄燥，左关偏弦滑。甲午在泉，燥金犯木，拟滋水涵木，调和肺肝，予《三因极一病证方论》之苁蓉牛膝汤合紫菀汤（紫菀、白芍、人参、黄芪、炙甘草、地骨皮、杏仁、桑白皮、大枣、生姜）治之。处方：淡大云15克，川牛膝10克，炒乌梅15克，宣木瓜15克，熟地黄20克，西当归10克，杭白芍15克，炙甘草10克，淡干姜10克，大红枣（擘）10克，鹿角霜（先煎）10克，炙紫菀10克，潞党参10克，上绵芪15克，光杏仁10克，地骨皮12克，炙桑白皮10克。14剂，每日1剂，水煎分服。

二诊：病人服上药第3天，咳血即减，胁肋部胀痛缓解。刻下晨起偶有咳嗽，兼夹少量血丝，口干、口苦未作，余无不适，纳可，二便畅，夜寐安。舌红苔薄黄，燥苔转津，脉小弦。诸症转佳，效不更方，巩固前效。上方续施14剂，服法同前。

分析与体会　肺为娇脏，喜润恶燥，不耐寒热，外感风热燥邪，或肝火上逆犯肺，阴虚肺热等，肺络受损，血溢脉外，则为咳血。一般主张以清肺、泻火、降气、平肝、养阴、止血为大法。

紫菀汤为六乙年"岁金不及，炎火乃行，民病肩背痛，瞀重，鼽嚏，便血，注下。复则头脑户痛，延及囟顶，发热，口疮，甚则心痛"所设。缪问释此方：人参、黄芪以固无形之气，统摄走泄之阴，气交之火必潜伏金中；地骨皮甘平微苦，能泻肺中伏火，凉其沸腾之血；又肺苦气上逆，泄之以杏仁之苦；肺欲收，敛之以白芍之酸；桑白皮甘寒，补血益气，吐血所需；紫菀苦温，下气寒热咸赖，合之甘草之补土生金，缓诸药于至高之分，而参芪得指臂之效。为水所复，不用别药，即以养金之法，并为御水之谋，盖补土可以生金，而实土即堪御水也。

苁蓉牛膝汤"治肝虚为燥热所伤，胁并小腹痛，肠鸣溏泄，或发热，遍体疮疡，咳嗽支满，鼻衄"。《圣济总录·卷二·运气》甲午岁图载："终之气……主位太羽水，客气阳明金，中见土运，土生金，燥令行，余火内格，肿于上，咳喘甚则血溢，寒气数举……宜治阳明之客，以酸补之，以辛泻之，以苦泻之"。

本案病人因病经甲午年五之气少阳相火客气、郁发之少阴君火、在泉之气阳明燥金致病，出现燥火相兼为病，故见咳嗽痰血加重，伴有口干、口苦，喜饮，胁肋部胀痛，舌红苔黄燥。顾植山从运气病机出发，辨病机属燥火为病，符合苁蓉牛膝汤"治肝虚为燥热所伤"病机特点。此外，燥气通于肺，故诸燥气为病皆属于肺金也，加之少阳相火未降，少阴君火继续郁发，故现肺金燥热化火之象，当清肺泻火，故加用紫菀汤，"补肺即当泻火，以折其炎上之势"，从运气病机着手，两方合用，两擅其用，故能应手而效。

二、分析与讨论

苁蓉牛膝汤本为《三因极一病证方论》六丁年运气方，为"岁木不及，燥乃盛行"所设。2014甲午年实际运气特点为司天少阴君火受郁，五之气少阳相火加临，引动内郁之君火渐发，终之气阳明燥金加临，加之未降之少阳相火与内郁之君火继续郁发，出现"燥令行，余火内格"，与"岁木不及，燥乃盛行……咳而鼽"运气病机相合，故可选用该运气病机指导下之运气方，正如《儒门事亲·治法心要》所载："病如不是当年气，看与何年气运同，便向某年求活法，方知都在至真中"。上两则病案无论选择苁蓉牛膝汤抑或紫菀汤都是抓住了运气燥热火邪为病之核心病机。顾植山反复强调，以运气病机指导临床应"因时识宜、随机达变"，临证要看时运，顺时运，抓时运，开方用药尽可能顺应当时运气。汪机有言"五运六气须每日候之，记其风雨晦明"（《运气易览·学五运六气纲领》），"务须随机达变，因时识宜，庶得古人未发之旨，而能尽其不言之妙也"（《运气易览·序》）。通过反复回味基于运气病机临证体会，笔者对汪氏此言有了更深刻感受，更加体味到顾植山反复嘱咐我辈在临床中应密切动态观察气象、物象、病象之良苦用心，唯此才能做到"谨守气宜，无失病机""握机于病象之先"，进而"圆机活法"，受用临床。

（见《中国中医药报》2015年3月6日4版，原标题《顾植山善用苁蓉牛膝汤验案》）

顾植山龙砂膏滋方脉案赏析

陶国水　无锡市龙砂医学流派研究所

发源于江苏省江阴市的龙砂医学流派，绵延七百余年，影响深远，依据《黄帝内经》的冬藏精理论和肾命学说，善用膏滋方治未病是该学术流派的

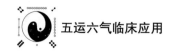

重要特色之一。

自明清以来，龙砂地区就有冬服膏滋调补的民俗。近年来随着中医治未病工程的推广，原本在江浙一带用作冬令进补的膏滋民俗，在全国范围内广泛传播，冬令进补服膏滋，已然成为一种时尚。但与此同时也出现了一些问题，一些人将具有深厚文化底蕴的膏滋民俗，等同于一般剂型概念的膏剂。

作为龙砂医学流派代表性传承人，顾植山临床擅长运用膏滋方冬令调补治未病。顾植山认为，龙砂膏滋方不同于一般剂型概念的膏剂，有其特定地域民俗文化内涵，有其独特的理论基础和组方、配伍思路，同时有其独到的制作工艺。

现摘录笔者跟师顾植山学习记录龙砂膏滋方脉案两则，并藉此探讨龙砂膏滋方处方特色与开方思路、开方原则。

一、病案

病案 1 高某，女，66岁，甲午年立冬日订膏滋。病人素体亏虚，形体偏瘦，往年易于外感，罹患痹证，左腿痛作，得寒加重，时有头晕，倦怠乏力。去冬服膏滋后，痹证得舒，头晕至今未作，体质改善，甚为欣喜，时届立冬，再求膏滋调理。刻下左腿疼痛稍有复发，乏力怕冷，但纳谷尚馨，二便亦调，夜寐酣香，诊见舌淡红，苔白微腻，脉沉濡，右脉尤甚。

甲午年土运太过，夏季寒湿明显，脾肾受困，腿痛再作时，曾服六甲年运气方附子山萸汤收效，故仍以附子山萸汤作开路之方；明岁太阴湿土司天，痹证宿疾恐受影响，冬膏当须兼顾来年岁运司天。

开路方：附子山萸汤。熟附片（先煎1小时）6克，净萸肉12克，肉豆蔻6克，炒乌梅10克，宣木瓜10克，法半夏10克，淡干姜10克，大红枣（擘）2枚。14剂。

膏滋方：鹿角胶（黄酒炖，烊入）72克，龟甲胶（黄酒炖，烊入）47克，东阿胶（黄酒炖，烊入）95克，大红参（另炖，兑入）70克，大熟地（砂仁泥40克拌炒）200克，盐菟丝子（包煎）150克，六神曲（包煎）100克，怀山药300克，净萸肉150克，全当归100克，潞党参80克，茯苓、茯神各 80 克，大川芎 80 克，赤芍、白芍各 60 克，淡干姜 40 克，炙甘草 240 克，川桂枝 90 克，玉桔梗 60 克，北柴胡 70 克，大豆卷 100 克，剖麦冬 120 克，北五味 80 克，光杏仁 70 克，上绵芪 300 克，炒白术 100 克，西防风 80 克，熟附片 80 克，厚杜仲 80 克，枸杞子 100 克，覆盆子 100 克，怀牛膝 70 克，宣木瓜 100 克，大红枣（擘）100 克，冰糖 500 克收膏。

嘱取药伏火后，自冬至日开始服用，早晚各 1 次，每次鸡子黄大小，温水化服。

分析与体会 本案膏滋方组方思路，重培补命门元阳，重藏精化气之功，兼顾甲午年运气特点，考虑到乙未年太阴湿土司天，同时兼顾病人痹证基础病。总体组方思路以张景岳之右归丸、《金匮要略》之薯蓣丸、三因司天方之备化汤、玉屏风散为基础，组合加减而成。右归丸填命门元阳，主治命门火衰、腰膝酸冷、精神不振、怯寒畏冷诸症。薯蓣丸出自《金匮要略·血痹虚劳病脉证并治第六》，系仲景为"虚劳诸不足，风气百疾"而设的专方，顾植山临床将该方应用于各种虚损性疾病及虚弱体质的调理，疗效显著。备化汤为岁气太阴湿土司天，太阳寒水在泉而立。玉屏风散可益气固表，加强护卫。综观全方，思路清晰，随机立法，注重"先机"，体质、宿疾、运气统筹兼顾，充分彰显中医治未病思想。

病案 2 徐某，女，47 岁，甲午年立冬日订膏滋。病人素有胃疾，卫外不固，易于感冒，腰腿酸楚，两目干涩，时有烦躁，烘热汗出，大便干燥，自去岁服用冬膏，经年未再感冒，胃舒便调，余症亦减。自秋季以来又稍感不适，眼干涩，腰酸腿疼，偶有烦躁，心悸，夜寐多梦，口苦倦困，纳谷一般，二便尚调，诊见舌淡红苔薄欠津，脉细沉。予培补肾命，滋养心脾，兼顾甲午年少阳相火客气主病，及乙未年太阴湿土司天。

膏滋方：鹿角胶（黄酒炖，烊入）90 克，陈阿胶（黄酒炖，烊入）125 克，大熟地（砂仁泥 30 克拌炒）120 克，别直参（另炖，兑入）60 克，盐菟丝子（包煎）150 克，盐车前子（包煎）150 克，紫河车（黄酒炖）100 克，上绵芪 400 克，怀山药 200 克，净萸肉 150 克，干生地 100 克，粉丹皮 80 克，建泽泻 100 克，怀牛膝 100 克，西枸杞 150 克，甘菊花 120 克，潞党参 100 克，酸枣仁 120 克，北五味 100 克，朱茯神 150 克，炒白术 120 克，西防风 80 克，

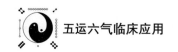

西当归 100 克，炙甘草 100 克，炙远志 80 克，广木香 50 克，龙眼肉 100 克，川桂枝 100 克，炒杭芍 150 克，天冬 150 克，麦冬 150 克，炒黄芩 60 克，润玄参 150 克，熟附片 100 克，宣木瓜 100 克，覆盆子 100 克，淡干姜 30 克，大红枣（擘）150 克，元贞糖 200 克收膏。

嘱取药伏火后，自冬至日开始服用，早晚各 1 次，每次鸡子黄大小，温水化服。

分析与体会　本案膏滋方组方思路，在阴中求阳，重视培补肾命元阳的同时，兼顾目前兼症，五脏相关，心脾同调，辅以益气健脾，养血安神；同时考虑甲午年阳明燥金在泉，五之气开始少阳相火客气主病影响较大，容易出现皮肤干燥、眼睛干涩、口苦咽干等症状。本案病人见眼部干涩、口苦时作，即是阳明燥金与少阳相火影响之症显。此外，2015 乙未年太阴湿土司天，也需预作绸缪。选择六味地黄丸、归脾丸、备化汤、玉屏风散为基本方加减化裁，加玄参、黄芩清少阳相火和内郁的少阴君火。立法遣方，随机而立，思维缜密。

二、顾氏龙砂膏滋方组方原则与思路

顾植山认为龙砂膏滋具有"培补命门元阳，顺应冬至一阳生""注重阴阳互根，阴中求阳""结合五运六气抓先机""注重熬膏技艺，手工制作，工艺精良"等特色。从以上两则膏滋方脉案不难看出，龙砂膏滋特色已充分体现在其中。

顾植山在拟定膏滋方时，一般都有一个或几个成方构成的基础方（也称"打底方"），再根据阴阳互根等原则，配合相应药物群以及相关细料组方，兼顾脾肾，动静结合，通盘运筹，具体特点如下。

1. 阴阳互根，以期阴阳互求，精气互生

《景岳全书·新方八阵》说："善补阳者，必于阴中求阳，则阳得阴助而生化无穷；善补阴者，必于阳中求阴，则阴得阳升而泉源不竭。"张氏又提出，"善治精者，能使精中生气；善治气者，能使气中生精"。阴阳互根，精气互生理论为龙砂膏滋方组方重要原则。精化气，气成形，冬季形气以精的形式藏于少阴坎位，待来年则精化气。顾植山之膏滋方中常以六味地黄丸、

八味肾气丸、左归丸、右归丸等为龙砂膏滋之打底方，以阴阳互求、藏精化气，助力新一轮生、长、化、收、藏气化运动。

2. 必先岁气，结合五运六气，无伐天和

重视《黄帝内经》五运六气学说，是龙砂医学流派另一重要学术特点。运气的变化影响着疾病的发生和发展。因此，对疾病的诊治要考虑到运气因素的影响，做到"必先岁气，无伐天和"。作为龙砂医学流派代表性传承人，顾植山多年来一直从事五运六气研究，在临床实践中甚为重视运用运气理论，善用运气方，在拟定膏滋方时也注重结合病人运气体质及当年和来年运气特点组方。从以上两例膏滋方脉案可以看出，顾植山都兼顾运气特点，选用了来年太阴湿土司天之备化汤，病案 2 又兼顾了甲午年五之气少阳相火与六之气阳明燥金客气为病特点。

3. 重视肾命，注重培补命门元阳

《景岳全书·大宝论》中说："夫阴阳之体，曰乾与坤；阴阳之用，曰水与火；阴阳之化，曰形与气……若其生化之机，则阳先阴后，阳施阴受……凡万物之生由乎阳，万物之死亦由乎阳。非阳能死物也，阳来则生，阳去则死矣。阳气者若天与日，失其所则折寿而不彰，故天运当以日光明。可见人之大宝，只此一息真阳。"龙砂膏滋理论植根于肾命学说，其特色之一，就是重视肾命，注重培补命门元阳。此外，江南冬季气候湿冷，容易消耗人体阳气，加强扶阳可避免"冬伤于寒者，春必病温"，顾植山膏滋方中常用右归丸即为此意。

4. 醒脾助运，避免呆补滋腻碍胃

顾植山认为，膏滋药中含有胶类物质，易滋腻碍胃，一味堆方呆补易造成腹胀便溏等不良反应。"胃以喜为补"，口服膏滋方后，胃中舒服，能消化吸收，方可言补。临床开具膏滋方，需兼顾脾胃，可选择一些健运脾胃、助消受纳之品；在服用膏滋前也可服用一些开路药。此外，膏滋中多补益之"静药"，酌情配伍少量辛香行气活血之"动药"，则能补而不滞，所谓"通补相兼，动静结合"。顾师拟定膏滋方时多用砂仁拌炒熟地，以收行气和中、醒脾助运、灵动活泼之效。

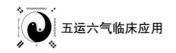
5. 以升为动，重视阳气升发气化

顾植山认为，龙砂膏滋的主要目的是藏精化气，藏是一种状态，自然界和人体的气化离合是一种动态的过程，不顺应气化运行，呆补则失去化精为动，升阳化气之用；龙砂膏滋重视培补命门元阳，常酌加温阳之品，温阳目的是促进精化气，也是一种动。此外，"阳动阴静"，根据开阖枢"冬至一阳生"思想，加用佐助太阳"开"的药物，以升助动，是一种更高层次的"动"。阳旦汤可助阳气出阴入阳，助力"冬至一阳生"，顾植山在膏滋方中，善用桂枝汤、建中汤或选用黄芪、桂枝、饴糖（饴糖为麦芽糖，有时受货源限制，可改用其他糖）取"阳旦"之意（《汤液经法》中桂枝汤加饴糖叫"正阳旦汤"，建中汤加参、芪为"大阳旦汤"），比如上两个病案中都加用了桂枝，以助力阳气出少阴入太阳，从而加强气化升发作用。

（见《中国中医药报》2015 年 1 月 28 日 4 版，原标题《顾植山龙砂膏滋方脉案赏析》）

一名西医对五运六气的认识和应用

刘　宇　临沂市人民医院

我就职于临沂市人民医院小儿外一科，担任科室主任，是一名"根正苗红"的科班西医，目前从事和开展的儿童腹腔镜技术是比较领先的，再加上本人又多次在新加坡、德国和美国等地居住、学习，思维颇受西方的影响，而且属于动刀动剪的外科"专家"，与中医貌似无缘。像大部分西医一样，我曾认为作为治病救人的方式只有西医才是主流的，而中医是非主流的，是可有可无的。

但是在国外，很多外国朋友都很喜欢中医，他们经常缠着我问很多有关中医的问题，于是我回国后萌发了要了解和学习中医的念头，但真正有幸切入是在 2013 年 5 月份，当时国家中医继续教育项目《全国首届五运六气临床应用培训班》在山东省临沂市举办，我有幸旁听了顾植山教授的五运六气讲座，并且看到了培训教材上的顾氏三阴三阳开阖枢太极图，茅塞顿开，对中医的阴阳有一种"顿悟"的感觉，感悟到阴阳表达的主要是事物变化的动态和象态。从此，我开始了对五运六气理论的学习，而且越学越痴迷，欲罢不能。有一次夜间看着顾植山教授的三阴三阳太极时相图，不禁热泪盈眶，萌发了想拜见顾植山教授的愿望。后来有幸两次到江苏省江阴市拜见顾植山教授。顾植山教授针对我这个西医因材施教，循循善诱，使我对五运六气产生了较深入的认识。我开始意识到，五运六气规律不但存在于中医领域，也是宇宙万物的共同规律。所以我觉得五运六气，不仅仅中医可以学，西医也可以学。

2014年春节后，我们小儿外科的肠套叠患儿突然增多，是往年的两倍还多，高居儿外科急腹症榜首。为什么会出现这种现象呢？我查阅了《黄帝内经》，看到《黄帝内经》中论述甲午年的岁运为"土运太过""民病腹痛，中满""病腹满"。我考虑今年肠套叠的高发可能与这一运气特点有关。原来我们一般要看到孩子排血便、腹部出现肿物了才考虑肠套叠，在运气理论的启发下，我们在接诊哭闹、呕吐的患儿时就警惕肠套叠的可能，结果我院门诊首诊的肠套叠患儿都在第一时间得到了明确诊断，没有一例误诊和漏诊，患儿家长对此都很满意。

另外我又发现，今年肠套叠患儿经空气灌肠复位后的复发概率猛增，教科书上是12%左右，而我们科室从春节后到4月22日肠套叠的复发概率为70%左右（78例/102例）。我们认为这很可能也是五运六气规律的反映，于是，提前与患儿家长沟通，请他们理解和配合观察，结果医患关系没有因为肠套叠的屡次复发而引发矛盾；另一方面我们加强了专项护理和随诊观察，以能及时发现复发病例。对于如何防止复发，我们按照运气理论对4例复发患儿试用了今年的运气方附子山萸汤进行保留灌肠，结果，随诊观察1~2个月，这4例患儿均未再复发。病房内未用附子山萸汤保留灌肠者多有复发。

我们又观察到今年科室的急危重症患儿术后的腹胀较往年严重，胃肠功能恢复较困难，术后三四天都不缓解，或稍有缓解随进食旋即又腹胀如鼓；同时心率过快，可高达180~200次/分钟，肠坏死的患儿尤为突出。由于儿童的呼吸方式是腹式呼吸，严重的腹胀和过快的心率很容易导致重症患儿的呼吸和循环功能衰竭，严重危及患儿生命。我感觉到出现这一情况也与今年

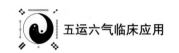

的运气特征相关，为了避免患儿因手术出现严重腹胀、心率过快等并发症，经科室集体研究讨论达成共识，对重症患儿的肠坏死多采取肠造瘘的手术方式。结果显示，小儿外科急危重症的腹胀和心率过快发生率明显降低，抢救成功率得到很大的提高，我们备受鼓舞。

最近，我们在小儿外科又观察到手术后出血的病例明显高于以往。这和目前的运气特征相吻合，目前是运气的三之气，主气是少阳相火，客气是少阴君火，容易出现"民病咳血，溢血"。我们立即加强了手术中止血的力度和术后相应的专项护理措施，同时应用三因司天方中的正阳汤来预防和减少术后出血的发生，取得了较好效果。

我感到，在现代化的监护条件和西医的支持下，对小儿外科急危重症实施以五运六气为指导的中医治疗，特别是针对急危重症患儿术后的严重腹胀、心率过快和出血等症状的中医治疗效果非常明显，中医的介入应该越早越好。

我科室有一例肠坏死合并感染性休克的患儿，虽经肠造瘘，术后仍旧严重腹胀，心率高达 200 次 / 分钟，体温徘徊于 38.5℃不下降。手术当天即请中医科李玲主任会诊治疗。李玲主任根据今年的运气特点拟定健运脾气、通腑泻浊治法，处方如下：苍术、白术各 30 克，川牛膝 15 克，汉防己 10 克，生大黄 10 克，炒枳实 20 克，花槟榔 10 克，桃仁泥 10 克，苏木 6 克，虎杖根 12 克，粉丹皮 10 克，白槿花 15 克，水煎灌肠治疗。原开方 3 剂，结果 1 剂灌肠毕，患儿体温即下降到 37.5℃，肠蠕动恢复，心率下降到 130 次 / 分钟，患儿转危为安，余下的 2 剂药也就未再使用了。

我们将中医的五运六气思想运用到小儿外科临床，使自己的医术在临床工作中迅速提升，也使许多病人受益。虽然这还只是初步尝试，但我们深感这一中西医结合的方式是切实可行的。在此，我真心地希望我们更多的西医去了解中医，去接触中医，以五运六气的"中医之道"来帮助"西医之术"的发展提高，更好地为病患服务。

（见《中国中医药报》2014 年 8 月 1 日 5 版，原标题《一名西医对五运六气的认识和应用》）

2015 年（乙未年）

顾植山：2015 乙未年一之气运气方推荐

陶国水　无锡市龙砂医学流派研究所

2015 乙未年，中运为岁金不及，太阴湿土司天，太阳寒水在泉，气化运行后天。"阴专其政，阳气退避"，总的气候偏于湿寒。司天土生中运金是"顺化"，中运金又生在泉水，三气相得，属平气年，"其化顺，邪气乃微"。上半年寒热的变化会比较多，冬季会较冷，寒冬的可能性大。

从气象、物象、脉象、证象综合分析，今年大寒以来，大部分地区司天湿土和一之气的厥阴风木都按时交运。南方部分地区年初气温持续偏高，乃 2014 甲午年终之气的燥热未及时消退，乙未年的太阴湿土之气不能正常迁正所致。南方出现的一些流感等疫情当与此运气因素有关。

到二之气时，主位少徵火，客气少阴火，中见金运，二火得位而胜金运，《黄帝内经》有"其病温厉大行"之警示，需未雨绸缪。

乙未年一之气，主气、客气均为厥阴风木，易出现关节疼痛和出血、头晕、皮肤瘙痒、咽痒干咳等与风相关的病证，正如《黄帝内经》云："民病血溢，筋络拘强，关节不利，身重筋痿。"风木易克脾土，未年太阴湿土司天亦影响及脾，临床观察到，目前出现大便稀溏、腹泻、呕吐、纳差等消化道症状较多，一些地区出现了诸如病毒感染性腹泻，这些都可以从运气病机得到解释。

根据以上对今年一之气运气的综合观察分析，龙砂医学流派代表性传承人顾植山推荐了以下运气方供临床参考。

一、备化汤（木瓜、茯神、牛膝、炮附子、熟地黄、覆盆子、生姜、甘草）

该方系陈无择《三因极一病证方论》中为丑、未之年太阴湿土司天、太阳寒水在泉的运气特点而立的方。龙砂医家缪问方解曰："丑未之岁，阴专其

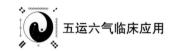

令，阳气退避，民病腹胀，胕肿，痞逆，拘急，其为寒湿合邪可知。夫寒则太阳之气不行，湿则太阴之气不运。君以附子大热之品，通行上下，逐湿祛寒。但阴极则阳为所抑，湿中之火亦能逼血上行，佐以生地凉沸腾之势，并以制辛烈之雄。茯苓、覆盆，一渗一敛。牛膝、木瓜，通利关节。加辛温之生姜，兼疏地黄之腻膈。甘温之甘草，并缓附子之妨阴，谓非有制之师耶？"

顾植山认为，临床见湿、寒为病，症见关节疼痛、拘挛，筋脉痿弱，腰痛，痹证宿疾症状加重，浮肿，脘胀，胸胁不舒，畏寒，舌淡苔薄，脉见沉濡等象者，可选用该方（注：缪问对备化汤的注解用生地黄，但在临床中生地黄、熟地黄均可用，详见下篇《顾值山：乙未年三之气常用方推荐》相关论述）。

二、紫菀汤（紫菀、白芍、人参、黄芪、炙甘草、地骨皮、杏仁、桑白皮、大枣、生姜）

[编按：为避免内容重复，该处缪问对此方注解已作删除处理，相关内容请参见前文"2014年（甲午年）《运气证治方紫菀汤（上）》"]

该方为陈无择《三因极一病证方论》中针对六乙年岁运少商金不及的运气特点而立的方。

顾植山认为，乙未年本为金运不及，初之气时主气、客气均为厥阴风木，木胜又可侮金。这一时段如出现干咳咽痒，或见声嘶，或痰少兼夹血丝，或咳嗽咳痰，痰少色黄质稠，甚或喘息、痰中带血，或痔疾加重伴便秘，甚至便血等症，舌偏干红，脉偏弦细者，可选用该方。

三、茯苓汤（茯苓、厚朴、白术、青皮、炮干姜、半夏、草果、甘草、生姜、大枣）

此方在陈无择《三因极一病证方论》中名"苓术汤"，缪问注《三因司天方》时称为"茯苓汤"。该方本为六壬年"岁木太过，风气流行，脾土受邪"所立，缪问曰："是方治发生之纪，风气流行，脾土受邪之剂也。民病飧泄食减，体重烦冤，肠鸣腹满，甚则忽忽善怒。肝木乘脾极矣，是当用肝病实脾法，以为根本之地。夫风淫所胜，治以苦甘。白术、甘草，一苦一甘，以补脾之体，佐以草果、厚朴，辛香消滞，以宣脾之用，健运不怠，脏腑交赖矣。然土又恶湿，补之而不去其害，究非法程。臣以茯苓、半夏通利阳明，驱无形之邪，导之从小便下达，坤土资辛淡之品，而湿乃行，治痹之法尽乎此矣。但风淫所胜，宜稍犯之。青皮之酸，甘草之甘，所谓以酸泻之，以甘缓之是也。不涉血分，顾虑藏阴，合之炮姜，焦苦醒脾，且以制金之来复。复则胁痛而吐，泄之缓之，已具备于诸药之中。姜、枣调营益卫，治中所需。"

顾植山认为，今年虽非壬年，但一之气出现风木太过脾土受邪时，可参照壬年运气使用此方。此方适用于腹泻、呕吐、脘腹胀满而见头晕，关节酸楚，脉弦等风木证象者。

四、柴胡桂枝干姜汤（柴胡、桂枝、干姜、天花粉、黄芩、牡蛎、甘草）

本方出自《伤寒论》第147条："伤寒五六日，已发汗而复下之，胸胁满微结，小便不利，渴而不呕，但头汗出，往来寒热，心烦者，此为未解也。柴胡桂枝干姜汤主之。"

柴胡桂枝干姜汤原主治少阳病枢机不利，寒气闭结胸膈，少阳相火逆上之证，顾植山近期用治少阳证而兼有腹泻者每获速效。顾植山认为，按开阖枢理论，"少阳为枢"，六经传变从少阳传太阴，病在少阳太阴之间时，发挥少阳枢转功能，即可兼治太阴腹满泄泻之证。在今年一之气主气、客气皆为厥阴情况下，按标本中气理论，"厥阴之上，风气治之，中见少阳"（《素问·六微旨大论篇》），又"虚则厥阴，实则少阳"，故临床少阳病证常可见到，或伴有大便稀溏者，可选柴胡桂枝干姜汤。

五、乌梅丸（乌梅、细辛、干姜、附子、蜀椒、桂枝、人参、当归、黄连、黄柏）

该方出自《伤寒论》第338条，是厥阴病的主方。顾植山匠心独运，临床善于从运气学说开阖枢理论及"厥阴病欲解时"理论运用该方治诸多疑难杂症，成为龙砂医学流派的一个特色。顾植山认为厥阴风木主令时可较多使

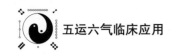

用乌梅丸。当前一之气主气、客气均为厥阴风木，故乌梅丸在这一时间段有较多运用机会。

张志聪《本草崇原》谓乌梅："得东方之木味，放花于冬，成熟于夏，是禀冬令之精，而得春生之上达也。""后人不体经义，不穷物理，但以乌梅为酸敛收涩之药，而春生上达之义未讲也，惜哉！"顾植山强调：把握运气病机要从气象、物象、脉象、证候等多个方面进行综合动态分析。《素问·至真要大论篇》说"时有常位而气无必也"，五运六气有常，有变，有未至而至，有至而太过，有至而不及，有胜气、复气之异，有升降失常之变。要做到"不以数推，以象之谓也"，不可只凭对天干地支的常位推算去用方，要"看时运，顺时运，抓时运"，贵在"因时识宜、随机达变"。

陈无择《三因极一病证方论》根据乙年的中运和未年的司天在泉常位运气特点，分别立有紫菀汤和备化汤两个运气方。但顾植山认为《三因极一病证方论》十六首运气方，是针对不同运气特点而设计的十六个套路，不是到某年就固定用某方，而是看实际出现的运气特点是什么，以选用相应的运气方，因此，今年的运气方不能局限在紫菀汤和备化汤两方。正如金元四大家之一的张从正所云："病如不是当年气，看与何年运气同，便向某年求活法，方知都在至真中。"而且，抓住了运气病机，除《三因极一病证方论》中的十六方外，不论经方、时方，皆可按运气思路运用，皆可称"运气方"。

（见《中国中医药报》2015年4月1日4版，原标题《顾植山：2015乙未年一之气运气方推荐》）

顾植山：乙未年三之气常用方推荐

陶国水　　无锡市龙砂医学流派研究所

2015乙未年夏季运气进入三之气，主气少阳相火，客气太阴湿土，主生客为小逆，气候变化较剧烈。6月份，我国大部分地区降水较多，气温偏低，《素问·六元正纪大论篇》云："凡此太阴司天之政，气化运行后天，阴专其政，阳气退避……寒雨数至，物成于差夏，民病寒湿，腹满，身䐜愤胕肿，痞逆，寒厥拘急。"

根据这一时段的运气和气象特点，顾植山教授推荐如下几个今年夏季的常用方，供诸同道参考。

一、备化汤

该方由木瓜、茯神、牛膝、炮附子、熟地、覆盆子、生姜及甘草组成，为陈无择《三因极一病证方论》中针对太阴湿土司天、太阳寒水在泉的用方。

《素问·六元正纪大论篇》云："丑未之岁……三之气，天政布，湿气降，地气腾，雨乃时降，寒乃随之，感于寒湿，则民病身重、胕肿、胸腹满。"三之气主气为少阳相火，客气为太阴湿土，加之南方进入梅雨季节，备化汤与此病机相合，故有较多使用机会。

《三因极一病证方论》中备化汤用熟地，缪问注解该方时用生地，并释"佐以生地凉沸腾之势，并以制辛烈之雄"。陈无择原方主张二之气去附子加防风、天麻，三之气时加泽泻，四之气依正方。顾植山教授今年使用该方时考虑到火、热象不著，故选用熟地。

此外，春分后客运进入太羽（水），临床多见脉象沉细，附子运用机会增多，故顾植山教授在临床上多不减附子；芒种后客运进入少角（木），临床可观察到弦脉增多，气象上则表现为各地降雨变化较快，也提示"风"象存在，临床应考虑到客运的影响，可继续加用防风、天麻；但也有部分地区出现燥、热象，这些地区使用备化汤时应注意附子用量，并可改熟地为生地。

二、紫菀汤

该方由紫菀、白芍、人参、黄芪、炙甘草、地骨皮、杏仁、桑白皮、大枣及生姜组成，为陈无择《三因极一病证方论》中针对六乙年岁运少商金不及的用方。

缪问解此方曰："凡岁金不及之年，补肺即当泻火，以折其炎上之势。若肺金自馁，火乘其敝，民病肩背痛，瞀重，鼽嚏，便血，注下，不救其根本可乎哉？"

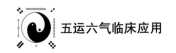

2015乙未年中运为岁金不足，三运客运为少角（木），从脉象上观察三运以来，受客运影响，临床多见弦脉，考虑与三运客运为少角（木）有关，木胜又可侮金，这一时段对于肺金损伤而出现的肺系疾病以及"肩背痛，瞀重，鼽嚏，便血，注下"诸症，紫菀汤仍有较多的运用机会。

三、东垣清暑益气汤

该方由黄芪、苍术、升麻、人参、泽泻、炒曲、陈皮、白术、麦冬、当归身、炙甘草、青皮、黄柏、葛根及五味子组成，方出《脾胃论》，李东垣以"气虚身热，得之伤暑""时当长夏，湿热大胜"立论，用之治疗长夏暑湿伤人之证，症见四肢困倦，精神短少，懒于动作，胸满气促，肢节沉痛等。

甲午年夏天，顾植山教授从运气病机入手，运用清暑益气汤治疗夏天荨麻疹、湿疹等皮肤病，以及高血压、失眠、咽痛、痤疮等多种病症，均获良效，扩大了该方的适应证范畴，更证实把握病机后，"方气""方机"相应，相同运气条件下的"异病同治"之妙。

乙未年入夏以来，太阴湿土当令，降雨明显增多，湿气增，复加梅雨缠绵，湿热交蒸，虚人不受，脾气不升，胃气不降，运化升降失调。运气病机与东垣清暑益气汤颇为契合，故三之气以来，顾植山教授临床运用该方治疗各系统疾病（尤其是皮肤病）再见良效，可见临床不必拘泥某病、某症，只要病机符合，皆可用之。

四、五积散

该方由白芷、川芎、炙甘草、茯苓、当归、肉桂、芍药、半夏、陈皮、枳壳、麻黄、苍术、干姜、桔梗及厚朴组成，首载于《仙授理伤续断秘方》，而《太平惠民和剂局方》所载药物剂量比例与《仙授理伤续断秘方》不同，顾植山教授临床选用以《太平惠民和剂局方》为主。

书载其制法："上除肉桂、枳壳二味别为粗末外，一十三味同为粗末，慢火炒令色转，摊冷，次入桂、枳壳末令匀，奏调中顺气、除风冷、化痰饮之效，可治脾胃宿冷，腹胁胀痛，胸膈停痰，呕逆恶心，或外感风寒，内伤生冷，心腹痞闷，头目昏痛，肩背拘急，肢体怠惰，寒热往来，饮食不进，及妇人血气不调，心腹撮痛，经候不调，或闭不通，并宜服之。"可改作汤剂使用，疗效亦佳。

五积散临床运用较广，汪讱庵在《医方集解》中将该方归入表里之剂，称其为"解表温中除湿之剂，祛痰消痞调经之方""能散寒积、食积、气积、血积、痰积，故名五积"。时人甚至有"一首五积散，房上不喊房下喊"之谚。

该方看似杂合，有人甚至分析该方包含麻黄桂枝各半汤、平胃散、二陈汤、四物汤、都梁丸、小半夏茯苓汤等多首古方，其实不然。张璐《伤寒绪论》说："此虽类集十余方而不嫌冗杂者，得辛温散邪之大旨也。但杂合复方，原不拘全用……要在临床谛审出入，斯可与言复之妙用也。"

顾植山教授认为，分析古人方，切不可以己之意臆测，五积散非《太平惠民和剂局方》简单堆叠古方建功，该方统摄寒、食、气、血、痰五邪之郁积，调节三焦气机之升降出入，兼顾表里内外、脏腑经络之寒湿阴邪，实为调枢之佳方。正如汪讱庵所论："一方统治多病，唯活法者变而通之。"

从运气病机分析，今岁太阴湿土司天，寒湿合德，故该方有较多使用机会。从近一段时间临床观察，该方具有较好的临床疗效。胃脘痛、腹胀、痞证、嗳气、纳呆、头目昏痛、肩背拘急、肢体怠惰、痤疮、月经不调等，舌淡，苔薄或白腻，脉见沉细，属寒湿合邪，或兼有表证，或不兼表证，只要没有明显实热证候者，皆可选用本方"异病同治"。

五、甘露消毒丹

该方由飞滑石、绵茵陈、淡黄芩、石菖蒲、川贝母、木通、藿香、射干、连翘、薄荷及白豆蔻组成，用神曲糊丸，此乃温病大家叶天士从运气角度为"雍正癸丑疫"所创。

《续名医类案》载："雍正癸丑，疫气流行，抚吴使者嘱叶天士制方救之。叶曰：时毒疠气必应司天，癸丑湿土气化运行，后天太阳寒水，湿寒合德，挟中运之火流行，气交阳光不治，疫气大行，故凡人之脾胃虚者，乃应其疠气……湿邪犹在气分，甘露消毒丹治之。"该方后被王士雄收入《温热经纬》。

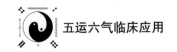

癸丑岁与今年乙未岁司天（太阴湿土）、在泉（太阳寒水）之气同，即"丑未之岁，上见太阴"（《素问·天元纪大论篇》），也增加了该方使用的概率。临床若见湿热并重之证，或见发热倦怠、胸闷腹胀、吐泻疟痢、咽肿、颐肿、溺赤便闭、淋浊、身黄、斑疹、疮疡等，病变涉及上、中、下三焦，内熏肝胆，外渍肌肤，均可使用该方。同时，湿温时疫，该方也可作为备选方。

此外，《太平惠民和剂局方·卷二》之藿香正气散，具有芳香化湿、解表和中、理气之功效，对治外感风寒，内伤湿滞，症见发热恶寒，头痛，胸膈满闷，脘腹疼痛，恶心呕吐，肠鸣泄泻，舌苔白腻等，尤其是南方气候湿蕴者，亦可斟酌使用。

以上介绍的几首运气方，仅为大家提供运气病机临证的几个思路，广大读者可根据实际病机及运气特点，因时、因地、因人制宜，随机达变。

（见《中国中医药报》2015 年 7 月 23 日 4 版，原标题《顾植山乙未年三之气常用方推荐》）

乙未年用备化汤治卵巢早衰

徐慧军　青岛市海慈医疗集团；韩新波　山东中医药大学

备化汤出自《三因极一病证方论》，用于治疗太阴湿土司天、太阳寒水在泉相关疾病。顾植山教授认为，湿、寒为病，症见关节疼痛拘挛、筋脉痿弱、腰痛、痹证宿疾症状加重，浮肿、脘胀、胸胁不舒、畏寒、舌淡苔薄、脉沉濡等象者，可选用该方。笔者在 2015 乙未年临床诊治的 20 余例病人中发现，该方对寒湿之邪导致的卵巢早衰亦有较好效果。兹举一例，以飨同仁。

一、病案举例

辛某，女，40 岁，2015 年 4 月 23 日初诊，月经量减少 2 个月来诊。病人近 2 个月月经量明显减少，1 日即净，色质可，无血块，无明显情绪异常，无小腹痛。现无明显其他不适，纳眠可，二便调，舌红，苔薄白，脉沉细。既往月经不规律，月经周期 30~90 天，经期 4~5 天，量中，色红，质可，经期无明显不适。病人2013年6月于外院诊断为卵巢早衰,间断口服激素补充治疗,同时,服戊酸雌二醇片/雌二醇环丙孕酮片复合包装(克龄蒙)及坤泰胶囊,但症状未见明显改善,多次性激素检查结果也未降低。末次月经3月13日至(药物行经),量少,色质可,无血块,无明显其他不适。本次月经结束后自行停用激素。2015年3月16日,据性激素检查结果诊断为卵巢早衰。拟备化汤治疗。处方:宣木瓜15克,抱茯神12克,大熟地20克,覆盆子9克,制附片(先煎)3克,怀牛膝10克,炙甘草10克,生姜5克。7剂,水煎服。

二诊(2015年5月4日):服药平妥,舌红,苔薄腻,脉弦细。处方:宣木瓜15克,抱茯神12克,大熟地20克,覆盆子10克,制附片(先煎)5克,怀牛膝12克,炙甘草9克,苍术15克,川牛膝12克。7剂,水煎服。

三诊(2015年5月11日):该病人1年余皆需用激素治疗维持月经,上次月经后即停用激素治疗,服用备化汤14剂后,本次月经5月6日至,量少,色暗,无明显其他不适,纳眠可,二便调,舌红,苔薄白,脉弦细。处方:宣木瓜15克,抱茯神12克,大熟地20克,覆盆子10克,制附片(先煎)5克,怀牛膝12克,炙甘草9克,苍术15克。7剂,水煎服。

2015年6月9日随访。月经6月7日至,无明显不适。

二、备化汤释

备化汤出自《三因极一病证方论》,治疗太阴湿土司天、太阳寒水在泉相关疾病。原书载:"备化汤治丑未之岁,太阴湿土司天,太阳寒水在泉,病者关节不利,筋脉拘急,身重萎弱,或温疠盛行,远近咸若,或胸腹满闷,甚则浮肿,寒疟,血溢,腰椎痛。"司天之气除主管上半年外,也统摄全年气候变化,因此,丑未年气候特点便以湿、寒为主,且湿重于寒。《脉经·卷四·平杂病脉第二》载"沉为水、为实""阴邪来,见沉细",说明沉细脉亦可主湿、主寒,本例病人脉沉细,故判断其为寒湿合邪。由气候而至脉证,均为太阴湿土特征明显,故处以备化汤。

欲理解该方意义,须先看缪问(编按:为避免内容重复,该处缪问对该方的注解作删除处理,相关内容请参见前文《顾植山:2015乙未年一之气运气方推荐》)及王旭高之论述。

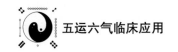

缪问从寒湿之邪立论，可谓得其主旨。但丑未年为太阴湿土司天，司天主管一年气候变化，故应以湿为主。另外，原书中有二之气去附子之说，方未有去君药之理，故笔者个人认为，备化汤应以木瓜、茯神为君。

王旭高释此方曰：《内经》'太阴司天，湿淫所胜，太阳在泉，寒淫所胜'为病与此大不同。其治司天之湿淫，主以苦温，佐以酸辛。湿上甚而为热，则佐以甘辛，以汗为故而止也。其治在泉之寒淫，主以甘热，佐以苦辛。而此云，酸苦以平其上，甘温以治其下，正与经文相合处。"

王氏从备化汤药物性味立论，指出其主要用酸苦甘温药物来治疗湿寒之邪，与《黄帝内经》相合。

笔者在临床发现，卵巢早衰病人，相当一大部分具备寒湿证的特征，表现为体型偏胖，舌苔厚腻等。《三因极一病证方论》未载备化汤具有治疗妇女月经病的作用，然而临床实践却证实其确有治疗卵巢早衰及改善月经的功效，这提示我们备化汤的运用应着眼于湿寒合邪的病因，而不是具体某种疾病。

那么，为什么备化汤能治疗湿寒之邪所致卵巢早衰呢？这要从湿寒之邪对月经的影响说起。

首先，寒邪能导致闭经。《金匮要略》载："妇人之病，因虚、积冷、结气，为诸经水断绝，至有历年，血寒积结，胞门寒伤。"《女科要旨》亦载："盖阴气胜阳气，则胞寒气冷，血不运行，《经》所谓天寒地冻，水凝成冰，故令乍少，而在月后，或断绝不行。"

其次，湿邪能导致闭经。如《女科切要》载："肥白妇人，经闭而不通者，必是湿痰与脂膜壅塞之故也。"又如《万氏女科》载："妇人女子，经闭不行，其候有三……一则躯脂痞塞，痰涎壅滞。"

综上，寒湿合邪可导致血寒凝滞、痰湿壅滞，而这两者均可导致卵巢早衰。因此，备化汤对相应证候的卵巢早衰也有一定的治疗作用。只要存有"寒湿之邪"特征，即可灵活化裁运用，不必拘泥。

（见《中国中医药报》2015年8月6日4版，原标题《乙未年用备化汤治卵巢早衰》）

乙未年用备化汤验案举隅

陶国水　无锡市龙砂医学流派研究所

2015 年为乙未年，陈无择《三因极一病证方论》针对乙未年五运六气分别立有紫菀汤和备化汤两个运气方。兹据笔者侍诊顾植山教授抄方所见，介绍其运用备化汤验案二则，以飨读者。

一、少腹下肢畏风怕冷

戴某，女，36 岁，2015 年 5 月 31 日初诊。病人自 2 年前人工流产后，因调养不佳，出现少腹部及下肢畏风、怕冷，虽夏季炎暑，亦需穿长裤，晚上需和袜而眠，稍受凉则出现腹痛、腹泻，平素纳谷尚可，大便稀溏，夜寐多梦，经水按时来潮，量少色暗，舌淡红，苔薄白，脉沉细稍数。处方：据乙未年运气特征处以备化汤。熟附片（先煎 1 小时）6 克，大熟地（砂仁泥 3 克拌炒）30 克，宣木瓜 15 克，茯苓、茯神各 10 克，怀牛膝 10 克，覆盆子 15 克，炙甘草 10 克，炮姜 6 克，建泽泻 10 克。14 剂，水煎服，日 1 剂。

二诊（2015 年 6 月 15 日）：少腹及下肢畏风、怕冷感明显改善，大便正常，夜寐亦安，停药后下肢及少腹症状稍有反复，纳谷馨，舌脉同前。药已中的，播鼓再进上方 14 剂，熟附片（先煎 2 小时）用至 20 克。药后诸症平复。

二、胃痛脘胀泛酸

葛某，男，40 岁，2015 年 6 月 3 日初诊。病人有胆汁反流性食管炎病史，因胸骨后疼痛伴进食后咽堵、脘胀 3~4 年，加重 1 年来诊，曾迭进西药，时缓解，时加重，平素怕冷，稍受寒则周身关节酸痛。刻诊：胸骨后疼痛，进食咽部有堵塞感，脘腹胀满，泛酸、嗳气时作，遇寒加重，纳可，进食稍多则肠鸣辘辘，二便畅，舌淡红，苔稍腻中有裂纹，脉沉细小弦。处方：备化汤加味。熟附片（先煎 3 小时）30 克，覆盆子 15 克，大熟地 20 克，宣木瓜 20 克，川牛膝 15 克，抱茯神 15 克，淡干姜 15 克，炙甘草 15 克，玉桔梗 10 克，西防风 15 克。7 剂，水煎服，日 1 剂。

二诊（2015年6月11日）：胸骨后疼痛明显改善，脘胀消失，泛酸减，畏寒关节痛症状亦缓解，现时有嗳气，矢气频作，舌暗红，腻苔已去半，脉沉细小弦。药已中的，继服上方21剂，熟附片（先煎3小时）用40克，另加川雅连5克、淡吴萸1克以制酸。

病人服上方后胃脘部不适加重，泛酸反增。考虑加入左金丸影响原方配伍，去上方之川雅连、淡吴萸，嘱继续服用，病人未再出现不适。

三诊（2015年7月23日）：诸症尚可，纳增，二便调畅，夜寐酣香，唯咽中仍时觉有痰，口中时有发黏，舌淡红，苔薄，脉细小弦。守法续治，原方微调。去桔梗，改熟附片（先煎2小时）30克、川牛膝10克、西防风12克，并加怀牛膝10克，炙苍术15克，川厚朴8克，广藿香10克，广陈皮6克。7剂，水煎服，日1剂。

四诊（2015年8月2日）：诸症平稳，泛酸消失，咽部清爽，口中不再发黏，纳谷二便均可，脉舌同前。守方巩固，继服上方14剂。

分析与体会　运气学说是古人探讨自然变化的周期性规律及其对人体健康和疾病影响的一门学问。基于运气思路诊病抓的是气机、时机、隐机、先机，注重病机的整体性，病机相同则"异病同治"，不拘泥于某方治某病。

从顾植山教授对备化汤的临床运用，笔者体会到：应用运气方，要牢记"三因制宜"和运气多因素综合动态分析的原则，结合实际气象、脉象、证象，"观其气至而致其治"，灵活化裁，如此方能取效。

备化汤为陈无择针对丑、未之年太阴湿土司天、太阳寒水在泉所立之方，陈氏根据一年中六气主客的不同时段，提出"初之气，厥阴加临厥阴，依本方；二之气，少阴加临少阴，本方去附子，加防风、天麻；三之气，太阴加临少阳，本方加泽泻；四之气，少阳加临太阴，依本方；五之气，阳明加临阳明，依本方；终之气，太阳加临太阳，依本方"的随时加减法，体现了其运用运气方的灵活性。

病案1病人病经两年，久治不愈，时至乙未，太阴湿土司天、太阳寒水在泉寒湿合邪，按运气病机，抓时机，运用备化汤，顽疾得除。

病案2病人初服备化汤疗效显著，诸症大减，因泛酸而加入左金丸后，反致泛酸加重。顾植山教授强调，运气方的组方原则遵药物四气五味，"以所利而行之，调其气，使其平也"，故一贯主张尽量先用原方。王永炎院士亦指出，依据药物的气味进行配伍制方较君臣佐使配伍理论更具有实用性。

此外，运气学说用干支推演的是运气的常位，《黄帝内经》有云"时有常位，气无必也""不以数推，以象之谓也"。不同地区的气候存在差异，不同个体和不同疾病的证象也有所不同，如陈无择备化汤原方中用熟地，顾植山教授对苏、皖地区病人使用该方时亦多用熟地，但对今年初夏气候偏燥热的山东地区病人则常改用生地。缪问注解该方时就说"佐以生地凉沸腾之势，并以制辛烈之雄"。又如，针对二之气时段主客气都是少阴君火原方要去附子，但今年春分后客运进入太羽（水），实际气温亦偏低，临床多见脉象沉细，故顾植山教授多不减附子，且有时用量还比较大。这就要求临证时对运气的各个因子烂熟于胸，并能时时关注气候变化，正如汪机所说"五运六气，须每日候之，记其风雨晦明"，这样临床才能运用自如。

清代龙砂名医缪问解备化汤，认为该方立论病机为"阴专其令，阳气退避，民病腹胀，胕肿，痞逆，拘急，其为寒湿合邪可知"，其组方依据是"夫寒则太阳之气不行，湿则太阴之气不运"，立方思路甚是缜密。因此，初次使用或初学者宜尽量使用原方。

用备化汤有效验之病例，不胜枚举，涉及各系统病症。正所谓证无常型，病无定方，唯有抓住运气病机，方能圆机活法，执简驭繁，顺应"天人合一"之明训。

（见《中国中医药报》2015 年 8 月 27 日 4 版，原标题《乙未年用备化汤验案举隅》）

乙未年用备化汤治顽固性耳鸣

赵作伟 绛县中医医院

笔者认为，备化汤临床应用的着眼点不只在于湿寒合邪的病因，更在于以寒湿为特征的疾病，"有是证，用是方"。这样一来，不管是什么运气之年，只要出现寒湿为特征的疾病，就可以使用备化汤进行治疗。

近期以来，《中国中医药报》不断刊载了在五运六气理论指导下的治疗

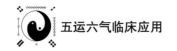

案例，笔者将其剪贴在一起认真研读后，悟出它的特点是在阴阳消长的规律上把握和治疗疾病，庆幸又多了一条辨治疾病的思路。试用于临床，以往一些疗效欠佳的疑难杂症竟取得了意想不到的效果，现择一例与同道分享。

李某，女性，70 岁，于 2015 年 8 月 6 日初诊。病人 3 年来耳鸣，时轻时重但始终不止。其特点为持续性地、有节奏地吱吱响，夜里较重。近 3 个月来不但耳鸣加重，且又出现耳实——耳朵就像被堵住一样，听不见别人说话，也听不见自己说话，伴整天头脑昏沉，屡治乏效。曾去市某耳病专科医院就诊，查见外耳道通畅，内耳有少量积液。建议住院治疗，病人未住院带西药回家，服后无效。此次就诊，查见病人体胖，舌暗，苔灰白水滑，脉滑利。诊断：耳鸣、耳实。证属痰湿阻窍，血脉瘀阻。治则：化痰逐瘀。处方：苓桂术甘汤加味合升降散。炒白术 15 克，茯苓 20 克，泽泻 15 克，桂枝 9 克，半夏 10 克，天麻 12 克，丹参 30 克，川芎 15 克，羌活 10 克，片姜黄 10 克，僵蚕 10 克，蝉蜕 6 克，大黄 1 克，通草 6 克，生姜 30 克。5 剂，水煎服，日 1 剂。

二诊（2015 年 8 月 11 日）：服药没有丝毫效果，耳堵更重。查见舌脉同前。自认为辨证用药尚属确当，但为何没有一点效果？接下来又该如何治疗呢？笔者极力思索应对策略。突然想起近读之《中国中医药报》上徐慧军、韩新波的《乙未年用备化汤治卵巢早衰》的文章。作者在介绍了治验案例后写道，虽然《三因极一病证方论》中备化汤原治及顾植山教授的经验中均未有治卵巢早衰的记载，但作者确在 2015 乙未年治疗 20 余例卵巢早衰病人，且收效甚佳。分析其原因是卵巢早衰病人中相当一大部分具备寒湿证的特征，表现为形体偏胖，舌苔厚腻等。作者由此得出备化汤临床应用的着眼点在于湿寒合邪的病因，而不是某种疾病。此言给笔者指出了方向：备化汤适用的病因特点是湿寒合邪为患，而此病人年老体胖、脉滑、舌苔灰白水滑，完全符合湿寒合邪的特征。既然彼可以用之治疗卵巢早衰，吾也应该可以用它治疗耳鸣、耳实。于是处备化汤加味：木瓜 15 克，茯苓 18 克，制附子 10克，熟地 15 克，怀牛膝 15 克，覆盆子 10 克，炙甘草 6 克，生姜 20 克，炒苍术 15 克，川芎 15 克。5 剂，水煎服，日 1 剂。

三诊（2015 年 8 月 16 日）：病人甚喜，谓药后头清醒了很多，耳实减轻，听力好转。耳鸣声音减小，且有了间歇，白天基本不鸣，只是夜间鸣。

总之，病愈大半。本已失去治疗信心的病人，现又充满了治愈的希望。查脉仍滑利，滑腻苔减轻。效不更方，原方5剂而愈。

分析与体会　病人的治疗效果着实出乎笔者意料，没想到备化汤竟有如此神效。

2015乙未年，中运为岁金不及，太阴湿土司天，太阳寒水在泉，"阴专其令，阳气退避"，总的气候偏于湿寒，其特点与丑未年相似。病人体胖，脉滑利，苔灰白水滑，符合湿寒之邪侵犯人体引起寒湿证的特点。方剂、药物与时证、脉证、病证对应相符，故能效若桴鼓。

本案治验似乎验证了徐慧军、韩新波医师关于备化汤临床应用的着眼点在于湿寒合邪的病因，而不是某种疾病的论述。

疾病的发生是邪气和正气相互斗争的病理过程。在这个过程中人体的正气（如禀赋、体质等）始终起着决定疾病性质的主要作用；而运气、气候特点作为外因，只有通过内因才能发挥作用。所以，在同样的运气、气候条件下（如阴专其令，阳气退避），那些对这些外部条件易感的人（如虚寒体质的）才会发生疾病；而大多数正气旺盛，阳气充足的人并不发生疾病。同样，即使不是在"阴专其令，阳气退避"的运气、气候条件下，也有部分虚寒性体质的人会发生寒湿性的疾病。故笔者似乎有理由认为，备化汤临床应用的着眼点不只在于湿寒合邪的病因，更在于以寒湿为特征的病证。

"有是证，用是方"。这样一来，不管是什么运气之年，只要出现以寒湿为特征的疾病，就可以使用备化汤进行治疗。这样就扩大了备化汤，也包括其他运气方的应用范围。

（见《中国中医药报》2015年9月10日4版，原标题《乙未年用备化汤治顽固性耳鸣》）

乙未年应用备化汤治验及体会

杨宗善　中国人民解放军第四五一医院

笔者于乙未年应用运气方备化汤治疗疑难杂症三例，效果明显，现介绍如下。

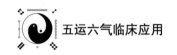

一、阵发性室上性心动过速

陈某，女，81岁。2015年8月3日初诊。病史：发作性心悸气短已5年，近1年来发作频繁，一周来发作2~3次，反复多次住院，诊断为阵发性室上性心动过速。延余寻求中药治疗。刻诊：高龄，体质瘦弱，能扶杖行走于诊室，神志清晰能简述病之所苦。语气低微，不犯病时饮食及二便可自理。脉沉细微弱，律齐，50~60次/分，舌红少苔。诊断：心悸。病机：心气不足，阴血虚亏，心失荣养。药用生脉饮合复脉汤加减。

二诊（2015年8月18日）：病人服药期间心悸气短减轻，但不能终止阵发，脉舌象同上。余应用运气学说辨证。病情与今年是金运不及、太阴湿土司天、太阳寒水在泉运气有关。时遇长夏，湿郁化热，熏蒸心胸，故心悸频发。给用备化汤合参麦饮加味。处方：红参10克，麦冬12克，五味子10克，熟地30克，木瓜12克，川牛膝12克，覆盆子12克，黑附片（先煎）10克，茯神15克，生姜6克，黄精12克，白芍15克，山药15克，炙甘草10克。7剂，水煎服，日1剂，分2次服。

三诊（2015年9月8日）：前方至今日共服21剂，心悸气短未发作，精神好，食欲正常。脉象沉细较前有力，64次/分，律齐，舌红少苔。效不更方。

四诊（2015年9月22日）：心悸持续时间较既往明显缩短。其脉形态由沉微无力转为沉滑清晰，64次/分，律齐，舌淡红少苔。前方稍有增损，继续服用以巩固疗效。

五诊（2015年10月15日）：心悸未发作，精神好，饮食、二便正常。脉沉细，舌质略红少苔，暂停药以观疗效。

二、耳鸣

田某，男，66岁。2015年9月8日初诊。病史：头昏头痛及高血压病史6年，耳鸣月余。脉弦，舌苔薄白。血压为125/80mmHg。诊断为耳鸣。治则为滋阴清肝。药用杞菊地黄汤加味。进服7剂，头昏头晕减轻，耳鸣无变化。脉舌象同上。遂用备化汤加味。处方：生地、熟地各20克，覆盆子12克，宣木瓜15克，川牛膝15克，茯苓12克，天麻12克，防风12克，川芎

12克，甘草6克，生姜6克。7剂，水煎服，日1剂，分2次服。药尽7剂，耳鸣基本消失。

二诊（2015年9月29日）：耳鸣基本不出现，今来门诊为进一步调治头晕头痛及高血压。

三、产后痹证

杜某，女，31岁。2015年8月2日初诊。病史：正常生产一男孩50多天后出现全身怕风、身痛，足跟冷痛，出汗多。脉沉滑，舌苔白。处方：黄芪30克，桂枝10克，白芍15克，防风10克，炒白术15克，党参30克，熟地30克，炙甘草9克，红枣3枚。7剂，水煎服，日1剂，分2次服。

二诊（2015年8月28日）：以上方略行加减服21剂，出汗减少，余症虽减，但减不足言。脉沉细，舌质红，薄白苔。用黄芪桂枝五物汤合备化汤加减。处方：黄芪30克，白芍15克，桂枝10克，党参30克，熟地30克，覆盆子15克，怀牛膝15克，宣木瓜15克，茯苓12克，熟附片（先煎）15克，炙甘草8克，干姜6克，红枣2枚。7剂，水煎服，日1剂，分2次服。

三诊（2015年9月28日）：前述症状有所减轻，但若天气变凉或有吹风感觉时，前额怕风疼痛。于前方加炒白术12克，防风10克，白芷10克。取药10剂。

四诊（2015年10月12日）：病人自述上述症状明显减轻，去若八九成。舌质淡红，苔薄白，脉滑。为巩固疗效再服前方7剂，痊愈。

分析与体会　笔者以为，备化汤性甘辛苦温，功在祛寒除湿，与今年（乙未）运气病机相应（寒湿合邪）。顾植山强调，以运气病机指导，临床应因时识宜，随机达变，临证要看时运，顺时运，抓时运，开方用药尽可能顺应当时运气。

病案1，病人年高体弱，舌红少苔，犯病时脉细数，显然属气阴亏虚，邪至易于化热伤正。今年运气金运不及，寒湿盛，火气馁，夏季多雨，湿郁化热，湿热熏蒸，心之气阴受亏，故心悸频作，故用备化汤祛寒利湿，加入生脉饮益气养阴而取效。

病案2，病人素有高血压头昏头痛，阴虚肝旺，7月下旬出现耳鸣，初用

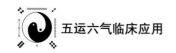

杞菊地黄汤滋阴清肝，头昏头痛缓解，耳鸣无变化，分析原因为：7月下旬为长夏，此时又阴天多雨，寒湿合邪上犯清阳。治用备化汤加天麻、防风、川芎祛风除湿散寒而效。

病案 3，病人发病时间相当于大暑之后，为湿气当令，符合今年运气金运不及、寒湿盛、火气馁之病机，又有产后体虚及营卫不和的表现，故用备化汤除湿散寒，用黄芪桂枝五物汤益气固表、调和营卫而取效。

备化汤虽为丑未年太阴湿土司天、太阳寒水在泉而设的运气专方，但只要气候特点符合太阴湿土司天、太阳寒水在泉的气化状态，病因、病机符合寒湿合邪，亦可用之。顾植山教授强调"审察病机，无失气宜""谨守气宜，无失病机"。此外，有关备化汤的加减问题，原方条下云，自春分至小满，去附子，加天麻、防风；自小满至大暑，加泽泻；自大暑至大寒，依正方。本文病案 2 因病人素有阴虚肝旺，故用本方之加减法时，减去了附子，而且用方药时间不在"二之气"之时，正是"四之气"之期，疗效无影响，正如顾植山教授所说，用运气方只有对运气情况综合多因子进行分析，并结合具体气象判断，才能切中气宜。这说明运气方同样也有随证治之的必要。

（见《中国中医药报》2015 年 11 月 12 日 4 版，原标题《乙未年应用备化汤治验及体会》）

乙未年备化汤验案二则

秦福生　高密市中医院

兹介绍笔者跟师顾植山教授后，临床运用备化汤的典型验案二则，与同道分享。

一、备化汤治头晕

丁某，女，54 岁，2015 年 7 月 10 日初诊，自述患高血压、颈椎病 10 余年，口服降压药，血压维持在 140/90mmHg 左右，长期头晕乏力、肩背疼痛不适，近 1 个月加重，工作、生活受到影响，输液治疗 3 天无效，要求中药治疗。刻诊：病人头晕头痛，难以自持，肩背酸痛，左上肢麻木，腰酸乏力，舌淡，苔少而滑，有裂纹，尺脉沉细，血压 150/90mmHg。处方：备化汤加味。宣木瓜 15 克，川牛膝 15 克，云茯苓 15 克，大熟地 15 克，覆盆子 10 克，制附片（先煎）10 克，炙甘草 10 克，明天麻 30 克。7 剂，水煎服。

二诊（2015 年 7 月 17 日）：病人自述服上方 1 剂，即感头晕明显好转，服完 7 剂后，头晕减轻大半，其余诸症均减，血压 120/80mmHg。嘱降压药减半，上方继服 7 剂。

三诊（2015 年 7 月 24 日）：头晕基本缓解，左上肢麻木消失，肩背酸痛明显减轻，血压 110/80mmHg。嘱停服降压药，继服上方 7 剂。

二、备化汤治水肿

赵某，女，63 岁，2015 年 7 月 20 日初诊，自述全身水肿、乏力 20 余年，水肿以双下肢为甚，未进行系统诊治。近 1 个月全身水肿加重，困倦乏力，胸闷，活动后加重，检查肝肾功能、尿常规、双肾超声，均未见异常，血压 130/80mmHg，余无他症可循，舌质青紫，边有齿痕，苔黄厚腻，脉沉濡。处方：备化汤合五苓散。宣木瓜 15 克，川牛膝 15 克，云茯苓 30 克，覆盆子 15 克，熟地黄 15 克，炙甘草 10 克，制附片（先煎）30 克，猪苓 30 克，建泽泻 15 克，川桂枝 15 克，苍术、白术各 15 克。7 剂，水煎服。

二诊（2015 年 7 月 28 日）：病人自述服药 2 剂，尿量增多、水肿渐消，服完 7 剂，肿消大半，面部及上肢已无浮肿，双下肢尚有轻度凹陷性水肿，胸闷、困倦、乏力等症状均明显减轻，舌质紫，边齿痕，脉沉滑。继服上方 10 剂。

分析与体会 笔者临床体会，根据运气病机理论活用备化汤治疗各种疾病，常能取得满意疗效。

病案 1 为多年高血压头晕病例。备化汤原方加减：二之气……去附子，加防风、天麻，因二之气的客气是少阴君火，热甚于湿，故加防风走表以散邪，天麻熄风以御火；三之气和四之气则无此加减。该病人 7 月 10 日初诊，已属三之气时段，缘何用备化汤而仍加天麻获效？顾植山教授指出，用运气方只有对运气情况综合多因子进行分析，并结合具体气象判断，才能切中气宜。同为太阴司天，今年乙未年，中运乙金，与其他太阴司天年就有所不同。乙年金不足，相对木气旺，三之气客气太角，木气更盛；实际气候和该

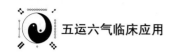

病例的症状也都显风木之象；三之气主气和四之气客气均为少阳相火，风从火化，7月份气候亦时见高温，故仍可按二之气时备化汤加减法加用较大量天麻而获良效。

病案2为多年水肿病，病人全身水肿较往年明显加重，困倦乏力，据舌脉符合寒湿病证特点，故用备化汤加大附子用量，合用五苓散，收到较好的临床效果。

（见《中国中医药报》2015年8月13日4版，原标题《乙未年备化汤验案二则》）

运气证治方紫菀汤（下）

史锁芳　江苏省中医院

参见"2014年（甲午年）《运气证治方紫菀汤（上）》"的概述。

病案1　平某，女，50岁，2015年4月11日初诊。病人咳嗽反复发作3个月余，咽痒咽干，咳吐少量白色痰液，受凉则鼻塞、咳嗽加重，且感胸前发冷不适，平时怕风，易于感冒，口黏腻，恶心，纳差，口腔溃破，头晕，舌苔薄黄腻，质暗红，脉细。

综观病人表现，证属肺虚湿热，病发于岁金不及，又蕴炎火、水复湿蒸之征，故予紫菀汤化裁。处方：紫菀10克，杏仁10克，党参10克，黄芪15克，桑白皮10克，地骨皮10克，麻黄4克，陈皮6克，苏子10克，天麻10克，炒白术10克，法半夏10克，白芍10克，炙甘草5克，金沸草10克，生姜片4片。7剂，水煎服。

二诊（2015年4月18日）：病人诉服上药后咳嗽几除，舌苔薄黄腻，舌质暗红，脉细小滑。考虑湿热未尽，原方加冬瓜仁15克，薏苡仁30克，芦根30克，茯苓10克，以增健脾清化之力。

三诊（2015年4月25日）：诉诸症悉除。

病案2　张某，男，51岁，2015年3月3日初诊。咳嗽咳痰半年余，吹风受凉则咳，尤以下半夜为甚，痰黄白相兼，并见有少量血丝，早晨怕冷，白天怕热，舌质淡红，苔薄黄，脉细沉。

虑及今年金运不及，初之气主气、客气均为厥阴风木，故治拟白天服紫菀汤：紫菀 10 克，杏仁 10 克，党参 15 克，黄芪 20 克，桑白皮 15 克，地骨皮 10 克，白芍 10 克，炙甘草 5 克，大枣 10 克，生姜 4 片。5 剂，水煎服，早、中饭后各服 1 次。晚间服乌梅丸：乌梅 35 克，细辛（先煎）3 克，肉桂（后下）4 克，川连 4 克，炒黄柏 10 克，当归 10 克，党参 15 克，川椒 3 克，干姜 5 克，制附片（先煎）6 克。3 剂，水煎服，晚饭后服用 1 次。

二诊（2015 年 3 月 8 日）：上方服用 1 天后，咳嗽明显减轻，夜间咳嗽也明显缓解，5 剂服完，诸症即愈。

分析与体会　对紫菀汤的分析参见"2014 年（甲午年）《运气证治方紫菀汤（上）》"的"分析与体会"。

病案 1 发病于 2015 年，属于岁金不足，临床也有"受凉则鼻塞、咳嗽加重……平时怕风，易于感冒"等肺虚之证，此时只要再见"火热"之象，即可运用紫菀汤。因病人咳嗽因于受凉则加重，同时兼有口黏腻、恶心、纳差、口腔溃破、头晕、苔薄黄腻等"为水所复，则反头脑痛及于顶……口疮之症，故复入金沸草散、半夏白术天麻汤，二诊时复入《备急千金要方》苇茎汤意，故获良效。

病案 2 符合金运不及、初之气（主气、客气均为厥阴风木）的运气特征，结合临床，既有肺虚蕴火的特点，又见下半夜咳甚的厥阴病欲解时特点，故白天主用紫菀汤以益肺降火，晚服厥阴病之主方乌梅丸以抑木护肺。此案符合"先岁气，合天和，和术数"之法，故获捷效。此外，笔者在乙未年遇受凉咳嗽，动则气喘，肺虚蕴火，肺虚及肾者，用紫菀汤复合金水六君煎多获良效。

（见《中国中医药报》2015 年 5 月 28 日 4 版，原标题《运气证治方紫菀汤》）

也谈紫菀汤运气证治

陶国水　无锡市龙砂医学流派研究所

顾植山教授早些时候曾针对 2015 乙未年一之气运气特点推荐了备化汤、紫菀汤、茯苓汤、柴胡桂枝干姜汤和乌梅丸 5 首运气方，龙砂医学流派传承

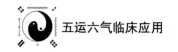

人临证中运用这些方剂，取得了较好的疗效。

2015年5月28日，江苏省中医院史锁芳主任在《中国中医药报》发表的《运气证治方紫菀汤》一文，提出临床"每遇肺虚咳嗽，喘病，咯血，头顶痛，口疮等病症即用此方（紫菀汤）治疗，疗效确凿"。该文主要依据六乙年少商运岁金不及、炎火乃行的运气特点，用紫菀汤治疗肺金损伤而出现的肺系疾病。

从临床实践来看，笔者认为，紫菀汤适用疾病并不拘泥于肺系，其对多种病症均有很好的疗效。兹举验案数则以为佐证。抛砖引玉，请方家斧正。

一、病案

病案1 姚某，女，54岁，2015年5月2日初诊。确诊糖尿病2年余，皮下注射胰岛素，血糖控制不佳（空腹血糖8.2毫摩尔/升），刻下肩背腰酸痛，体倦，乏力，时有烦躁，易出汗，晨起手指僵硬、肿胀，左上肢时有发麻感，纳可，溲畅便调，睡眠可，舌淡，苔白微腻，脉濡小弦。处方：紫菀汤。炙紫菀10克，生晒参10克，北五味子10克，上绵芪60克，光杏仁10克，地骨皮15克，赤芍15克，白芍15克，炙桑皮10克，宣木瓜15克，炒乌梅30克，广木香10克，生姜10克，大枣（擘）10克。14剂，水煎分服，日1剂。

二诊（2015年5月15日）：病人服上方后腰背及上肢麻痛诸症愈，晨起手指僵硬、肿胀大减，精神转振，空腹血糖控制良好（6毫摩尔/升），大便偏干，舌脉如前。药已中的，擂鼓再进，上方加润玄参20克。

三诊（2015年5月30日）：诸症均可，晨起手指僵硬、肿胀愈，大便通畅，唯近期进食西瓜后空腹血糖稍反复（6.5~7毫摩尔/升）。效不更方，守原方续进。

病案2 邢某，女，62岁，2015年5月2日初诊。病人以夜间尿频求诊，每夜4次。询知前有外感咳嗽经旬病史，痰色白易咳出，腰痛，大便尚调，纳可，舌尖红，苔薄黄，脉沉涩。处方：紫菀汤合缩泉丸。炙紫菀15克，北五味子20克，潞党参15克，上绵芪15克，光杏仁10克，炒杭芍15克，地骨皮20克，炙桑皮12克，炙甘草10克，益智仁15克，怀山药25克，台乌药 10 克，生姜 10 克，大枣（擘）10 克。14 剂，水煎分服，日 1 剂。

二诊（2015 年 5 月 16 日）：病人服上方后夜尿明显减少，原每夜 4 次，现 1~2 次，腰痛亦减，咳嗽仅偶有发生。上方去缩泉丸而加入备化汤再进。炙紫菀 10 克，光杏仁 10 克，潞党参 12 克，上绵芪 10 克，北五味子 10 克，地骨皮 12 克，炙桑皮 10 克，炙甘草 10 克，炒杭芍 10 克，怀牛膝 10 克，抱茯神 10 克，宣木瓜 15 克，大熟地 15 克，覆盆子 10 克，生姜 10 克，大枣（擘）10 克。7 剂，水煎分服，日 1 剂。

病案 3　林某，女，46 岁，2015 年 5 月 16 日初诊。头痛反复发作 1 年，伴随旦夕遇风易发风疹，发时四肢起成簇分布丘疹，颜色红，瘙痒难忍，近来腰酸痛，喉部干涩，有黏痰，咳之不爽，纳谷馨，二便调，夜寐安。舌淡红，苔根稍黄腻，左脉弦细偏沉。处方：岁在乙未，金运不足，拟紫菀汤化裁。炙紫菀 10 克，光杏仁 10 克，地骨皮 12 克，北五味子 10 克，炒杭芍 15 克，潞党参 10 克，上绵芪 15 克，炙甘草 10 克，炙桑皮 12 克，制首乌 10 克，白蒺藜 15 克，生姜片 10 克，大红枣（擘）10 克。7 剂，水煎分服，日 1 剂。

二诊（2015 年 5 月 30 日）：病人服上方后头痛、腰酸痛均减，风疹未再发，唯仍咽干有痰，眼酸疲劳。上方加麦门冬汤意。炙紫菀 10 克，光杏仁 10 克，地骨皮 12 克，北五味 10 克，炒杭芍 15 克，潞党参 10 克，上绵芪 15 克，炙甘草 10 克，炙桑皮 12 克，大红枣（擘）10 克，生姜片 10 克，制首乌 10 克，白蒺藜 15 克，剖麦冬 20 克，法半夏 10 克。7 剂，水煎分服，日 1 剂。

二、分析与体会

以上 3 案皆为笔者跟随顾植山教授侍诊所见验案。案 1 以肩背腰酸痛，手指僵硬、肿胀为主诉，顾植山教授未见症治症，而是根据中运"肺金自馁，火乘其侮"，易出现"肩背痛"的病机分析，选择了紫菀汤。重用黄芪是为了兼顾糖尿病；加木香则与黄芪成对药，防呆补填壅；脉见小弦，故加乌梅疏肝气，反制金气，同时，乌梅亦可入肺经收敛浮热，纳气归原，除烦热而安心神。病机相谋，故能诸症悉除，血糖自降。药已中的，随症微调，亦为"随机达变"之意。

案 2 以夜尿频作求治，前有外感咳嗽经旬不愈之病史，因症求机，乃肺

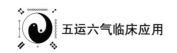

金受损，失却"主治节"之功，故当从肺治，依据乙未年中运金气不足，选择紫菀汤而收效。二诊兼顾司天之气太阴湿土，加入"备化"之意，更合运气。

案3以头痛、腰酸痛、风疹为主，似与紫菀汤无涉，但据运气选用紫菀汤，同样取得良效。方中虽加了何首乌、白蒺藜二药，若无紫菀汤为基础，单凭此二药是难以取得如此效果的。

清代医家缪问云："若肺金自馁，火乘其敝，民病肩背痛，瞀重，鼽嚏，便血，注下，不救其根本可乎哉？"以上验案之所以能奏效，都是从运气病机出发论治，救其根本。正如顾植山教授所说："根据运气变化，掌握运气病机，临证可执简驭繁，有时会收'意外'的疗效。"

三、由紫菀汤引起的思考

（1）临证未必见病治病，见症治症，疾病见症纷繁，抓住运气病机，许多兼症可不治而愈。

（2）临床运用紫菀汤，不必拘泥于六乙年，要根据实际运气特点灵活运用。譬如2014甲午年少阴君火司天，阳明燥金在泉，五之气少阳相火客气，与郁发之少阴君火、在泉之气阳明燥金同为致病之运气因子，当时顾植山教授便推荐用紫菀汤及六戊年运气方麦冬汤治咳嗽。他认为，紫菀汤主要针对金运不足立方，肺金本虚而受火克，火不一定很盛；而麦冬汤则主要针对火运太过而克金立方，适用于火盛犯肺而肺本身并不虚者。正所谓"病如不是当年气，看与何年运气同，便向某年求活法，方知都在至真中"。

（见《中国中医药报》2015年7月9日4版，原标题《也谈紫菀汤运气证治》）

应用运气方紫菀汤治验两则

杨宗善　中国人民解放军第四五一医院

病案1　王某，女，79岁，于2015年7月24日初诊。病史：3个月前病人因穿衣用力不当，右肩部出现"嘎巴"声，伴疼痛难忍。X线片显示右肩胛部软组织及骨质结构未见异常。当时给服镇痛药，绷带挂臂，减少局部活动等对症处理，急性疼痛缓解但至今未能痊愈。刻下右背肩胛酸痛，夜间影响入睡，右上臂晨起僵硬、肿胀月余，身倦乏力，咳嗽少痰（有慢性咳喘史），食欲、睡眠尚可，大便偏干。舌尖边红苔白，脉细数滑。处方：紫菀12克，杏仁12克，生晒参15克，黄芪30克，地骨皮12克，桑白皮12克，宣木瓜15克，白芍15克，赤芍15克，广木香6克，桑枝30克，白芷12克，甘草6克。7剂，水煎服，日1剂，分早晚2次服。

药服3剂，右臂肩胛疼痛减轻，减少了原服的镇痛药，药尽7剂疼痛大减，停止服镇痛药。共服14剂，右臂肩胛区疼痛基本消失，仅在右臂上举时有微痛感，右上臂晨起僵硬、肿胀消失。

分析与体会 该病例肩背臂胛疼痛已3个月余。笔者幸读2015年5月28日《中国中医药报》发表的《运气证治方紫菀汤》一文，以及该报2015年7月9日发表的《也谈紫菀汤运气证治》一文，深受启迪。初看紫菀汤，与其病不相干系，但经仔细思考，紫菀汤是《三因极一病证方论》一首运气方，"治肺虚感热，咳嗽，喘满，自汗，衄血，肩背痛，瞀重，血便，注下，或脑户连囟顶痛，发热口疮，心痛"。以上皆是肺及肺经病证。本案病人脉细弦滑数，舌尖边红，是火热熏肺伤津之佐证，适逢今年中运金气不及，符合"肺金自馁，火乘其敝"的运气病机，证方机理如扣，用之自然取效。

病案2 岳某，女，53岁。于2015年7月20日初诊。病史：气喘、胸闷时轻时重40余年，今年6~7月份以来较前加重，多于凌晨四五点钟发作。同时伴咳嗽，咯白色泡沫痰，头痛，烦躁，手足心热，背部怕凉，大便易干燥。脉象沉细滑数，舌苔白花剥中心少苔。处方：杏仁12克，紫菀12克，党参30克，炙黄芪30克，炙麻黄7克，桑白皮12克，白芍12克，款冬花12克，紫苏子12克，白果12克，黄芩12克，甘草6克，地龙12克，露蜂房7克，半夏12克，陈皮12克，茯苓12克。14剂，水煎服，日1剂，分早晚2次服。

二诊（2015年8月3日）：病人诉说自己十多年哮喘发作有轻有重，但从未有休止，仅服药14剂，已有10天未发病，要求再服。以前方略行增减嘱服7剂以巩固疗效。

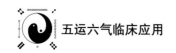
分析与体会　该例病人为哮喘病人。运气病机：乙未岁四之气，自大暑日午正，至秋分日辰正，主气太阴湿土，客气少阳相火，中见金运。火胜金，畏火临，湿热气腾，失于肃降，而气喘加重，治用运气证治方紫菀汤。病人脉数、头痛、烦躁、背冷为寒热郁肺所致，故合入定喘汤加减以开郁宣肺。

紫菀汤是一首清补并用之剂，补有人参、黄芪；泻有地骨皮、桑白皮，为泻白散方之主药。《成方便读》云："二皮之用，皆在降肺，气降则火自除也。甘草泻火而益脾，粳米清肺而养胃，清中有补，寓补于清，虽清肺而仍固本耳。"经曰："肺苦气上逆，急食苦以泄之。"故用紫菀、杏仁之苦以降气。紫菀汤为清补并用，但以清为主，具体表现为清肺（喘咳，肩背痛，瞀重，鼽嚏，头痛）、清胃（口疮，心痛，便血，注下）。在时运上，金运不及、火热乘肺为应用要点。有关紫菀汤方义，清代医家缪问和王旭高有精辟论述。

（见《中国中医药报》2015年9月24日4版，原标题《应用运气方紫菀汤治验两则》）

乙未年用五积散验案

赵桂琴　济南市章丘区中医医院

笔者于2014年3月拜顾植山教授为师，跟师临证一年多，受益匪浅，尤其是运用运气理论试治多种疾病，取得良好效果。近日，笔者据乙未年运气特点，仿效顾植山教授应用五积散治疗胃脘痛、痞证、腹胀及痤疮等，疗效确凿。兹举三案，与同道分享。

病案1　尹某，女，36岁，2015年4月20日初诊。病人胃脘胀痛2个月，餐后及未至酉时加重，延及后背，伴胸闷嗳气，食欲不振，大便溏薄，日2~3次，倦怠乏力，未时以后无法坚持工作。2015年2月12日在本院行胃镜检查，诊断为慢性浅表性胃炎，幽门螺杆菌阳性。先给予根除幽门螺杆菌四联疗法，症状不缓解；继之服半夏泻心汤、附子理中汤及香砂六君子汤等，症状时轻时重。舌淡暗胖边有齿痕，苔白厚腻，脉濡软，关脉弦滑。辨证：寒湿痰邪凝结太阴，清气不升，浊气不降。处方：五积散。苍术（米泔浸去皮）120克，桔梗（去芦头）60克，陈皮（去白）、枳壳（去瓤炒）、麻黄（去根节）各30克，干姜、厚朴（去粗皮）各20克，白芷、川芎、甘草（炙）、茯苓（去皮）、当归（去芦）、肉桂（去粗皮）、芍药、半夏（汤洗7次）各15克。炮制：以上除肉桂、枳壳2味别为粗末外，其他13味同为粗末，慢火炒令色转，摊冷，次入肉桂、枳壳末令匀。每日60克，以水300毫升，入生姜3片，煮取150毫升，去滓，早晚稍热分服。

二诊（2015年4月27日）：病人服药后胃脘胀痛消失，唯餐后胃脘稍有痞满，食欲好转，大便由溏变软，日1次，精神振作，已能坚持工作，舌体不胖，齿痕消失，苔薄白腻，脉濡软。继服上方1剂，分7日服，炮制、煎服法同前。

三诊（2015年5月4日）：诸症消失，守上方再服7日。

2015年6月22日随访未复发。

病案2　张某，男，46岁，2015年5月25日初诊。小腹胀5个月，未至酉时加重，戌时后稍减，伴肠鸣腹凉，倦怠乏力，受凉则腹痛腹泻，纳呆食少。本院行肠镜检查，诊断为慢性结肠炎。曾先后服附子理中汤、实脾饮及厚朴生姜半夏甘草人参汤等稍有减轻，减不足言，停药即复如故。舌淡白胖有齿痕，苔白厚腻，脉弦滑。辨证：寒湿痰邪凝结太阴，清气不升则生泄泻，浊气不降则生䐜胀。处方：五积散。方见病案1，用法用量及煎服法亦同。

二诊（2015年6月1日）：病人服药后小腹胀消失，乏力好转，食欲增加，大便日1次，纳可，舌体不胖，齿痕消失，苔薄白微腻，脉小弦。继服上方1剂，分7日服，炮制、煎服法同前。

三诊（2015年6月8日）：诸症消失，守上方再服7日。

2015年6月22日随访未复发。

病案3　聂某，女，43岁，2015年4月22日初诊。面部、颈项部、背部痤疮6个月，不痛不痒，色暗红，此起彼伏，月经前加重，面色萎黄，带下量多、色白质稀，舌淡暗，苔白腻，脉濡软。曾服丹栀逍遥散、玉女煎等无效。辨证：寒湿痰邪凝结太阴，太阴、阳明互为表里，阳明经行于面部而

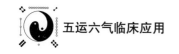

生痤疮。处方：五积散。方见病案1，用法用量及煎服法亦同。

二诊（2015年4月29日）：服药后颈部、背部痤疮消失，面部痤疮明显减少，带下减少，色白质稀，舌淡暗，苔白，脉濡软。继服上方14日，炮制、煎服法同前。

三诊（2015年5月13日）：面部痤疮无，面色红润，白带正常，舌质淡红，苔薄白，脉细弱。继服上方14日，炮制、煎服法同前。

四诊（2015年5月27日）：月经来潮，面部、颈项、背部未起痤疮，面色红润有光泽，舌淡红，苔薄白，脉平。予当归芍药散调理善后。

2015年6月22日随访未复发。

分析与体会　五积散功用散寒祛湿，理气活血，化痰消积；主治脾胃宿冷，腹胁胀痛，胸膈停痰，呕逆恶心，或外感风寒，内伤生冷，心腹痞闷，头目昏痛，肩背拘急，肢体怠惰，寒热往来，饮食不进，及妇人血气不调，心腹撮痛，经候不调，或闭不通。

《医门法律》云："麻黄、桂、芍、甘草，即各半汤也；苍术、甘草、陈皮、厚朴，即平胃散也；枳壳、桔梗、陈皮、茯苓、半夏，即枳桔二陈汤也。又川芎、当归治血，兼干姜、厚朴散气。此数药相合，为解表、温中、泄湿之剂，祛痰、消痞、调经之方。"

今年是乙未年，太阴湿土司天，太阳寒水在泉，中宫金运不及。乙未年上半年气温明显偏低，降雨量与前几年同期相比较大，南方地区发生局部洪涝灾害，笔者所在医院脾胃科上半年门诊统计寒湿证达93%。顾植山教授认为，乙未年运气背景下用五积散治疗寒湿型脾胃病如胃脘痛、痞满、腹胀、泄泻等疗效较好。

病案1、病案2均在未至酉时加重，实为未时一阴始生，此时阳气尚敷布于外，还未收敛于内，致阴长阳消，阴盛不纳阳，故里阴盛致脘腹胀痛加重；戌时以后阳气收敛于内，故症减。观其脘腹胀痛之昼夜变化皆因太阴里证，得阳助则减故也。至于他症，肠鸣乏力，受凉则腹泻，舌淡苔薄白，皆为病在太阴里寒之表现。而脉弦滑，仲圣在《金匮要略》中道："脉双弦者，寒也，皆大下后善虚。脉偏弦者，饮也。"故此处弦为寒之意，而滑则为水湿流行之佐证。故处方五积散。

顾植山教授治疗月经前诸证，多从阳明、太阴论治，病案 3 面部、颈项部、背部痤疮，不痛不痒，色暗红，月经前加重，清阳明经热无效，依据乙未年运气特点，故予五积散获效。

（见《中国中医药报》2015 年 7 月 30 日 4 版，原标题《乙未年用五积散验案》）

从少阳枢机论柴胡桂枝干姜汤

江　红　大连市中医医院

柴胡桂枝干姜汤首见于《伤寒论》第 147 条："伤寒五六日，已发汗而复下之，胸胁满微结，小便不利，渴而不呕，但头汗出，往来寒热，心烦者，此为未解也。柴胡桂枝干姜汤主之。"在跟随顾植山教授学习期间，笔者发现老师主要从运气和三阴三阳开阖枢理论来灵活运用柴胡桂枝干姜汤，强调利用运气结合时象、证象、脉象发挥该方调理少阳枢机的作用，将厥阴病引出少阳，或将太阴病拉回少阳，机转回阳则病愈，从而在临证中屡起沉疴。兹举两案以说明之。

病案 1　严某，男，33 岁，2015 年 4 月 2 日初诊。慢性腹泻病史 10 年，高血压病史 1 年，现每日腹泻 5~6 次，上午多发，血压 160/90mmHg，头昏，体倦乏力，耳鸣，腰膝酸软，寐欠安，每日凌晨 3~4 时易醒，舌淡紫，苔白腻，脉沉弦小滑，左关弱。肠镜示直肠多发小息肉；胃镜示慢性浅表性胃窦炎伴糜烂。曾口服中西药疗效不显。依据运气理论，结合气象、脉象、证象三象分析，辨证为少阳枢机不利，少阳太阴合病。处方：柴胡桂枝干姜汤。北柴胡 20 克，淡干姜 15 克，炙甘草 15 克，川桂枝 10 克，天花粉 20 克，左牡蛎 10 克，淡黄芩 10 克。14 剂，每日 1 剂，以水 1800 毫升，煮取 900 毫升，去滓再煎取 450 毫升，每次 150 毫升，每日 3 次。

二诊（2015 年 4 月 16 日）：病人服药后诸症好转，食欲增加，大便畅，日二行。舌淡暗，苔薄白，脉沉。继服上方 14 剂，每日 1 剂，水煎分服，方法同前。愈。

分析与体会　顾植山老师近期用柴胡桂枝干姜汤治少阳证兼有腹泻者

每获速效。他认为，按开阖枢理论，"少阳为枢"，六经传变从少阳传太阴，病在少阳太阴之间时，发挥少阳枢转功能，即可兼治太阴腹满泄泻之证。时逢春季，临床少阳病证常可见到，或伴有大便稀溏者，皆可选柴胡桂枝干姜汤。如左关春脉偏弱者，则为春气不应之象，用之更有把握。

病案 2 顾某，女，51 岁，2014 年 5 月 31 日初诊。壶腹部低分化性腺癌 2 年，左锁骨上淋巴结转移，化疗 8 次，化疗时及食刺激性食物后右上腹部痉挛性疼痛难以忍受，体虚乏力，纳差，稍畏冷，多汗，便干，常以开塞露通便，苔稍厚腻，脉偏沉弦。气象、脉象、证象三象结合，予柴胡桂枝干姜汤合四逆汤、承气汤化裁：北柴胡 30 克，川桂枝 20 克，淡干姜 20 克，炙甘草 15 克，天花粉 15 克，左牡蛎 20 克，淡黄芩 15 克，生川军（后下）12 克，炒枳实 20 克，川厚朴 15 克，熟附片（先煎 2 小时）60 克，生晒参 10 克。14 剂，每日 1 剂，以水 1800 毫升，煮取 900 毫升，去滓再煎取 450 毫升，每次 150 毫升，每日 3 次。

二诊（2014 年 6 月 14 日）：病人服前药后诸症好转，食欲增加，大便通畅，日二行，苔转薄白，脉仍偏沉，前方减柴胡为 20 克，厚朴为 10 克，增生晒参为 20 克，生川军改为熟川军 10 克。14 剂，每日 1 剂，水煎分服方法同前。

三诊（2014 年 7 月 6 日）：病人服前药后精神好转，胃部痉挛性疼痛发作明显减少，畏冷减轻，纳食可。守方出入，坚持服药 2 个月余。

四诊（2015 年 2 月 1 日）：病人因近一周出现胃脘痛前来复诊，诉近复查原转氨酶高仍未降，余症平稳。舌暗苔薄，脉偏濡。时将入春，宜助春升之气以养肝木。处方：北柴胡 30 克，川桂枝 20 克，淡干姜 20 克，天花粉 15 克，左牡蛎 20 克，淡黄芩 15 克，炙甘草 15 克，绵黄芪 30 克，生晒参 10 克，生白术 20 克，生川军（后下）12 克，炒枳实 20 克，川厚朴 15 克，北五味 15 克。

五诊（2015 年 4 月 18 日）：服方至今，诸症缓解，转氨酶已降。

分析与体会 甲午年中运为太宫，司天少阴君火。就诊时，三之气少阴君火加临少阳相火，但实际气候夏季气温偏低，火气受郁；火寒湿土同现，升降枢机不利，故予柴胡桂枝干姜汤升降枢机，合四逆重用参附以扶正祛寒，加用小承气取六腑以通为补之义。至 2015 乙未年春，少阳本应春气，一之气主气、客气皆为厥阴，按标本中气理论，"厥阴之上，风气治之，中见少阳"（《素问·六微旨大论篇》），又"虚则厥阴，实则少阳"，故临床上厥阴、少阳病证常见，兼见太阴病者，柴胡桂枝干姜汤为应时之方。

顾植山教授临证善于运用运气学说开阖枢理论阐述病机，他认为，自然界的阴阳不是静态的比对，而是一种具有盛衰变化周期的节律运动。古人将自然界阴阳气的盛衰变化理解为一种周期性的离合运动，一开一合，一阴一阳，是一个离合运动，又叫作开阖、捭阖。如《素问·阴阳离合论篇》云："是故三阳之离合也，太阳为开，阳明为阖，少阳为枢……三阴之离合也，太阴为开，厥阴为阖，少阴为枢。"自然界及人体之阴阳气化运动，终不离"开阖枢"。枢者，枢机、枢要也，枢主上下、内外之间，舍枢则不能开阖。故而治病重视少阳之枢不言而喻。若少阳失却转枢之责，气机升降失调，则如《素问·六微旨大论篇》所言"出入废则神机化灭，升降息则气立孤危"——气化失常，百病始生。

少阳枢机左侧为厥阴，右侧为太阴，气化至少阳，阳极而阴，升极而降，枢机之义尽显。临证时利用运气结合时象、证象、脉象发挥柴胡桂枝干姜汤调理少阳枢机的作用，将厥阴病引出少阳，阴病出阳则向愈；或将太阴病拉回少阳，机转回阳则病愈。

《伤寒论》中少阳病欲解的时间是寅、卯、辰三个时辰。少阳属木，其气通于春。春建于寅，是阳气生发之始。卯时前后是日出阳升之时。推而广之，运气、时象、证象、脉象为少阳之时，见少阳病枢机不运，此时乘自然界阳气之升，则枢机自能运转，诸症皆消。厥阴病欲解时是丑、寅、卯三个时辰，寅、卯这二个时辰为厥阴病与少阳病共同的欲解时，作为阴尽阳生之脏的厥阴往往会在此时得到自然界阳升之助而有利于其病向愈，故厥阴病以出少阳为愈。

此外，去渣再煎为仲景使用柴胡剂之特点。柴胡桂枝干姜汤原方煎服法："上七味，以水一斗二升，煮取六升，去滓，再煎取三升，温服一升，日三服。"顾植山教授常嘱咐病人：以水 1800 毫升煮取 900 毫升，去滓，再煎取 450 毫升，每次服 150 毫升，每日 3 次。文火大概需煎 3 小时左右，认真按照煎服方法操作的病人疗效皆佳，不按照《伤寒论》法煎煮则疗效会打折

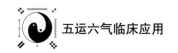

扣，甚而出现副作用。曾有一病人反映服药后出现呕恶、腹胀、腹泻，究其原因，药房配药者自作主张吩咐病人将柴胡后下仅煮了5分钟。猜度柴胡含有大量挥发油，煎煮时间长可将其挥发油逐渐挥发，减其升提之功而保其抒发阳气之性，如春拂大地，万物复苏。

还有一点须注意的是，《伤寒论》所用柴胡应为北柴胡之根，现药房每用南柴胡（狭叶柴胡）的全株入药，尤其是南方药房，其用南柴胡较多。南柴胡性偏燥，故叶天士有"柴胡劫肝阴"之说；柴胡桂枝干姜汤用柴胡剂量较大，顾植山教授每关照病人抓药时要注意必须是北柴胡根，药准确才有良效。

（见《中国中医药报》2015年6月5日4版，原标题《从少阳枢机论柴胡桂枝干姜汤》）

跟师顾植山学用柴胡桂枝干姜汤

赵桂琴　济南市章丘区中医医院

柴胡桂枝干姜汤是医圣仲景《伤寒杂病论》中的一张名方，临证若使用恰当，可治疗许多疾病。笔者拜师顾植山先生之前，虽已在临床工作30余年，但使用此方疗效满意者少。历代医家之诠释，亦多深奥难懂，很难用于实践，令笔者对本方之应用百思不得其解。

2015年3~5月，笔者随顾植山先生侍诊，亲见先生使用柴胡桂枝干姜汤多例，个个效如桴鼓。诊余暇时，笔者剖析自己之前运用此方疗效不好的原因大致有三个方面：一是没有准确把握此方证的病机和时机，二是药量偏小，三是怕病人嫌麻烦没有遵守原方煎服法。待回到单位独立应诊后，笔者再运用此方，疗效大增。兹就跟师顾植山先生学习运用柴胡桂枝干姜汤的点滴体会记述如下，并就正于同道。

一、识病机

柴胡桂枝干姜汤出自《伤寒论》第147条："伤寒五六日，已发汗而复下之，胸胁满微结，小便不利，渴而不呕，但头汗出，往来寒热，心烦者，此为未解也，柴胡桂枝干姜汤主之。"

顾植山先生认为，少阳为枢，不仅是表证传里的枢机，也是三阳证转入三阴的枢机。因此，少阳证多有兼见证，如少阳兼表的柴胡桂枝汤证，少阳兼里实的大柴胡汤证、柴胡加芒硝汤证。柴胡桂枝干姜汤证则是与大柴胡汤证相对的方剂，是少阳兼里虚寒之证。如此，则兼表兼里、里实里虚俱备，少阳为枢之意义才完美。

仲景于《伤寒论》第146条论少阳兼表的柴胡桂枝汤证，紧接着在第147条论少阳传入太阴的柴胡桂枝干姜汤证，其用意之深，令人深思。柴胡桂枝干姜汤和解少阳，兼治脾寒。胸胁满微结，但头汗出，口渴，往来寒热，心烦诸证，均为病在少阳，枢机不利，胆热郁于上所致；小便不利，一则因少阳枢机不利，影响气化；二则因脾阳不足，脾液传输不及也。

二、握时机

2015年3~5月跟师期间，笔者见顾植山先生用柴胡桂枝干姜汤可谓百发百中。大部分病人既没有胆热之口苦，也没有脾寒之便溏，顾植山先生运用柴胡桂枝干姜汤的依据是：春三月少阳之气升发，只要脉弦，特别是左关脉大，再有柴胡桂枝干姜汤证中的一证即可。

三、遵照原方剂量比例

顾植山先生说，经方是先贤多年临床实践经验和智慧的结晶，首次使用宜尽量遵照原方，不要随意加减，剂量可以比原方小，但比例不能变，否则有效无效无从考证。顾先生开柴胡桂枝干姜汤的剂量一般是：北柴胡30克，川桂枝15克，淡子芩15克，天花粉20克，淡干姜10克，生牡蛎10克，炙甘草10克。

四、重视原方煎服方法

汤剂的疗效与其煎煮质量密切相关。顾植山先生临床十分重视古方的煎服方法，他说，运用古方，尤其是经方，煎服方法也需要遵照古人。顾植山先生临床运用大柴胡汤、小柴胡汤、半夏泻心汤、生姜泻心汤、甘草泻心汤

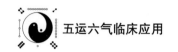

及旋覆代赭汤等，都是把《伤寒论》中的原文煎煮法交代给病人。如他使用柴胡桂枝干姜汤，处方下会注明：以水 1800 毫升，煮取 900 毫升，去滓，再煎取 450 毫升，每次 150 毫升，日 3 次。

五、病案举例

病案 1 蔡某，女，30 岁，上海人，2015 年 4 月 4 日初诊。主诉：乳汁外溢 6 年。病人 6 年前顺产一男婴，哺乳 1 年后断奶，断奶后乳汁仍然外溢，每日 20~30 毫升，曾服逍遥散、归脾汤等方剂无效，刻下经前乳房胀痛，经行即缓解，冬季手足冷凉，春季略有口干，无口苦咽干，饮食可，眠可，月经正常，二便正常，舌质淡红，苔薄白，脉弦，左关脉大。处方：北柴胡 30克，川桂枝 10 克，淡干姜 10 克，炒黄芩 15 克，生牡蛎 12 克，天花粉 20 克，炙甘草 10 克。14 剂，水煎服。以水 1800 毫升，煮取 900 毫升，去滓，再煎取 450 毫升，每次 150 毫升，日 3 次。

二诊（2015 年 4 月 18 日）：乳汁外溢明显减少，仅在挤压时挤出 1~2毫升，正值月经来潮，经前乳房胀痛消失。原方继服 7 剂，煎服法同上。

2015 年 5 月 30 日随访，已无乳汁外溢，余症亦均消失。

病案 2 胡某，女，51 岁，江苏南通人，2015 年 4 月 3 日初诊。主诉：皮肤丘疹伴瘙痒 3 个月。病人皮肤丘疹以面部、颈项、双手暴露部位为主，瘙痒难忍，上午较重，丘疹色淡红，无口干口苦，大便不成形，日 1 次，睡眠可，月经正常，舌尖红，苔白腻，脉弦，左关脉大。处方：北柴胡 30 克，川桂枝 10 克，淡干姜 10 克，炒黄芩 15 克，生牡蛎 12 克，天花粉 20 克，炙甘草 10 克，西防风 10 克，白蒺藜 15 克。14 剂，水煎服。以水 1800 毫升，煮取 900 毫升，去滓，再煎取 450 毫升，每次 150 毫升，日 3 次。

二诊（2015 年 4 月 17 日）：病人面部丘疹未再发作，颈项及双手偶尔出现散在丘疹，轻度瘙痒，舌质淡红，苔薄白，脉弦细。上方加生白芍 15 克以养阴和血。7 剂，煎服法同上。

2015 年 5 月 30 日随访，已痊愈。

（见《中国中医药报》2015 年 6 月 18 日 4 版，原标题《跟师顾植山学用柴胡桂枝干姜汤》）

柴胡桂枝干姜汤治愈顽固性痞证

赵作伟　绛县中医医院

少阳枢机左侧为厥阴，右侧为太阴，气化至少阳，阳极而阴，升极而降，枢机之意尽显。柴胡桂枝干姜汤作用重点是和解少阳。临证时充分发挥柴胡桂枝干姜汤调理少阳枢机的作用，将厥阴病引出少阳，阴病出阳则向愈；或将太阴病拉回少阳，机转回阳则病愈。

柴胡桂枝干姜汤具有和解少阳、温化寒饮之功，用途甚广。然笔者之前未曾用过。近来在《中国中医药报》上连读几篇在运气和开阖枢理论指导下运用此方的治验，使笔者耳目一新，对此方又有了新的认识。恰巧遇到一例顽固性痞证病人，遣用此方治疗，竟获得医患双双十分满意的效果，现报道如下与同道共享。

病人李某，女，42岁，因胃脘痞塞，纳食减少近2年，于2015年8月30日初诊。病人于2013年底在北京手术，在尚未痊愈的情况下吃凉葡萄多枚，随即感觉胃部憋胀难受，服多潘立酮片（吗丁啉）可稍缓解。自此胃部一直痞闷憋胀。曾到多家医院检查，均未查出明确病变。2015年初经朋友介绍曾到广州诊治，服含有附子的中药，服后痞满减轻。然因发生了附子中毒而停服此类药。停药后脘痞腹胀又发生，且渐加重。经人介绍来诊。刻诊：脘痞胀满，纳食减少，疲乏无力，咽及舌后部干渴，夜间重；每天后半夜定时咳嗽一阵，常常咳醒，痰不多。易急躁，稍着凉就感冒。查见：营养、精神尚好。脉濡，舌质较淡，舌面多津液。腹部平软，叩之不鼓。心窝部轻度按压不适。分析：易感冒，属太阳证；病程日久，定时咳嗽（属"往来"之特征），咽干属少阳证，提示少阳枢机不利；易急躁，咽干提示有阳明郁火；脘痞，脉濡，舌淡，舌面多津液，说明太阴虚寒，水饮内停。然此患最明显的症状是胃脘痞满，且久治不愈。痞满者，阻塞不通也。究其阻塞不通之原因，乃太阴虚寒之水饮与阳明郁火互结，阻塞气机，使上下不通。病属少阳、太阳、阳明、太阴合病；证属少阳枢机不利，太阴寒结不通。治宜和解少阳，温化水饮。方用柴胡桂枝干姜汤加减：柴胡30克，黄芩15克，桂枝

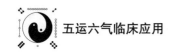

15 克，干姜 15 克，天花粉 20 克，煅牡蛎 20 克，炙甘草 10 克，半夏 10 克。3 剂。以水 1800 毫升，煎至 900 毫升，去滓，继煎至 450 毫升，每服 150 毫升，日 3 次。方中用柴胡、黄芩乃取小柴胡汤意，以和解少阳；天花粉和牡蛎可逐饮解结；桂枝、干姜、甘草同用，可振奋中阳，温化寒饮；加半夏意在下气化痰，且合干姜、黄芩成半夏泻心汤意，辛开苦降而治痞满。

二诊（2015 年 9 月 2 日）：病人电话告曰，药后夜里不再咳嗽，睡眠好；脘痞明显减轻。唯憋胀明显，憋胀得难受。让其姐来取药。药已见效，柴胡减为 25 克，加茯苓 20 克以加强淡渗利湿作用。3 剂。煎服法同前。

三诊（2015 年 9 月 5 日）：其姐来云，服药顺当，诸证又有好转。嘱按二诊方再服 3 剂。

四诊（2015 年 9 月 10 日）：病人亲自来诊，脘痞消失，知饥欲食，食后舒适，身憋胀亦减轻。仍易感冒，稍吹凉风就感冒，大便不成形。查脉搏较前有力，舌淡红，苔薄白。病情好转，原方合玉屏风散和解少阳、温化水饮、实卫固表。处方：柴胡 20 克，黄芩 15 克，桂枝 15 克，干姜 15 克，天花粉 10 克，煅牡蛎 10 克，黄芪 30 克，炒白术 15 克，防风 10 克，炙甘草 10 克。5 剂，煎服法同前。

2015 年 9 月 16 日电话告曰：剂尽诸症已除。令其停药观察一段时间，待机体自然恢复。

分析与体会　此病人以胃脘痞满近两年久治无效为主诉来诊。缘何只用十数剂看似平平的柴胡桂枝干姜汤就轻而易举地治愈了呢？这要从顾植山教授用运气学说和开阖枢理论的解释来说明。（编按：为避免内容重复，本文开阖枢理论内容作删除处理，相关内容请参阅前面《从少阳枢机论柴胡桂枝干姜汤》）

具体到本病例，正如前边的分析，病属少阳、太阳、阳明、太阴合病，而主要是少阳、太阴合病；证属少阳枢机不利，太阴寒饮不化，寒热错杂，阴阳不和，气机不通，升降失司，故症状复杂，久治不愈。今用柴胡桂枝干姜汤紧扣调和少阳枢机，温化太阴寒结，将太阴病拉回少阳，使机转回阳则病速愈。

任何一位临床医生都希望能尽快治愈每一位病人，但往往不能如愿。所以然者，乏术也。正所谓"人之所病，病疾多；医之所病，病道少"。庆幸运气学说又给我们开辟了一条辨治疾病的思路，相信通过学习运气学说，我们定会使更多病人尽快摆脱疾病的痛苦。

（见《中国中医药报》2016 年 2 月 25 日 4 版，原标题《柴胡桂枝干姜汤治愈顽固性痞证》）

从开阖枢理论谈活用温经汤

陶国水　无锡市龙砂医学流派研究所

顾植山教授临床善于从五运六气开阖枢理论运用经方，屡获良效。顾植山用五运六气开阖枢理论阐释了天癸与女性生殖周期的关系，并从开阖枢不同时相对女性月经周期进行了阐述，提出根据经期不同时段，按少阴、厥阴、少阳、太阴、阳明，分别选用当归四逆汤、乌梅丸、柴胡桂枝干姜汤、固冲汤、温经汤等进行调经（本文主要讨论温经汤，其他诸方与开阖枢时相论治关系另文介绍）。

按照开阖枢理论，女性在排卵期后即进入太阴、阳明阶段，太阴开、阳明阖，月经才会如期而至，否则会出现月经失常，甚至闭经，影响生育。针对月经愆期、原发性或继发性闭经、部分不孕症，选用《金匮要略》温经汤调治，多收佳效。现简要说明之。

一、立方本意在降阳明、调冲任

温经汤方出自《金匮要略·妇人杂病脉证并治第二十二》："问曰：妇人年五十所，病下利数十日不止，暮即发热，少腹里急，腹满，手掌烦热，唇口干燥，何也？师曰：此病属带下。何以故？曾经半产，瘀血在少腹不去。何以知之？其证唇口干燥，故知之。当以温经汤主之。"

组成：吴茱萸三两，当归二两，芍药二两，川芎二两，人参二两，桂枝二两，阿胶二两，牡丹皮（去心）二两，生姜二两，甘草二两，半夏半升，麦冬（去心）一升。上十二味，以水一斗，煮取三升，分温三服。亦主妇人少腹寒，久不受胎；兼取崩中去血，或月水来过多，及至期不来。

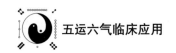

该方组方配伍巧妙严谨，被视为妇科调经的经典方剂。方中吴茱萸、桂枝温经散寒，通利血脉，为君；当归、川芎、芍药、牡丹皮养血祛瘀，为臣；阿胶、麦冬养阴润燥，人参、甘草益气健脾，半夏、生姜降逆温中，为佐；甘草调和诸药，亦为使。诸药相配，共奏温经散寒、养血祛瘀之功。虽然经文有"亦主妇人少腹寒"可以佐证，但如仅从"温经散寒、养血祛瘀"阐释组方机制，则方中大量运用半夏、麦冬不易解释，以致在临床中出现少用甚而弃用半夏、麦冬的现象。

《素问·阴阳离合论篇》："是故三阳之离合也，太阳为开，阳明为阖，少阳为枢……是故三阴之离合也，太阴为开，厥阴为阖，少阴为枢……"人体阴阳以开阖枢的动态形式存在，而不是简单的对立统一关系。阳明之阖与太阴之开是同时发生的。因为阴阳首先是运动变化的象态，三阴三阳气化的机制是同时进行的，不能孤立来看某个过程。温经汤治疗月经愆期、闭经主要取降阳明，开太阴，调冲任，进而达到促进月经来潮、排卵，以治疗月经不调和不孕症。

二、温经汤中重用半夏、麦冬意义

前已谈及对于温经汤的运用，一般多从冲任虚寒兼有瘀血立论，取其"温经散寒、养血祛瘀"之功。有人在临床运用该方时，据《神农本草经》中所载半夏（"主伤寒寒热、心下坚、胸胀咳逆、头眩、咽喉肿痛、肠鸣、下气、止汗"）、麦冬（"主心腹结气、伤中伤饥、胃脉绝、羸瘦短气"）之功效中无"温经散寒、养血祛瘀"之义，认为与温经汤所主病证的病机相悖、证候不合、治则无关，提出温经汤当无半夏、麦冬。也有学者引白云阁版《桂林古本伤寒杂病论》之温经汤无半夏、麦冬，故临床运用温经汤时弃用半夏、麦冬。殊不知方中该两味药是降阳明之主药，去了半夏、麦冬的温经汤，其疗效会大打折扣。

温经汤方中麦冬用量最大，麦冬与半夏相配降阳明也是经方的经典配伍，如麦门冬汤、竹叶石膏汤。明代缪希雍《本草经疏》言："麦门冬在天则禀春阳生生之气，在地则正感清和稼穑之甘。《本经》甘平，平者，冲和而淡也；《别录》微寒，著春德矣。入足阳明，兼入手少阴、太阴，实阳明之正药……下气则阳交于阴，交则虚劳愈而内热不生，内热去则阴精日盛，故有子。"

三、从条文看阳明不降、冲任为病

"暮即发热"是阳明不降的一个临床表现。"少腹里急，腹满"之"急"与"满"亦当为开阖枢气化升降失调所致。《素问·骨空论篇》说："冲脉为病，逆气里急。""少腹里急"当需考虑冲脉为病。"唇口干燥"亦提示冲脉为病。《灵枢·五音五味》："冲脉任脉，皆起于胞中，上循背里，为经络之海。其浮而外者，循腹右，上行会于咽喉，别而络唇口。"冲脉"络唇口"，冲脉郁滞、津血失养而出现"唇口干燥"。

四、从奇经八脉论阳明与冲任关系

冲脉在循行中并于足少阴，隶属于阳明，又通于厥阴，及于太阳。阳明经与冲脉在气街汇合，冲、任二脉与胃气相通，半夏辛温行散，入阳明胃经，通降胃气而散结，所以降冲脉，亦即半夏通降阳明胃气有助于通调冲任，冲任通则可助祛瘀调经。冲为血海，任主胞胎，二脉同起于胞中，主调节月经，与月经关系密切。

清代名医陈修园用麦门冬汤治疗倒经，亦得之于张仲景温经汤配伍半夏降阳明之气以降冲脉的用药启示和经验。黄元御《长沙药解》谓"半夏降阳明之气以降冲脉"，陈元犀在其父陈修园《金匮方歌括》"温经汤"条按曰："……吴茱萸，肝药亦胃药也；半夏，胃药亦冲药也……胃属阳明，厥阴冲脉丽（系）之也……以阳明为主，用吴茱萸驱阳明中土之寒，即以麦门冬滋阳明中土之燥，一寒一热，不使偶偏，所以谓之温也……其余皆相辅而成温之之用，绝无逐瘀之品。故过期不来者能通之，月来过多者能止之，少腹寒而不受胎者并能治之，统治带下三十六病，其神妙不可言矣。"

五、临床实践发现手心热者用之效佳

从临床观察，凡手心发热者或手心汗多者服用本方疗效佳。究其原因，与阳明、厥阴有关。阳明不降，阳不藏阴，可见手足心发热。此外，戴思恭

《推求师意·卷之上·杂病门》"手心热"条说："手心者……故心所生病，掌中热痛。心主手厥阴包络脉入掌中，是动则病手心热，所生病者，烦心，掌中热。是知手心热者，皆二经之火，为病百端，岂一症一方可言哉？原其方旨，必是当时为忧虑过节，津液不布，停聚成痰，温郁伏心，火不得发越，故用此方，因集于此……如心包脉所生病诸症中均可有掌中热。"《不居集·手掌中热》："掌中劳宫穴也，手厥阴心包所生，是经少气而多血，是动则病掌中热。"

从顾氏天癸解图可以清晰看出，"二七"天癸至，此时气化在厥阴时段，厥阴气化正常，天癸才能更好地发挥生殖功能；若厥阴气化失常，就会造成月经不调乃至不孕。故"天癸既行，皆从厥阴论之"。《金匮要略》温经汤主妇人"久不受胎"，临床治不孕症甚效，方中君药为吴茱萸，吴茱萸恰是厥阴经要药。

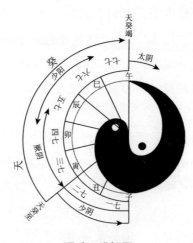

顾氏天癸解图

六、验案举隅

陈某，女，21岁，于2015年1月22日初诊。病人自初潮起一直月经周期无规律，需注射黄体酮方可来月经，末次月经时间为2014年9月27日，至今未行经。平素手掌心易出汗、发热，脚怕冷，口唇发干，余无明显不适，便调溲畅，夜寐安。舌淡苔薄，脉细涩。予温经汤降阳明、调冲任。处方：淡吴萸（开水淘洗9次）12克，川桂枝10克，大川芎10克，西当归（酒炒）10克，赤芍药12克，粉丹皮10克，淡干姜6克，法半夏15克，剖麦冬30克，潞党参10克，炙甘草10克，陈阿胶（烊入）10克。7剂，每日1剂，水煎分服。

二诊（2015年2月5日）：上药服用后，病人开始每日晨起护垫上有少量粉红色分泌物，量极少，手心汗出减少，唇干好转，唯足仍怕冷，余症同前。舌淡苔薄，脉滑小数。予当归四逆汤加味。处方：酒当归12克，川桂枝10克，炒赤芍、白芍各10克，白木通10克，炙甘草10克，北细辛（先煎）6克，大川芎10克，上绵芪25克，炙远志6克，藏红花（黄酒另炖，兑入）0.3克。7剂，每日1剂，水煎分服。

服上方后，月事于2015年2月6日来潮，量色正常，足转温。

上文所提及的与开阖枢时相匹配的5首方，是顾植山在临床实践基础上筛选的常用效验方，仅供大家参考，而并非该5个时相仅有此5方。此外，因固冲汤为张锡纯《医学衷中参西录》所创用以治疗脾胃虚弱、统摄无权、冲脉不固，而致崩漏或月经过多之证，乃属从太阴脾治，以"益气健脾、固冲摄血"，故太阴时段亦可选用此方。

（见《中国中医药报》2015年12月3日4版，原标题《从"开阖枢"理论谈活用金匮温经汤》）

五运六气理法是临证增效剂（上）

史锁芳　江苏省中医院

笔者自结识龙砂医学流派代表性传承人顾植山教授以来，对五运六气深信不疑，随着对五运六气理法的揣摩和运用，越发体悟到滑伯仁"不通五运六气，检尽方书何济"之说并非戏语，临证当"毋逆天时，是谓至怡"，这样才能真切反映"天人相应"旨意。结合临床治验，笔者提出五运六气理法不仅能够治疗"气交病"，更是临证增效剂。兹结合案例分析如次，以飨同道。

病案1 张某，男，50岁，于2015年4月2日初诊。咳喘反复发作5年，再发1周，经抗炎解痉输液治疗无效来诊。诉夜间12点以后咳嗽为甚，咽有异物感，痰白量少，咳则烦热，出汗，纳可，大便调，苔黄腻质暗红，脉细滑。来诊时查体无特殊，结合病人咳嗽于夜间 12 点以后为剧，符合"厥阴病欲解时"（从丑至卯上），故予乌梅丸治之。处方：乌梅 30 克，细辛 3 克，肉桂（后下）4 克，川连 4 克，黄柏 10 克，当归 10 克，党参 15 克，川椒 3 克，干姜 9 克，制附片 5 克，桑叶 10 克，菊花 10 克，僵蚕 10 克，桔梗 5 克，甘草 5 克。7 剂。

二诊（2015 年 4 月 9 日）：病人诉夜间 12 点后咳嗽依然厉害，且心情急躁，面部火热，无法入睡，并感右胁疼痛，咳时烦热，盗汗，咽有痰滞感，无恶心，纳食可，舌苔黄腻质暗红，脉细小弦。参考当年"二之气"（主气、客气均为少阴君火）的运气特点，立即改变处方思路。既遵循年运岁气使以血府逐瘀汤转枢少阳、少阴，同时结合厥阴病欲解时和少阴病欲解时（从子至寅上）遣用乌梅丸及黄连阿胶汤法消息以观。处方：原乌梅丸方，加黄芩 10 克，阿胶珠 10 克，白芍 10 克，炒柴胡 6 克，枳壳 10 克，生地 10 克，桃仁 10 克，红花 5 克，桔梗 6 克，川芎 6 克，怀牛膝 10 克，炙甘草 5 克，浮小麦 30 克，大枣 10 克，鸡子黄（冲服）1 个。7 剂。

三诊（2015 年 4 月 16 日）：病人诉夜间咳喘明显减轻，且得安寐，烦躁、盗汗诸症也缓，仍感咽有异物感，苔薄质暗红，脉细小滑，再予原方加射干 10 克。7 剂。

四诊（2015 年 4 月 23 日）：病人诉咳喘已得控制，咽部异物感也消失，苔薄质淡红，脉细静。予原方加羊乳 15 克。7 剂，基本痊愈。

病案 2 洪某，女，53 岁，于 2015 年 5 月 4 日初诊。有哮喘病史 10 余年，每于夜间 1~3 点发作，胸部憋气，呼吸困难，咽痒咳嗽，咽部有痰滞感，咳痰白黏，大便稀溏，舌苔薄质暗红，脉细小滑。据厥阴病欲解时运用乌梅丸。处方：乌梅 35 克，细辛 3 克，肉桂 4 克，川连 3 克，黄柏 10 克，当归 10 克，党参 10 克，川椒 4 克，干姜 6 克，制附片 8 克，瓜蒌皮 10 克，薤白 10 克。14 剂。

二诊（2015 年 5 月 19 日）：病人诉药后病情稍有好转，但仍有发作，据证复入葶苈子 15 克，大枣 10 克。14 剂。

三诊（2016 年 3 月 16 日）：病人诉前期治疗有效，此又因疲劳感寒致哮喘再发，以凌晨 3~4 点发作为多且重，喉鸣，气喘，咯少量白黏痰，烦躁，潮热盗汗，舌苔薄质暗红，脉细小滑。再次从厥阴病欲解时运用乌梅丸。处方：乌梅 35 克，细辛 3 克，肉桂 4 克，川连 3 克，黄柏 10 克，当归 10 克，党参 10 克，川椒 4 克，干姜 6 克，制附片 6 克，栀子 10 克，煅牡蛎（先煎）25 克，葶苈子 15 克，大枣 10 克。14 剂。

四诊（2016 年 5 月 25 日）：病人诉夜间 4~5 点仍有哮吼，原泛酸已除，仍有烦躁，潮热，盗汗，口渴，咽痒作咳，身痒湿疹，小腿疼痛，舌苔薄质淡暗，脉细滑。结合 2016 年太羽运，岁水太过，寒气流行，水胜土复，该病人蕴有水湿郁热见端，于是复入黄连茯苓汤，原方加茯苓 30 克，黄芩 10 克，法半夏 10 克，麦冬 15 克，车前子（包煎）15 克，小通草 5 克，远志 10 克，炙甘草 5 克，生姜 3 片，大枣 10 克。14 剂。

五诊（2016 年 6 月 29 日）：病人诉服用上方后夜间气喘显著缓解，咳痰均消失，仍有潮热，盗汗，湿疹，上方加连翘 10 克，地肤子 15 克。14 剂。

六诊（2016 年 7 月 13 日）：告知，服用上方后病情即得控制，后又予上方巩固。

分析与体会 案 1 分析。初诊时据厥阴病欲解时（从丑至卯上）予乌梅丸方却无效，因思及当下年运处于二之气，此时主气、客气均为少阴君火，遂使以血府逐瘀汤（由四逆散、桃红四物汤和桔梗、牛膝组成）。其中四物汤补血活血，主治少阴；四逆散疏肝理气，主治少阳；桔梗、牛膝，一升一降，升降相因，重在调畅气机。全方气血阴阳同调，治气、养血之功多于活血化瘀，确为少阳、少阴转枢妙方。因病人还有少阴病欲解时的时运特点，为"谨候气宜，无失病机"，复入黄连阿胶汤，改变思路。既遵循年运岁气，同时结合厥阴病欲解时和少阴病欲解时复合选方竟获成功，不仅咳喘好转，烦躁、盗汗诸症也缓，并得安寐。此例获效，加用血府逐瘀汤是其转折点，此案充分体现了"求其至者，气至之时也。谨候其时，气可与期，失时反候，五治不分，邪僻内生，工不能禁也"（《素问·六节藏象论篇》）。

案 2 分析。哮喘之治横跨 2015 与 2016 年之岁，全程治疗也充分体现了重视运气选方的重要性。该案 2015 年两次均予乌梅丸获效，三诊（2016 年 3 月 16 日）时哮喘发作虽仍符合厥阴病欲解时（凌晨 3~4 点），但依旧运用

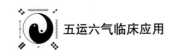

乌梅丸却未获效果。于是在四诊时，结合2016年太羽运，岁水太过、寒气流行、水胜土复，从"水湿郁热见端"，复入当年运气证治方黄连茯苓汤后即取效矣。此时运气证治方黄连茯苓汤充当了"催化""加强"角色，此案验证了"顺天以察运，因变以求气，得其义则胜复盛衰之理，随其几而应其用矣"（陈无择）之说。

古人云"用药如用兵"。案1、案2中的血府逐瘀汤、黄连茯苓汤就如同攻坚战役中的"加强连"，起到了攻坚拔寨的作用。

通过上述案例的剖析，笔者更深切认识到五运六气理法确"乃天地阴阳运行升降之常道也"（陈无择），临床要遵"必先岁气，无伐天和"（《黄帝内经》）之训，随机达变，因时识宜，庶得古人未发之旨，而能尽其不言之妙。然时下对五运六气之学仍有许多争议，王旭高也担心"经论昭然，人鲜留意，恐成湮没"，好在"实践出真知"，实践证明其价值斐然，我辈当留意广施之，不仅能够"用之得当，如鼓应桴"，更能启悟增效，弥补传统证治之不殆，所以笔者把它称之为"增效剂"。个人浅见，以求正与同道。

（见《中国中医药报》2017年4月20日4版，原标题《五运六气理法是临证增效剂》）

运用运气理论辨治臌胀

蒋俊民　广东省中医院

臌胀属"风、痨、臌、膈"四大顽症之一，为历代医家所注重，以腹胀大、皮色苍黄、脉络暴露为特点，早在《灵枢·水胀》《素问·腹中论篇》即有记载。尽管中医学在长期的发展进程中对臌胀的诊疗积累了较为丰富的经验，但在实际临证当中仍有许多不尽如人意之处。如当代众多学者普遍认为臌胀因肝脾受伤，疏泄运化失常，气血交阻致水气内停腹中而致病，调理肝脾固然有效，但肝脾受伤的因素绝非一端，或因疫疠之气，或因疫水蛊毒，或因纵酒劳欲，或因情志内伤，甚或气、血、水、虫多端兼见，在如此纷纭复杂的病理因素中如何"求本"？临证之苦莫过于病多方少，或效先贤之方而不能取今世之效，如何看待和解决这些实际问题，是我们所面临的共同难题。笔者有幸侍诊顾植山教授，在学习和继承其学术思想的过程中，对臌胀的治疗有了新的思路和收获，以下将以具体病案分析说明，以飨同道。

病案 1　黄某，女，78 岁，既往有冠心病、骨质疏松、慢性支气管炎病史。病人 1 年多前出现下肢浮肿，西医利尿对症治疗症状可改善，但多反复。2015 年 7 月下肢浮肿逐渐加重，中西医结合治疗症状改善不明显。2015 年 9 月起伴腹胀，2015 年 10 月 25 日因"腹胀 1 个月，发热、气促 1 天"在当地医院诊断为"肺部感染、慢性支气管炎、乙肝肝硬化失代偿期"，住院治疗症状改善后出院。腹胀、双下肢浮肿仍反复，于 2015 年 12 月 11 日入住我院。入院症见精神疲倦，乏力，腹胀，进食后尤甚，纳差，咳嗽气促，咯少量黄色黏痰，双下肢浮肿，小便短少。查见手掌赤痕，颈项血痣，腹部膨隆，下肢浮肿，舌暗红，苔白腻，脉结。入院查胸部 X 线片示：胸椎、腰椎骨质疏松，脊柱胸腰段多发椎体压缩变扁。心电图示：快心室率房颤伴室内差异传导。腹部超声检查示：肝硬化，门静脉高压，腹腔大量积液。血清生化学检查提示：ALB 为 22.4 克 / 升，AT 为 47.3%，TBIL 为 48.5 微摩尔 / 升，K^+ 为 3.13 毫摩尔 / 升。外周血象提示：WBC 为 3.13×10^9/ 升，Hb 为 90 克 / 升，PLT 为 57×10^9/ 升，乙肝病毒标志物阳性。予扩容利尿，纠正低蛋白血症，护肝支持治疗，中药以苍牛防己黄芪汤化裁。后因病人口干明显，舌暗红，少苔少津，脉结，考虑利水伤阴，予滋水清肝饮合五皮饮化裁，症状改善后于 2015 年 12 月 21 日出院。

2 周后病人症状反复并逐渐加重，2016 年 2 月 18 日再次住当地医院，予维持前治疗方案，症状改善不明显，输注人血白蛋白时出现心慌喘促，端坐呼吸，考虑诱发心衰，进一步治疗考虑利尿剂拮抗，不排除顽固性腹水，拟行腹腔穿刺并腹水引流，家属拒绝。

2016 年 2 月 20 日病人求单纯中医治疗，症见腹胀，腹大如鼓，半坐卧位，喘促，时有咳嗽，咯痰不利，口干，便干，排便无力，小便短少，舌暗红，有裂纹，少苔少津，脉细结。处方：黄芪 60 克，党参 10 克，五味子 10 克，白芍 15 克，大枣 15 克，生姜 10 克，炙甘草 10 克，桑白皮 10 克，地骨皮 15 克，北杏仁 10 克，炙紫菀 15 克，车前子（包煎）15 克，麦冬 10 克，熟地 20 克，水煎服，日 1 剂，并维持前中等剂量利尿剂口服。病人服药 2 剂

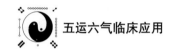

后咳嗽喘促及口干明显改善，尿量逐日增加。

2016年2月27日查见病人下肢浮肿消失，腹围明显减小，纳食如常，尿量维持在每日2000毫升左右，于2016年2月29日带前方7剂出院。

1周后未见病人来诊，恐病情反复或变化未敢随访。2016年3月12日见病人在其女陪同下一早来诊，诉腹胀及咳嗽诸症几近消失，纳食如常，出院带药服完后守前方续服4剂，唯睡眠欠佳，入睡后易醒，查见腹部皮肤松弛，腹水征（－），双下肢无浮肿，舌暗偏红，苔薄白，脉细。予利尿剂减量，中药在前方基础上加炙远志5克，炒黄连5克，茯苓15克。

后随访病人诸症平稳，生活尚能自理。

分析与体会 病人为老年女性，肾气亏虚，起病于甲午之岁，乙未年7~9月（四之气主气太阴湿土，客气少阳相火）病人以腹胀、下肢浮肿为主要表现，10月（五之气阳明燥金加临阳明燥金）表现为发热、气促、腹胀，迁延至12月（六之气太阳寒水加临太阳寒水）病人以咳痰及腹胀、肢肿为突出表现，丙申年2月（一之气主气厥阴风木，客气少阴君火）以咳嗽、咯黄痰、喘促、心慌及腹胀、肢肿见端。概括所见，病人病情加重于乙未（太阴湿土司天，太阳寒水在泉）年下半年，迁延至丙申一之气（少阴君火加临厥阴风木）。尽管病情复杂，但从运气理论入手，其所呈现的看似纷繁的病象与运气规律存在一定关联（腹胀、肢肿合寒水、湿土用事之机；燥、火应咳嗽、咯黄痰、喘促之象），即其病象基本与运气特点吻合，这正是病象中之"隐机"。顾植山强调临证应"握机于病象之先"，这种"机"亦即病象后面之规律，只有把握此规律，才不难做到治病求本，就不会被动跟在病象之后"治已乱"。可见，把握运气规律，是治疗本例之关键。六乙年岁运主方为紫菀汤，其由紫菀、白芍、人参、黄芪、杏仁、地骨皮、桑白皮、甘草、生姜、大枣组成，看似一派补肺益气之品，对此水邪泛滥之证缘何有效？缪问曰："为水所复，不用别药，即以养金之法，并为御水之谋，盖补土可以生金，而实土即堪御水也。"加五味子、麦冬、熟地、车前子，一者丙申之际"岁水太过，寒气流行，邪害心火"，病人以气阴津液已伤见端，加麦冬、五味子、熟地意在养液保金；二者"车前色黑，功达水源"，麦冬合车前子，可已湿痹，具见导水之功能。全方看似简单，实则兼顾乙未、丙申岁运之影响，含养金御水、实土御水之法，兼具平其泪没之害，防其上凌于心之功，正所谓"围魏救赵，直驱大梁之法"。后诊中加炙远志、炒黄连、茯苓，实合六丙年岁运主方黄连茯苓汤之意。

病案2　曲某，女，75岁，因"腹胀、纳差、消瘦伴双下肢浮肿4个月余"于2014年12月22日住院，明确诊断为"自身免疫性肝炎后肝硬化"，后因症状反复于2015年1月、2015年2月、2015年3月多次在广州各大医院住院治疗，每次均以腹腔穿刺排放腹水收效，但出院不久即见"腹大如鼓"。2015年4月30日求诊，症见腹胀，下肢酸痛，足膝无力，大便溏稀，日行2~4次，舌暗红少苔，有裂纹，脉弦细，查见腹大如鼓，下肢水肿，四肢瘦消。处方：木瓜15克，牛膝15克，茯神15克，熟地黄30克，覆盆子15克，防风10克，天麻10克，炙甘草5克，生姜10克，大枣10克，黄芪25克，阿胶（烊化）9克。水煎服，日1剂，先予7剂。

二诊：病人诉腹胀有所缓解，下肢酸痛及足膝无力改善，大便成形，日行1~2次，口苦，舌暗红少苔，有裂纹，脉弦细，前方去生姜，加干姜5克，黄芪加量至45克。

三诊（2015年5月12日）：病人时诉心烦，乏力，大便近2日未解，纳差，眠不安，舌暗红少苔，有裂纹，少津，脉细。继予阿胶（烊化）9克，黄芩10克，黄连10克，白芍15克，嘱黄芩、黄连、白芍加水600毫升，煎至200毫升时去渣，纳胶烊尽，微冷，纳鸡子黄2枚，搅令相得，日1剂，温服。

四诊：病人诉心烦及乏力诸症明显改善，纳食增加，大便日一行，睡眠安，舌脉同前，守方再进。

至2015年5月28日，病人来诊诉服前药诸症明显改善，唯足膝酸软无力，查验舌脉与前相仿，病人素斋戒，鸡子黄味腥实难接受。予备化汤合猪苓汤化裁继进，病人每周定期就诊，随症加减，腹水逐渐消退。2015年6月23日病人来诊时腹围减少，行走活动自如，纳食如常，唯喜咸恶甜，舌暗红，苔薄微黄，有裂纹，脉细，中药予备化汤合真武汤化裁。2015年7月1日复查肝脏生化学及凝血等指标均有改善。继续每周随诊，中药随症调治。2015年7月21日病人就诊诉口苦，尿黄，大便偏干，舌暗红，苔薄微黄，有裂纹，脉弦细，予紫菀汤佐以楮实子、泽兰、大腹皮、牵牛子等利水药化

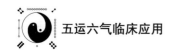

裁，后或以紫菀汤为主方，或以备化汤为主方，或紫菀汤合备化汤化裁。至2015年11月4日腹部超声探查腹腔仅见少量积液，凝血功能及肝脏生化学指标恢复正常。病人每半月来诊，中药继续以运气方调治，巩固疗效。随访至今，腹水未见反复，病情稳定，病人不仅生活自理，还可胜任买菜煮饭等家务劳动。

分析与体会 同为老年女性，本例治疗颇费周折，病人起病于甲午四之气，乙未经年病势迁延缠绵。2015年4月依其病象：腹胀、下肢酸痛、足膝无力、大便溏稀见端，太阴湿土司天，太阳寒水在泉，气化运行后天，民病关节不利，筋脉痿弱，或湿厉盛行之特点，予乙未岁运主方备化汤化裁。后予黄连阿胶汤、备化汤合猪苓汤、备化汤合真武汤、紫菀汤、紫菀汤合备化汤等为主方化裁，看似杂陈，实则体现顾植山"不以数推，以象之谓"以及灵活运用运气方之训导。"丑未之岁，阴专其令，阳气退避，民病腹胀，胕肿……寒湿合邪可知"，此为一般性规律，但临证还须宗"有者求之，无者求之。盛者责之，虚者责之"之旨。病人腹胀、下肢浮肿、足膝酸软，责之太阴、少阴，初用备化汤有效。三诊（乙未二之气少阴君火加临少阴君火）病人以心中烦、眠不安少阴热化见端，肾水不足，不能制火，投以黄连阿胶汤"壮水之主，以制阳光"。后或投以备化汤合猪苓汤兼养阴利水，或备化汤合真武汤兼温补肾阳，或备化汤合紫菀汤兼养金御水，无不以"有者求之，无者求之"为要，正所谓"顺天以察运，因变以求气"。运气对某一个体的影响，往往表现复杂，有时为单一因素，有时为综合因素，有时为致病因素，有时为治病有利时机，临证不仅要运与气全局把握，而且要天地人综合考量，这正是顾植山所强调的运气学的灵魂与精髓所在。要真正做到灵活运用，必须要做到天象、气象、病象的全面掌握与客观分析，"天垂象，圣人则之"，亦即医者之至高境界。

中医的核心优势是整体优势，五运六气理论指导下的临床实践是发挥中医整体治疗优势的很好途径。运气学说强调天人一体，万物一气，认为疾病的发生是自然变化的产物，各种事物的运动变化都存在着周期性节律，自然变化的周期性节律是有迹可循，可以求知的。运气学指导下的中医治疗是中医整体治疗的最直接体现。三因司天方是比较成系统的基于运气学说的中医辨治方药体系，只要切中运气病机，复杂病症往往迎刃而解。正如前贤所言："人生于地，气应于天。天地之运气，互为胜复，则脏腑之阴阳，互为盛衰。衰则所胜妄行，己虚而彼实；胜则薄所不胜，己实而彼虚。苟实其实而虚其虚，害生益甚。能实其虚，而虚其实，虽病何伤。"盛者责之，虚者责之，味斯旨也，于运气之道，思过半矣。

（见《中国中医药报》2017 年 4 月 13 日 4 版，原标题《运用运气理论辨治臌胀》）

顾植山龙砂膏滋方脉案选析

陶国水　无锡市龙砂医学流派研究所

龙砂膏滋具有两个特定内涵，一是顺应"冬至一阳生"进行冬令进补的民俗文化内涵；二是以养生保健"治未病"为主要目的之功效内涵。脱离了这两个内涵的膏滋方，实际已蜕化为一般剂型概念的膏剂。今选取龙砂医学流派代表性传承人顾植山教授几则膏滋方脉案，与大家分享。

一、不育

病案　孙某，男，1972 年生，山东烟台人，2015 年 12 月 5 日，订膏。病人年逾不惑，既往不育，经 2014 年冬膏调补，诸不适症皆有改善，现爱人已怀孕，相关检查皆正常，甚为欢喜。今再逢冬藏之时，再次订膏滋调补"治未病"。病人平素嗜食烟酒，工作稍劳，会有疲倦感，容易上火，脾气大，华发多生，易出汗，历经调摄，已有改善。时有焦虑、抑郁，纳谷尚馨，大便欠爽，有时黏滞不成形，寐安。舌暗红、苔黄腻，舌面有黏沫和小裂纹，脉濡、重取可见弦象。

开路方：北柴胡 15 克，淡子芩 15 克，淡竹茹 12 克，炒枳壳 10 克，法半夏 15 克，炒当归 12 克，赤芍药 15 克，盐车前子（包）15 克，干生地 15 克，云茯苓 10 克，炙甘草 10 克，生姜片 6 克，大红枣（擘）10 克。14 剂，每日 1 剂。

膏滋方：陈阿胶（黄酒炖）75 克，龟甲胶（黄酒炖）117 克，大熟地（砂仁泥 30 克拌炒）100 克，盐菟丝子（包）150 克，盐车前子（包）150 克，白残花（后下）60 克，紫檀香（后下）60 克，大红枣（擘）150 克，西洋参（另炖）100 克，鹿茸片（黄酒炖）20 克，紫油桂（后下）30 克，枸杞子 100 克，甘菊花 100 克，干生地 150 克，净萸肉 200 克，怀山药 150 克，建泽泻 150 克，粉丹皮 40 克，云茯苓 100 克，怀牛膝 100 克，炙苍术 120 克，生枣仁 200 克，赤芍药 150 克，上绵芪 300 克，北沙参 240 克，炒当归 100 克，天冬、麦冬各 150 克，制首乌 200 克，金樱子 150 克，忍冬藤 100 克，女贞子 100 克，旱莲草 100 克，冬桑叶 120 克，黑芝麻 200 克，桑椹子 150 克，无糖收膏。嘱取药伏火后，自冬至日开始服用，早晚各 1 次，每次鸡子黄大小，温水化服。

分析与体会 病人已过不惑之年，平素嗜食烟酒，久居滨海之地，感受湿热氤氲之气，加之素有肝郁之质，易动怒激惹，当以清化湿热、滋水涵木、调达木郁兼顾，取左归丸、首乌延寿丹、杞菊地黄汤为打底方，增损化裁。2016 丙申年，水运太过，少阳在上，炎火乃行，阴行阳化，寒甚火郁之会也，应作未雨绸缪，取用升明汤之意。

附病人 2014 年膏滋方脉案 孙某，男，1972 年生，山东烟台人，2014 年 12 月 21 日，订膏。病人结婚 14 年，10 年前妻子怀孕，孕 50 天后自然流产，此后妻子未再怀孕，夫妻双方皆迭经中西医治疗，妻终未能受孕。精液常规检查提示：畸形精子达 84.4%，正常精子 15.6%。平素容易上火，脾气差，易激怒，华发早生，嗜烟酒，纳谷善馨，大便时有稀溏，2~3 次 / 日，小便正常，阴囊时有潮湿，舌淡红，苔白厚腻，脉弦滑。

膏滋方：鹿角胶（黄酒炖）72 克，龟甲胶（黄酒炖）117 克，大熟地（砂仁泥 40 克拌炒）150 克，盐菟丝子（包）150 克，盐车前子（包）150 克，西洋参（另炖）80 克，大海马（黄酒炖）30 克，大蛤蚧（去首足，黄酒炖）6 对，西枸杞 100 克，北五味子 100 克，覆盆子 100 克，韭菜子 100 克，沙苑子 100 克，金樱子 150 克，桑椹子 150 克，炒黄柏 30 克，炒知母 40 克，净萸肉 120 克，怀山药 200 克，粉丹皮 60 克，建泽泻 100 克，云茯苓 100 克，炒赤芍 120 克，天冬、麦冬各 100 克，补骨脂 100 克，宣木瓜 120 克，怀牛膝 80 克，炒当归 100 克，炒白术、苍术各 100 克，炙甘草 80 克，盐巴戟天

150 克，苏芡实 300 克，炒莲肉 100 克，潞党参 100 克，冰糖 400 克收膏。嘱取药伏火后，早晚各 1 次，每次鸡子黄大小，温水化服。

分析与体会　病人不育，精子畸形率高，久居海滨，嗜食烟酒，易激怒，华发早生，阴囊潮湿，大便时有稀溏、黏滞，脉证合参，属湿热兼夹阴虚之质。选用知柏地黄汤、五子衍宗丸为打底方，兼顾 2015 乙未年运气之备化汤，配合海马、蛤蚧等益精助阳之品，酌情配伍，订制膏滋，综合调补，使其如愿得子。

二、肺气肿

蒋某，男，1945 年出生，江苏江阴人，2015 年 11 月 22 日，订膏。病人年届古稀，罹患肺气肿，肺大疱病史多年，晨起有咳嗽、咳痰，痰色白兼杂泡沫，时有喘息、胸闷，不耐劳作，平素易感冒，既往有高血压、高血脂、慢性结肠炎，口服降压药，血压控制尚可，偶有肠鸣腹泻，纳馨，溲畅，寐安，舌淡有紫气，根苔黄腻，脉弦有结代。乙未之岁，虽寒水在泉，然五之气主气、客气均为阳明燥金，实际气候燥热明显，小雪前后普降大雪，气温骤降，临床出现寒甚火郁之象；2016 年相火司天，冬令膏滋，宜于温补坎阳中兼清少阳，防患未然。

膏滋方：陈阿胶（黄酒炖）125 克，龟甲胶（黄酒炖）60 克，鹿角胶（黄酒炖）72 克，大蛤蚧（去首足，黄酒炖）8 对，大红枣（擘）150 克，大熟地（砂仁泥 40 克拌炒）200 克，生晒参（另炖）100 克，建神曲（包）150 克，白残花（后下）60 克，紫檀香（后下）50 克，盐车前子（包）150 克，怀山药 300 克，炙甘草 240 克，西当归 100 克，大川芎 100 克，杭白芍 100 克，炒白术 100 克，云茯苓 100 克，淡干姜 100 克，川桂枝 100 克，玉桔梗 100 克，西防风 80 克，北柴胡 80 克，大豆卷 100 克，麦冬 120 克，杏仁 100 克，生枣仁 100 克，小青皮 80 克，法半夏 100 克，熟附片 120 克，覆盆子 120 克，宣木瓜 150 克，炒乌梅 150 克，川牛膝、怀牛膝各 100 克，冰糖 400 克收膏。嘱取药伏火后，自冬至日开始服用，早晚各 1 次，每次鸡子黄大小，温水化服。

分析与体会　病人年届古稀，罹患肺疾多年，肾气亏耗，脉有结代，肺病及心，膏滋重在培补肾命与肺心，以右归丸、薯蓣丸、备化汤为打底方，

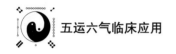

2016丙申年，少阳相火司天而中运太羽寒水，寒甚火郁之会也，取用升明汤之意而加生枣仁、白残花、紫檀香、车前子、小青皮诸味，显示了龙砂膏滋方重视五运六气、未雨绸缪的特色。

三、分析与讨论

笔者通过跟随顾植山教授学习，研究历代龙砂医家膏滋方脉案，梳理出龙砂膏滋方的四大特点：顺应"冬至一阳生"思想，培补命门元阳；讲究阴阳互根，善于阴中求阳；结合五运六气，顺天因时制宜；注重熬膏技艺，制作工艺精良。具体到开具龙砂膏滋方，有以下几点值得注意。

（1）龙砂膏滋方配料一般除去胶类，饮片总量在2500~3500克，可以出2千克以上膏；饮片控制在25味左右；关于胶类的用量，一般不超过250克，偏于温阳则鹿角胶多于龟甲胶，偏于滋阴则龟甲胶多于鹿角胶；阿胶一般为63~125克（相当于旧制二两至四两）；为减少霉变及影响口感，诸如核桃肉等多与其他饮片共煮而不是打碎兑入；收膏的辅料，蜂蜜一般500~600克，若用冰糖则量稍减，饴糖则量稍增，根据个人口味微调。忌糖也可无糖收膏，或加元贞糖等代糖品。

（2）关于儿童和"三高"人群能否服用膏滋方的问题，回答是肯定的。从临床实践看，膏滋方对小儿反复感冒、扁桃体炎、哮喘、过敏性咳嗽、久咳不愈、厌食、遗尿、发育迟缓、多动症等，多有佳效。小儿膏滋，一般多兼顾治疗目的，兼顾儿童生理特点，多在资生汤基础上加入孔圣枕中丹、玉屏风散、六味地黄汤，或以左归丸等为打底方，少用壮阳蛮补之品。关于胶和饮片剂量，学龄前儿童剂量相当于成人量的1/3，学龄儿童相当于成人量的1/2~3/4，糖类用量和成人相当。"三高"人群多用首乌延寿丹为打底方。

（3）关于开路方的作用，目前流行两种说法：一是"试药"，即将拟配制膏滋方的药物，按一定剂量折算，作为汤药服用，看人体适应与否，然后再配制膏滋方，也称"探路方"；二是"清理肠道"，健运脾胃，以作开路之资，便于更好吸收。龙砂膏滋方的开路方具有其特定作用，就是便于更好地顺应秋收、冬藏的气化趋势。冬季阳气潜藏，万物多静少动，纷纷养精蓄锐，人类亦要顺应自然，藏精纳气，加强命门元精的储备。如2015年五之气，主气、客气都为阳明燥金，燥热之象也明显，临床多见脉象浮弦，阳明不降，冬脉不藏，故多用《三因极一病证方论》苁蓉牛膝汤（苁蓉、熟地黄、牛膝、当归、白芍、木瓜、甘草、乌梅、鹿角、生姜、大枣）作开路方，以便阳气更好地降、阖。

（4）目前一些地区膏方的服用不讲究时间节点，甚至出现了"四季膏方"，而龙砂膏滋的服药时间是有讲究的，首先取药后要伏火，否则容易上火；其次要顺应"冬至一阳生"的思想，当然也不必拘泥于必须在冬至这一天，如天气相对冷可以在冬至前服用，如天气相对偏热可在冬至后服用，过早服用可能会出现上火症状。

（5）擅用运气学说，注重调"天人关系"，以期"必先岁气，勿伐天和"，是龙砂医家的独门绝技。2015乙未年，中运为岁金不及，太阴湿土司天，太阳寒水在泉，2015年初顾植山教授就对2015年运气特点做过预测，认为上半年寒热的变化会比较多，冬季会较冷，"寒冬"的可能性大，事实确实如此。但是2015年小雪后寒潮骤降，造成火气内郁的现象，加之2016年易出现"寒甚火郁"之会，故应注意附子等辛燥药物使用的量。既往膏滋中附子量用至400~500克，2015年的膏滋中见到的熟附片最大量仅为100~120克。

（6）重视伏邪之气。何廉臣《重订广温热论》云"医必识得伏气，方不至见病治病，能握机于病象之先"，以防患于未然，真正体现中医"治未病"优势特色。2016丙申年，少阳相火司天，厥阴风木在泉，中见太羽水运，岁水太过，气化运行先天，丙申岁半之前，少阳相火主之，若火淫胜，则温气流行；水运太过，少阳在上，炎火乃行，阴行阳化，寒甚火郁之会也。2016年一之气客气少阴君火，司天之气为少阳相火，中运为水运太过。加之2015乙未年为金运不足，炎火流行之纪，五之气主气、客气均为阳明燥金，至小雪交气后出现大范围骤然降温，火气内郁，近似寒包火，如2016年火邪引动内伏的热邪，发病将会偏重，正如薛瘦吟尝言："凡病内无伏气，纵感风、寒、暑、湿之邪，病必不重，重病皆新邪引发伏邪者也。"当未雨绸缪。陈无择《三因极一病证方论》中有升明汤（生枣仁，车前子，紫檀香，蔷薇，青皮，半夏，生姜，甘草）一方。缪问解此方曰："是岁上为相火，下属风木……枣仁味酸平……熟用则补肝阴，生用则清胆热，故君之以泻少阳之

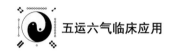

火。佐车前之甘寒，以泻肝家之热。司天在泉，一火一风，咸赖乎此。紫檀为东南间色，寒能胜火，咸足柔肝，又上下维持之圣药也。风木主令，害及阳……蔷薇为阳明专药，味苦性冷，除风热而散疮疡，兼清五脏客热。合之青皮、半夏、生姜，平肝和胃，散逆止呕。甘草缓肝之急，能泻诸火。平平数药，无微不入，理法兼备之方也。"故2015年膏滋方中多取升明汤之意。

（见《中国中医药报》2016年1月8日4版，原标题《顾植山龙砂膏滋方脉案选析》）

2016年（丙申年）

从两则湿疹病案谈黄连茯苓汤

王　静　龙砂医学流派传承工作室青岛市海慈医疗集团工作站　青岛市中医医院治未病科

乙未年运气方于内外妇儿诸科疑难杂症，甚至危重症救治中的显著疗效已屡见报端，笔者学用紫菀汤、备化汤等乙未年运气方于儿科临床，亦每获奇效。2016进入丙申年岁首，连遇两则首诊失治的湿疹病案，去年临床常用多效之方，今却全然无效，百思莫解。困顿之下，试用丙申年三因司天方之黄连茯苓汤，不意药到病除，拨云见日。现将此二则病案记录于下，附加个人浅薄心得，以期抛砖引玉，通过讨论，加深对黄连茯苓汤和三因司天方临床应用的认识。

病案1　赵某，男，59岁，2016年2月11日初诊。病人全身皮疹伴瘙痒两年。两年内，病人先后反复数次门诊、住院治疗，静脉滴注及口服抗炎、抗过敏药物不可计数，外涂醋酸地塞米松乳膏、丙酸氯倍他索乳膏、卤米松乳膏、炉甘石洗剂等各种中西药剂，甚至形成静脉滴注激素依赖，亦曾多方问诊于中医，服中药近百剂，但均无明显效果。因听闻笔者曾治愈小儿顽固性湿疹，遂来儿科门诊（注：当时笔者在儿科门诊）求治。刻诊：病人全身密集黄豆大小红斑、丘疹，背部尤重，表面多有溃破及大量鳞屑附着，抓痕明显，全身皮肤干燥、脱屑，瘙痒剧烈，入夜尤甚，辗转难眠。舌暗红，苔黄厚腻，脉滑。诊断：湿疹。

笔者尝读顾植山教授临证医案，发现凡症见风疹燥痒者，其喜用当归饮子加味；窃闻同门临证摹仿，皆多速奏功。笔者去年师法学步，收效甚著，未曾失手。察病人既往病史及刻下证候舌脉，不禁暗喜，此非为营虚卫伤、风热内蕴之当归饮子的证何属？自谓成竹在胸，便从容遣方，期覆杯而愈。处方：西当归15克，干生地15克，北口芪15克，炒白术15克，大川芎15克，白蒺藜15克，西防风15克，制首乌12克，荆芥穗12克，生甘草9克，紫草根10克，土茯苓12克，粉丹皮6克，薏苡仁15克。5剂，每剂水煎成300毫升，分早晚2次空腹温服，日1剂。

二诊（2016年2月16日）：病人述皮疹继有新萌，此起彼伏，诸症一如既往，未见逆转，且近日腹胀不适，大便失调。笔者闻已便惑，当归饮子，屡试不爽，为何此例竟无寸功，莫非辨证失当？

细察病人新疹略带水疱状，舌苔较前更加厚腻，脉滑数，酌改用芳香化湿、清利湿热之自拟方，惴惴然以期改观。处方：广藿香10克，苏叶、苏梗各10克，川黄连6克，白僵蚕10克，净蝉蜕10克，干生地30克，川厚朴10克，炙苍术10克，薏苡仁30克，绵茵陈15克，西升麻10克，炒枳壳10克，炙甘草10克，嫩青蒿（后下）15克。5剂，每剂水煎成300毫升，分早晚2次空腹温服，日1剂。同时予淡黄芩、川黄柏、生甘草各30克，日1剂，煎汤放凉冷敷患处，一日数次。

三诊（2016年2月22日）：病人仍述症状如故，唯洗剂冷敷暂有些许止痒效果，夜间瘙痒转为阵发，虽能勉强入睡，但痒甚时仍有惊醒，一夜数次。常规辨证，内服上方，似亦无功。

正愁眉不展时，忽忆顾植山教授讲座中曾述及，北宋苏东坡用偏于香燥的圣散子方治疫效果非常好，但金元以后，用圣散子方多无效，当时刘完素的解释是"此一时，彼一时，奈五运六气有所更，世态居民有所变"。前用当归饮子有效，今则无效，难道也是此一时彼一时？

又再详加问诊，病人2014年（甲午年）2月初起皮疹，是岁少阴君火司天；2015年（乙未年）5月后明显加重，时恰值二之气少阴君火客气加临；

此时就诊，又属丙申年初之气客气少阴君火时段。《素问·至真要大论篇》云："谨守病机，各司其属。"此患皮疹瘙痒，病机十九条云："诸痛痒疮，皆属于心。"张介宾《类经·疾病类》注曰："热甚则疮痛，热微则疮痒。心属火，其化热，故疮疡皆属于心也。"三因司天方之黄连茯苓汤为丙年水运太过"邪害心火"所设，尤适用于丙申年"少阳在上""寒盛火郁之会"（见龙砂医家缪问有关黄连茯苓汤之方解）。

道理虽通，但疗效究竟何如，未见临床实例，心中无底，蹀躞不下。然既无方可用，抱着不妨一试的想法，遂处方如下。处方：川黄连 10 克，赤茯苓 12 克，麦冬 12 克，车前子（包煎）10 克，细通草 10 克，炙远志 10 克，法半夏 10 克，淡黄芩 10 克，生甘草 10 克，薏苡仁 30 克，广藿香 10 克，炙苍术 10 克，建泽泻 6 克，生姜片 3 克，大红枣 5 克。5 剂，每剂水煎成 300 毫升，分早晚 2 次空腹温服，日 1 剂。

四诊（2016 年 2 月 27 日）：病人喜述几无新疹出现，瘙痒明显减轻，发病加重至今年余，首次一觉到天明。药既中的，遂守方再进，予上方续服 5 剂。

2016 年 2 月 29 日电话随访，皮疹大部分结痂，瘙痒症状大为减轻。丙申运气方黄连茯苓汤不负所望，斩获首功，消其疴瘵，长吾志气！

病案 2 赵某，男，3.5 岁，2016 年 2 月 19 日初诊。患儿全身皮疹伴瘙痒两年余。患儿自 2013 年 9 月起全身散在皮疹，随年龄增长，不轻反重。两年多来，去过多家西医院求治，反复住院治疗，效果不显。目前除外涂各种药膏暂时可缓解剧烈瘙痒外，即使激素冲击治疗亦无法控制病情发展。患儿家长哭诉，患儿自皮疹后几未进食过任何蛋白质，肉、蛋、奶等于此患儿而言皆属奢望。因多方求治西医无效，似已无处寻药，今首次就诊中医，虽对中医中药将信将疑，但见患儿每日之痛苦，实属无奈，只得一试。刻诊：患儿面色萎黄，身形瘦小，全身散发大小红斑、丘疹，部分融合成片。表面因搔抓多有溃破，流脓流水，瘙痒剧烈。双手最为严重，多处溃破，几无完好皮肤。指缝、甲缝亦有皮疹渗出脓水，十指指甲全部增厚、变形，甲板浑浊如同灰指甲（笔者于初心头颇为疑惑，此儿时年尚幼，何染如此严重之灰指甲，因好奇问及家长，方知经多家三甲西医院多次检查并检测确诊，此并非灰指甲，正乃严重湿疹所致）。舌暗红，苔薄黄腻，脉濡数。察患儿刻下证候舌脉，处当归饮子加味，似无不当。因而原法重施，信手拈来。处方：西当归12克，生地15克，北口芪9克，杭白芍15克，大川芎9克，白蒺藜15克，西防风15克，制首乌9克，荆芥穗9克，生甘草9克，广藿香12克，土茯苓12克，炒白术12克，炙苍术9克，建泽泻6克。5剂，每剂水煎成200毫升，分早晚2次空腹温服，日1剂。

二诊（2016年2月24日）：患儿皮疹渗出及瘙痒几无改观，搔抓不停，不思饮食，舌尖红赤，舌苔较前稍厚腻，略黄，舌中部尤为明显，脉濡数。

当归饮子治疗风疹瘙痒一向神效，此患儿已是近日来第二例用之无效的病案，家长对中医中药本抱偏见，如今也未见效，似更增疑虑。当时，案1赵某已经三诊开了黄连茯苓汤，然尚未四诊，疗效未知，但对该方在理论上已经有了印象。于是耐心询问，患儿2013年（癸巳年）9月发病，时值四之气客气少阴君火加临，《圣济总录》谓"气与运同，灼化所居，湿热相搏"；2014年（甲午年），少阴君火司天，"少阴之化热，若热淫所胜，即怫热至，火行其政，民病皮肤痛，……甚则疮疡胕肿"；2015年（乙未年），岁运少商金，火乘其敝，"宜以苦燥之温之，甚者发之泄之，不发不泄，则湿气外溢，肉溃皮坼，而水血交流"。或许此正该患经久难治，迁延至今，不轻反重之因。此偶然耶，必然耶？

此时就诊，恰值丙申初之气客气少阴君火加临时段，于是再予黄连茯苓汤一试。不求应手辄瘥，但愿减其苦痛。处方：川黄连9克，赤茯苓10克，麦冬10克，车前子（包煎）9克，细通草9克，炙远志9克，法半夏9克，淡黄芩6克，生甘草6克，生麦芽9克，春砂仁6克，薏苡仁15克，生姜片3克，大红枣5克。5剂，每剂水煎成200毫升，分早晚2次空腹温服，日1剂。

三诊（2016年2月29日）：患儿皮疹大部分结痂，瘙痒明显减轻，患儿已不再搔抓。家长更是喜极而泣，不知如何表达。

彼时，案1赵某已经四诊，其既数剂收功，此儿获效自当不疑。上方已然见功，理应守方，酌加芳香化湿之广藿香6克，嘱再服5剂，以固疗效兼运脾开胃。

2016年3月2日电话随访，家长喜述皮疹结痂，渐与周边正常皮肤平复，

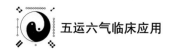

几无瘙痒，肤色渐变，明显向正。

分析与体会 陈无择《三因极一病证方论》黄连茯苓汤，本为六丙年岁水太过，寒气流行、水胜土复所立之方，而细细玩味此二则病案，一成人，一小儿，发病时、加重时、迁延时、就诊时，都不离少阴君火，此何故哉？笔者请教了顾植山教授，细读了龙砂医家缪问对黄连茯苓汤的方解："岁水太过，寒气流行，邪害心火。此而不以辛热益心之阳，何耶？按六丙之岁，太阳在上，泽无阳焰，火发待时。少阴在上，寒热陵犯，气争于中。少阳在上，炎火乃流。阴行阳化，皆寒盛火郁之会也。故病见身热，烦躁，谵妄，胫肿，腹满等证，种种俱水湿郁热见端。投以辛热，正速毙耳。丙为阳刚之水，故宗《内经》气寒气凉，治以寒凉立方，妙在不理心阳而专利水清热。以黄连之可升可降，寒能胜热者，平其上下之热。更以黄芩之可左可右，逐水湿清表里热者，泄其内外之邪。茯苓、半夏通利阳明。通草性轻，专疗浮肿。车前色黑，功达水源。甘草为九土之精，实堤御水，使水不上凌于心，而心自安也。心为君主，义不受邪，仅以远志之辛，祛其谵妄，游刃有余。心脾道近，治以奇法也。但苦味皆从火化，恐燥则伤其娇脏，故佐以麦冬养液保金，且以麦冬合车前，可已湿痹，具见导水功能。土气来复，即借半夏之辛温以疏土。实用药之妙，岂思议所可及哉。"

缪问强调了运气病机之"寒盛火郁之会"，方义之"专利水清热"，则黄连茯苓汤之治少阴君火病机，不言自明矣。笔者自忖：临床每遇难治之证，常法常方，百无一效，然施以运气方，不出数剂辄愈，前乙未年之紫菀汤、备化汤如是，今丙申之黄连茯苓又复如是，五运六气之高妙，"岂思议所可及哉"！

（见《中国中医药报》2016年4月28日4版，原标题《从两则湿疹病案谈黄连茯苓汤》）

丙申年用黄连茯苓汤的临床体会

史锁芳　江苏省中医院

2016年为丙申年，岁运属于"岁水太过，寒气流行，水胜土复"。陈无择在《三因极一病证方论》中云："黄连茯苓汤，治心虚为寒冷所中，身热心躁，手足反寒，心腹肿病，喘咳自汗，甚则大肠便血。"笔者抓住"邪害心火"，出现心悸、胸闷、胸痛、心神不宁等心系病症，或寒湿犯上、困中、趋下而出现喘咳、腹胀、肢肿、溏泄的同时，见有郁热之症如烦热、口干、口苦、舌苔黄腻者即放胆运用，每收意外之效，在此举验案如下。

病案 1　朱某，女，45 岁，2016 年 3 月 4 日初诊。病人自诉心慌，心前区隐痛不适，伴晨起喷嚏，纳呆，烦热，怕冷，苔薄黄舌质暗红，脉细。查心电图等正常，予常规治疗无效，结合今年运气特点，拟黄连茯苓汤：川黄连 6 克，炒黄芩 10 克，茯苓、茯神各 10 克，法半夏 10 克，小通草 3 克，车前子（包煎）10 克，炙甘草 12 克，炙远志 6 克，麦冬 10 克，生姜 3 片，大枣 10 克。3 剂，水煎服，日 1 剂。

二诊（2016 年 3 月 7 日）：病人诉初诊日当天下午回家即煎服，喝第一次药后即感舒适，夜寐安宁，第二天心慌消失，心前区隐痛消除，心情愉快。

病案 2　王某，女，51 岁，2016 年 3 月 23 日初诊。病人诉心慌、胸闷、胸背疼痛，失眠，烦躁，口干，口黏，口有异味，胃脘胀满，嗳气，脸面下肢浮肿，怕冷，便溏，舌苔黄腻，舌质暗红，脉细滑。结合今年运气特点，拟黄连茯苓汤合升明汤：川黄连 9 克，炒黄芩 15 克，茯苓、茯神各 30 克，法半夏 10 克，小通草 9 克，车前子（包煎）15 克，炙甘草 5 克，炙远志 10 克，麦冬 15 克，生姜 5 片，大枣 10 克，青皮 6 克，紫檀 10 克，蔷薇 6 克，生枣仁、熟枣仁各 20 克。7 剂，水煎服，日 1 剂。

二诊（2016 年 3 月 30 日）：药服 7 剂，心慌、胸闷、胸痛等即明显改善，胃胀、便溏也缓，浮肿减轻，夜寐已安。又予原方 7 剂巩固。

病案 3　刘某，女，73 岁，2016 年 4 月 1 日初诊。病人因双侧下肢酸胀乏力，胃脘胀满，大便稀溏，口干，心烦寐差，舌苔黄腻质偏红，脉细滑，曾在某医院脾胃科诊治，诸症改善不显，笔者因思今年寒水偏盛，湿性趋下，易于出现上述症情，故选用黄连茯苓汤：川黄连 5 克，炒黄芩 10 克，茯苓、茯神各 20 克，法半夏 10 克，小通草 5 克，车前子（包煎）15 克，炙甘草 5 克，炙远志 10 克，麦冬 10 克，生姜 5 片，大枣 10 克。5 剂，水煎服，日 1 剂。

二诊（2016 年 4 月 7 日）：病人诉服用上方 2 剂，双下肢酸胀乏力缓解，

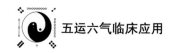

胃脘胀满也减轻，大便成形，夜寐已安，5 剂服完，上述症状均已消失。

分析与体会　黄连茯苓汤载于陈无择《三因极一病证方论》，由黄连、黄芩、茯苓、半夏、通草、车前子、甘草、远志、麦冬、生姜、大枣等组成。（编按：为避免内容重复，此处缪问对此方的解释作删除处理，相关内容见上篇《从两则湿疹病案谈黄连茯苓汤》"分析与体会"内容。）

此方此法的妙处，在于不因其寒湿而使以辛热温化，不因其蕴热而大肆寒凉清化，正如缪问总结："投以辛热，正速毙耳。丙为阳刚之水，故宗《内经》气寒气凉，治以寒凉立方，妙在不理心阳而专利水清热。"

病案 1，病人以心悸为苦，同时有"寒热陵犯，气争于中"之候（喷嚏，怕冷，纳呆，烦热），时值丙申年，故投以黄连茯苓汤，清心化湿，并独重甘草，以"甘草为九土之精，实堤御水，使水不上凌于心，而心自安也"。

病案 2，病人既有心慌、胸闷、胸背疼痛、失眠等心被寒凌、神志不宁之候，同时又有寒湿困脾、湿性趋下之症，如胃脘胀满，嗳气，脸面下肢浮肿，怕冷，便溏；本病发于二之气（2016 年 3 月 20 日至 2016 年 5 月 19 日），太阴湿土加临少阴君火，易见"气郁热"之候（烦躁，口干，口黏，口有异味，舌苔黄腻，舌质暗红，脉细滑）。因此，本案运用黄连茯苓汤和升明汤，并重用茯苓、通草、车前子、黄连、黄芩以增利水清热之功，配用升明汤（紫檀、车前子、青皮、半夏、酸枣仁、蔷薇、甘草、生姜）兼顾清泻胆火、平木和胃，药合时宜、方证合拍，故获捷效。

病案 3，病人表现以"寒湿伤中趋下""土气来复"为特点，症见下肢酸胀乏力，胃脘胀满，大便稀溏，且符合"水湿郁热"（口干，舌苔黄腻质偏红，脉细滑）及"邪犯心神"之候（心烦寐差），故也用黄连茯苓汤利水清心，则下肢酸胀乏力、胃脘胀满、大便稀溏能够速去矣。

因此，本方在"岁水太过，寒气流行，水胜土复"之年多有运用机会，在具体运用时，还需视"寒湿"与"郁火"之轻重灵活调整方中清火与利湿之品的用量，或者单用，或与升明汤合用，所谓"因时调之""谨守病机，各司其属……必先五胜，疏其地气，令其调达，而致和平，此之谓也"。

（见《中国中医药报》2016 年 5 月 4 日 4 版，原标题《丙申年用黄连茯苓汤的临床体会》）

丙申年黄连茯苓汤运用体会

肖映昱　包头医学院第二附属医院

2016 年为丙申年，常位运气特点是：水运太过，少阳相火司天，厥阴风木在泉。发病多具火热、寒凝、风扰三种主要特征。《素问·气交变大论篇》曰："岁水太过，寒气流行，邪害心火。民病身热烦心，躁悸，阴厥，上下中寒，谵妄心痛，寒气早至，上应辰星。甚则腹大胫肿，喘咳，寝汗出，憎风。大雨至，埃雾朦郁，上应镇星。上临太阳，雨冰雪霜不时降，湿气变物，病反腹满、肠鸣、溏泄，食不化，渴而妄冒，神门绝者，死不治，上应荧惑辰星。"

宋陈无择《三因极一病证方论》中"五运时气民病证治""六气时行民病证治"篇共载有十六首方，为据运气理论用于临证之良方。清代龙砂医家缪问及王旭高详加注释，倍加推崇，验之临床确有奇效，屡起沉疴。黄连茯苓汤为六丙年所立，笔者就使用此方的粗浅体会介绍如下，以求斧正。

一、胸痹

赵某，女，68 岁，退休干部，2016 年 3 月 1 日（雨水后 11 天）因时感心胸部闷痛半个月余就诊。病人近半月来，无明显诱因，时感心胸部闷痛，伴心烦、心悸、夜寐不佳。自服复方丹参滴丸 1 周无效。有冠心病史多年。舌质红苔薄白，脉细数。予黄连茯苓汤原方：黄连 10 克，茯苓 15 克，麦冬 20 克，车前子（包煎）10 克，通草 10 克，远志 12 克，法半夏 10 克，黄芩 10 克，生甘草 5 克，生姜 2 片，大枣（擘）2 枚。服 3 剂后显效，共服 7 剂，所有症状均消失。随访月余未复发。

分析与体会　此病人年老体弱多病，为笔者的老病人，每因心脏病及睡眠问题就诊，以前辨证论治，随证治之亦有疗效，然均不及此次使用黄连茯苓汤见效迅捷、疗效全面。尤感本方对辨证属君火内扰，心阴不足之心系疾病疗效显著。

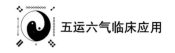

二、不寐

张某，男，72 岁，退休干部，2016 年 3 月 7 日（惊蛰后 2 日）因睡眠不佳 10 余年，加重半个月余就诊。刻诊：自述 10 多年来夜晚及午休睡眠均不佳，夜晚需常服安定 2 片，方可入睡 4 小时左右，且睡眠质量不好。曾多方治疗，疗效欠佳。近半个月，失眠加重，即使服用安定、佐匹克隆片等亦不能较好入睡，甚是痛苦。无烦躁、心悸，偶感头晕。舌尖红，苔薄白，脉细数。予黄连茯苓汤原方：黄连 10 克，茯苓 15 克，麦冬 10 克，车前子（包煎）10 克，通草 10 克，远志 12 克，法半夏 10 克，黄芩 10 克，生甘草 5 克，生姜 2 片，大枣（擘）2 枚。服药 7 剂后睡眠明显改善，共服药 21 剂，睡眠基本正常，不再服用西药。

分析与体会　此病人为顽固性失眠，久治不愈，未想到用黄连茯苓汤有如此良效。由此思考，本方对心阴不足，火扰心神之不寐应有很好的疗效。

三、心悸、不寐

高某，男，46 岁，公司经理，2016 年 3 月 10 日因时感心慌月余，加重 1 周就诊。病人自述 1 个月以来，劳累时感心慌，近 1 周较甚。心电图示频发室性期前收缩。既往有入睡困难、多梦之症 3 年。舌质红，苔白厚腻而干，脉结、沉而弱，左寸尤为不足。曾服天王补心丹略有疗效。予黄连茯苓汤：黄连 10 克，茯苓 15 克，麦冬 30 克，车前子（包煎）10 克，通草 10 克，远志 12 克，法半夏 18 克，黄芩 10 克，生甘草 5 克，生姜 2 片，大枣（擘）2 枚。服药 2 剂，心悸、期前收缩即消失，但睡眠改善不明显，继服 7 剂诸症消失。

分析与体会　本案以心悸为重并有 3 年失眠之宿疾，病机为心阴、心血不足，心火内扰，湿热阻滞，试用黄连茯苓汤清心火、滋心阴、祛湿热而痊愈。

四、糖尿病

病案 1　刘某，女，59 岁，退休干部，2016 年 3 月 13 日（惊蛰后 8 天）因确诊糖尿病 12 年，皮下注射胰岛素 3 年，近 1 个月空腹血糖升高就诊。刻诊：空腹血糖 9~10 毫摩尔 / 升，加大胰岛素用量 4 个单位，血糖仍未见下降。伴心悸，胸胁胀满不适，口干苦，胃脘部畏寒，大便溏泄。舌质略红，苔白略腻，脉略细滑。初诊予柴芩黄连温胆汤 7 剂，诸症略有减轻，血糖未降。

二诊（2016 年 3 月 20 日）：用柴芩黄连温胆汤合四君子汤 7 剂，诸症又见减轻，血糖仍未降。

三诊（2016 年 3 月 27 日）：左寸、关脉均弱，右关略弱。予黄连茯苓汤合四君子汤加减。处方：黄连 8 克，清半夏 12 克，黄芩 8 克，远志 12 克，麦冬 15 克，通草 15 克，车前子（包煎）12 克，茯苓 18 克，党参 15 克，炒白术 15 克，生甘草 6 克，生枣仁（先煎）30 克，生姜 4 片，大枣（擘）1 枚。服此方 7 剂，诸症明显改善，全身舒适，无其他不适。空腹血糖降为 6 毫摩尔 / 升。

四诊（2016 年 4 月 3 日）：疗效已现，守方略为增减。黄连 10 克，清半夏 12 克，黄芩 10 克，远志 10 克，麦冬 20 克，通草 15 克，车前子（包煎）12 克，茯苓 18 克，党参 15 克，炒白术 15 克，生甘草 6 克，生枣仁（先煎）30 克，生姜 4 片，大枣（擘）1 枚。7 剂药后空腹血糖降为 4.5~5 毫摩尔 / 升，期间病人自行减胰岛素用量 4 个单位。病人现仍在用上方治疗中。

病案 2 杨某，女，62 岁，退休干部，2016 年 3 月 25 日（春分后 5 天）初诊。病人近 1 个月来，时感全身乏力，难以入睡，心烦，口干不欲饮，常有饥饿感。查空腹血糖 17.6 毫摩尔 / 升，餐后 2 小时血糖 24.4 毫摩尔 / 升，甚是惶恐，因病人不愿服西药，故寻中医诊治。刻诊：诸症同前，舌质红，苔薄白，脉左寸略滑数。初诊予黄连茯苓汤原方：黄连 10 克，茯苓 15 克，麦冬 10 克，车前子（包煎）10 克，通草 10 克，远志 12 克，法半夏 15 克，黄芩 10 克，生甘草 5 克，生姜 2 片，大枣（擘）1 枚。7 剂药后诸症明显好转，空腹血糖降为 9.05 毫摩尔 / 升，餐后 2 小时血糖降为 16 毫摩尔 / 升，余无不适。

二诊（2016 年 4 月 2 日）：药已中的，增加黄芩、黄连用量，擂鼓再进。3 月 25 日方改黄连 15 克，黄芩 15 克。再服 7 剂，空腹血糖降为 7.15 毫摩尔 / 升，餐后 2 小时血糖降为 14 毫摩尔 / 升，余无不适。现仍在用原方治疗中。

分析与体会 上两案均为糖尿病，一为旧疾，一为新病，然中医辨证均有心火之证，而又同发于丙申年二之气，故都以黄连茯苓汤治之而获显效。案 1 刘某所患为发病多年之旧疾，必有正气亏虚之证，因而加入四君子汤以

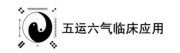

扶后天、助运化。通过此两案的治疗，思之，黄连茯苓汤当为治疗丙申年有心火、湿热征象的糖尿病之良方。

五、缪问、王旭高对黄连茯苓汤的注释

1. 缪问释

方剂组成：黄连、茯苓各一钱二分半，麦冬、车前子、通草、远志各七分半，半夏、黄芩、甘草各五分，生姜七片，大枣二枚。

（编按：为避免内容重复，此处缪问对该方的解释作删除处理，相关内容见《从两则湿疹病案谈黄连茯苓汤》"分析与体会"内容。）

要点：因丙申年少阳相火司天，水运太过，为阳刚之水，即"少阳在上，炎火乃流，阴行阳化，所谓寒甚火郁之会也"，故其病机多为"水湿郁热"，则立法宗《素问·五常政大论篇》之旨："气寒气凉，治以寒凉"，即气候寒凉的地方，多有内热，可用寒凉药物治疗，从而治以"利水清热"，故方用黄连茯苓汤清利湿热。

疑问：司天方中多有生姜，本方亦然，但本方适用病机为水湿郁热，治法是利水清热，君药黄连、茯苓仅用一钱二分半，而生姜用七片，是否量大？为何？值得进一步研究。

2. 王旭高释

方剂组成：黄连、茯苓各一两，麦冬、车前子、远志姜汁制、通草各半两，半夏、黄芩、炙甘草各一钱，生姜七片，大枣二枚。

王旭高注解：身热谵妄烦躁，而手足厥冷，显然君主为寒湿遏伏，阳气不得四布，而坐令自焚。故重用黄连之苦，急清心经之焰，内安君主。茯苓之淡，急泄流衍之水，外御客邪。麦冬、黄芩、甘草佐黄连同致救焚之功；半夏、车前、通草佐茯苓共成决渎之功；远志开心窍，用姜汁制之，则能通神明而宣阳气，阳气得宣，水邪尽劫，烦躁厥冷自已。

疑问：黄连、茯苓均用一两，是否量大？

3. 缪问、王旭高注释之各自特点

缪问之释，皆宗经旨，探源追宗，义理深邃，旁征博引，奥妙无穷，切合运气理、法、药，不禁让人拍案扼腕，思绪万千。王旭高之解，简明扼要，易

于理解。总之，二者各有千秋，应互相参照，便于更加深刻、全面地理解方义。

六、运用与体会

（1）本方六丙年多用，但应注意"时有常位，气无必也"，有其气才可用其方。

（2）不是六丙年，而运气符合水运太过之大多病证也可应用本方；正如《三因司天方·运气总说》中张从正云："病如不是当年气，看与何年运气同，便向某年求活法，方知都在至真中，庶乎得运气之意矣。"

（3）辨证属于水湿郁热者可用此方。

（4）心系疾病，包括心神疾病，有热象或湿热之征，不论虚热、实热、湿热，通过适当加减均可使用本方，且疗效迅捷。

（5）水湿郁热或少阴、少阳有湿热的各种疑难杂病可用本方。

（6）辨证、辨病结合运气，可合用经方或时方。

（7）在药物用量方面，似觉缪问所载之量较小，而王旭高所记之量又偏大，笔者以为，如无特殊情况，以常量为宜，当可根据实际情况适当增减。

（8）无证可辨或病情复杂无法下手时，也可考虑使用运气方。

（9）因当今之人生活习惯及所处社会环境，湿热证及心神疾病病人日益增多，而本方在治疗这类疾病方面独具优势。

总之，黄连茯苓汤为六丙年"岁水太过，寒气流行，邪害心火"，水湿郁热之良方，尤其对于一些疑难病症起效快捷，疗效确切。正如缪问所云："用药之妙，岂思议可及哉。"

（见《中国中医药报》2016 年 7 月 14 日 4 版，原标题《丙申年黄连茯苓汤运用体会》）

丙申年运用黄连茯苓汤治疗皮肤病

赵洪岳　淄博市中医医院萌水分院

黄连茯苓汤是宋代医家陈无择根据六丙年运气特点"寒盛火郁"所创制的方剂。2016 年 4 月，笔者有幸师从顾植山教授，在老师指导下，学习运用

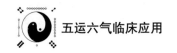

运气理论和方药，临证时力求辨天、辨人、辨病证相结合，在治疗常见病及疑难病方面取得了很好的疗效。笔者就2016年运用黄连茯苓汤治疗皮肤病的体会汇报如下。

一、血管痣、黄褐斑

蒲某，女，39岁，于2016年5月24日初诊。主诉：皮肤有红色点状痣，面部黄褐斑近5个月。病人近5个月来全身散在较多的红色点状痣，胸部较多且伴有胸部瘢痕增生，近一段时间面部黄褐斑增多，曾到多家医院就诊，被告知无良法。刻下：月经延长，心烦，失眠，全身乏力，肢沉，白带正常，二便正常，舌苔黄腻，脉弦。证属湿热兼瘀。考虑2016年运气"寒盛火郁"之特点，给以黄连茯苓汤加味。方药：黄连9克，茯苓30克，麦冬10克，黄芩10克，炒车前子10克，清半夏9克，远志6克，通草6克，甘草3克，桃仁10克，丹参20克。以上为配方颗粒，14剂，水冲服，日1剂，分2次，食后服。

二诊（2016年6月14日）：病人服后红色血管痣减少、变淡，面部黄褐斑变浅，胸部瘢痕变软，睡眠改善，手心热，舌淡红，苔略厚腻，脉弦缓。病人甚是高兴。上方减黄连为3克，加赤芍、白薇各10克，7剂继服。

三诊（2016年6月21日）：红色点状痣基本消失，黄褐斑减少，舌淡红，苔厚腻，上方减白薇，7剂继服。后来复诊，查点状痣基本消失，黄褐斑残留少许。

病人发病于一之气，客气少阴君火，少阳相火司天，丙申年岁水太过，寒盛火郁，郁极而发。红色点状痣为火郁之象，故以黄连茯苓汤治之，而获奇效。

二、日光性皮炎

魏某，女，58岁，于2016年5月30日初诊。主诉：四肢皮肤灼热，红肿1周。病人1周前中午在地里干农活后，开始出现上肢皮肤发红，灼热，轻度瘙痒，双下肢较轻。在本地服药未见效而来诊。刻下：除上症外，扪之皮肤发热，怕热，心烦，坐立不安，舌红，苔薄黄，脉沉细数。证属火郁肌肤。给以黄连茯苓汤加味治之。方药：黄连 18 克，茯苓 30 克，麦冬 10 克，黄芩 10 克，清半夏 9 克，炒车前子 10 克，远志 6 克，通草 12 克，甘草 3 克，薄荷 6 克，荆芥 10 克，蝉蜕 6 克。以上为配方颗粒，3 剂，水冲服，日 1 剂，分 2 次，食后服。

二诊（2016 年 6 月 4 日）：病人服后，患肢红肿灼热症状大减。只是手心瘙痒，皮硬，舌红苔薄黄，脉滑。上方去荆芥，加徐长卿 10 克，5 剂。月后随访痊愈未发。

三、湿疹

杨某，女，60 岁，于 2016 年 6 月 14 日初诊。主诉：双上肢肘关节至手腕皮疹瘙痒 10 余年，加重半个月。病人 10 余年前小麦黄时，不明原因出现双上肢肘关节至手腕皮肤色红、瘙痒，挠后出黄水，曾到多家医院诊治，效果不理想。平时涂以复方醋酸地塞米松乳膏（皮炎平）治之。天气转凉诸症减轻。半个月前上症又发，肘关节至手腕，皮肤红肿，皮肤厚硬，瘙痒甚，流黄水，伴有心烦，大便日 3 次，大便质黏不畅，小便黄，纳可，睡眠可，舌红胖大，苔薄黄腻，脉弦滑数。既往有哮喘病史 40 年。病人证属湿热郁于肌肤。给以黄连茯苓汤加味治之。方药：黄连 15 克，茯苓 30 克，黄芩 10 克，炒车前子 10 克，通草 6 克，清半夏 9 克，麦冬 10 克，远志 6 克，地肤子 20 克，白鲜皮 20 克，蝉蜕 6 克，甘草 3 克。以上为颗粒剂，6 剂，水冲服，日 1 剂，分 2 次，食后服。

二诊（2016 年 6 月 21 日）：病人自述服 3 剂后，红肿、瘙痒明显减轻，现在晚上有时瘙痒，皮损大减，皮肤变软，红肿消退。舌红胖大苔薄白干，脉弦。药已对证，上方加赤芍凉血散瘀，5 剂。月后随访基本痊愈。

四、带状疱疹

刘某，女，64 岁，于 2016 年 8 月 29 日初诊。主诉：右腰部疼痛伴大面积大水疱 10 天。病人 10 天前不明原因腰疼，渐出现红点、小水疱，在家治疗，症状渐加重，水疱由小水疱融合成大水疱，疼痛加重，到卫生室输液 4 天无效而来诊。刻下：病人从腰部至少腹大面积皮肤红斑，大、小水疱有的

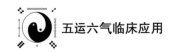

融合，疼痛剧烈，伴寒热往来，疼痛如刺，昼轻夜重，舌红苔薄黄，脉弦。证属热毒郁于少阳而发。给以黄连茯苓汤加味治之。方药：黄连9克，黄芩10克，茯苓30克，炒车前子10克，通草6克，清半夏9克，麦冬10克，远志6克，柴胡18克，桃仁10克，醋延胡索10克。颗粒剂，3剂，水冲服，日1剂，分2次，食后服。

二诊（2016年9月1日）：水疱消退，颜色变深，寒热消退，疼痛大减，病人大喜。舌脉同前。上方取4剂，观之。

三诊（2016年9月5日）：皮损结痂，开始脱落，略疼痛，上方继服5剂，以祛余毒。后随访治愈。

五、分析与体会

2016年为丙申年，岁水太过，寒气流行，邪害心火。以上4个病例，疾病虽不同，但运机相同，均属六丙年寒盛火郁。故选黄连茯苓汤加味用之。黄连茯苓汤为陈无择《三因极一病证方论》之方，为六丙年"岁水太过，寒气流行，水胜土复"所立之方。清代医家缪问对其进行了详解。（编按：为避免内容重复，此处缪问详解作删除处理，相关内容见《从两则湿疹病案谈黄连茯苓汤》"分析与体会"内容。）缪问强调运气病机"寒盛火郁之会"，方义"专利水清热"。黄连茯苓汤之治少阴君火病机，不言自明。

《素问·至真要大论篇》云："少阳司天，客胜则头痛耳聋，嗌肿喉痹，呕逆血溢，内为瘛疭，外发丹疹，及为丹熛、疮疡。"又云："诸痛痒疮，皆属于心。"根据顾植山"握机于病象之先""辨天、辨人、辨病证""因时识宜、随机达变"的思想，用运气理论指导临床，以三因司天方黄连茯苓汤治之，故获得奇效，并能够用于各种皮肤病。

上述4例皮肤病治疗的效果，是笔者意想不到的。平时的治疗，我们是以辨证论治为指导，以教科书上所教之方治之，临床上有时有效，有时无效，效果不是很理想。通过跟顾植山学习五运六气辨治，使笔者脑洞大开，思维更加广阔，临床中对疑难病不再为难，更有信心，这是笔者最大的收获。

（见《中国中医药报》2017年4月20日4版，原标题《丙申年运用黄连茯苓汤治疗皮肤病》）

丙申年运气方治顽固性耳鸣

江 红 大连市中医医院

2016 年为丙申年，顾植山教授喜用丙申年三因司天方之黄连茯苓汤、升明汤治疗各种疑难杂病。笔者有幸跟师学习，受益匪浅。笔者在临床诊疗中试用二首运气方治疗顽固性耳鸣，药到病除。现将此二则病案记录于下，并分析其缘由。

病案 1 黄某，女，48 岁，于 2016 年 4 月 10 日初诊。既往多发子宫肌瘤、脂肪瘤。患耳鸣 5 年，曾口服平肝活血中药，静滴巴曲酶、前列地尔等西药，早期有一定疗效，但近 3 年来尝试多种办法，均无明显效果，近日因其母亲患病情绪不畅导致症状加重。细问其耳鸣特点，病人诉晨起左耳有重听感，每至上午 9 时左右开始左耳鸣，伴头晕头昏沉感，后头胀痛，手足心热，盗汗，平素怕热亦怕冷，大便溏，每日 2 次，小便正常，寐可，舌淡暗，苔薄白，舌底脉络瘀紫，脉弦滑，沉取无力。

病人久病，虽有情绪因素，但口服平肝活血中药已无效，要重新调整辨证思路。《素问·生气通天论篇》云："阳不胜其阴，则五脏气争，九窍不通。"《脾胃论·脾胃虚则九窍不通论》云："经言阳不胜其阴，则五脏气争，九窍不通；又脾不及则令人九窍不通，名曰重强；又五脏不和，则九窍不通；又头痛耳鸣，九窍不通利，肠胃之所生也……经云：湿从下受之，脾为至阴，本乎地也，有形之土，下填九窍之源，使不能上通于天，故曰五脏不和，则九窍不通……脾胃既为阴火所乘，谷气闭塞而下流，即清气不升，九窍为之不利。"遂辨证为脾气亏虚，清阳不升，浊气上泛清窍之证。处方：黄芪 50 克，党参 15 克，升麻 5 克，炙甘草 10 克，葛根 20 克，黄柏 10 克，白芍 10 克，蔓荆子 10 克，生地 10 克，山萸肉 10 克，炒山药 20 克，柴胡 10 克，香附 15 克，川芎 20 克，防风 15 克，羌活 15 克，牡丹皮 10 克，黄连 5 克，磁石（先煎）20 克。3 剂，煎取 300 毫升，早晚饭后半小时分 2 次口服。

二诊（2016 年 4 月 12 日）：耳鸣略好转，但仍感夜间、劳累后加重，伴巅顶痛，手足心热，晚上畏寒，出汗，舌质淡暗，苔薄白，脉弱细，沉取无力，便溏，每日 2~3 次，有排便后不净感。上方去牡丹皮 10 克，调整党参至 20 克，葛根至 30 克，另加吴茱萸 3 克，独活 10 克。7 剂，水煎服。

三诊（2016 年 4 月 20 日）：耳鸣略好转，便溏、汗多明显好转，无盗汗，无巅顶痛，昨日因母亲病危而劳累、心情焦急，晨醒后出现耳朵轰鸣，伴脑鸣，心烦，心慌，夜重晨轻，舌淡暗，苔薄白腻，脉弦细。踌躇之际，忽然忆起今年少阳相火司天，目前处于二之气太阴湿土加临少阴君火时段。《素问·金匮真言论篇》云："南方赤色，入通于心，开窍于耳。"三因司天方之黄连茯苓汤为丙年水运太过"邪害心火"所设，尤适用于丙申年"寒盛火郁之会"导致的腹泻、心脏类疾患。遂以黄连茯苓汤化裁，处方：黄连 5 克，茯苓 30 克，远志 10 克，车前子 25 克，通草 5 克，麦冬 10 克，姜半夏 15 克，黄芩 10 克，炙甘草 10 克，黄芪 50 克，丹参 20 克，升麻 5 克，柴胡 10 克，香附 10 克，党参 15 克，川芎 15 克，磁石（先煎）20 克，石菖蒲 10 克，郁金 10 克。7 剂，水煎服。

四诊（2016 年 5 月 5 日）：耳鸣明显好转，病人述近年来从未感觉如此疗效好，仅夜间偶发，余症亦明显好转。试将黄连茯苓汤从原方中除去，继续服用其他药物 1 周，病人述耳鸣变化不大。后改投 2016 年 4 月 20 日汤药 10 剂后基本治愈，嘱病人免劳累、恼怒，以防复发。

病案 2 王某，男，76 岁，于 2016 年 7 月 11 日初诊。病人脑鸣、耳鸣 10 余年，一直中西医多方治疗无明显效果，抱着试试的想法前来诊治。追问其眠欠安，小便频，夜尿 7~8 次，大便溏，纳可，舌淡暗，有瘀斑，苔薄腻，黄白相兼，脉沉弦滑。此时恰值丙申三之气主气、客气皆为少阳相火加临时段，试予黄连茯苓汤合升明汤以求减轻其苦痛。处方：赤芍 10 克，漏芦 10 克，升麻 5 克，车前子 15 克，青皮 10 克，清半夏 10 克，黄连 5 克，茯苓 20 克，远志 5 克，麦冬 10 克，黄芩 15 克，柴胡 10 克，香附 15 克，川芎 20 克，石菖蒲 15 克，郁金 15 克。14 剂，水煎服。

二诊（2016 年 7 月 26 日）：脑鸣、耳鸣明显减轻，纳可，眠欠安，小便频，大便调，舌淡暗，有瘀点，苔薄白腻，脉沉弦滑。继服上方 14 剂，收效甚好。

分析与体会 2016 年属丙申年。陈无择《三因极一病证方论》每逢丙年常用运气方剂黄连茯苓汤。（编按：为避免内容重复，此处缪问对黄连茯苓汤的阐释作删除处理，相关内容见《从两则湿疹病案谈黄连茯苓汤》"分析与体会"内容。)细分析案 1 黄某便溏、耳鸣、汗出皆是寒盛火郁之证,服药后下焦水湿清利,上焦郁火自发,中焦脾土得安,清阳出上窍,则清气充于耳窍,耳鸣自除。

陈无择《三因极一病证方论》每遇寅申之岁,常用升明汤。原文记载:"少阳司天,厥阴在泉。气化运行先天,民病气郁热,血溢,目赤,咳逆,头疼,呕吐,胸臆不利,燥渴,聋瞑身重,心痛,疮疡,烦躁,宜升明汤〔紫檀、车前子、青皮(炒)、半夏、生枣仁、蔷薇、甘草各一钱,姜五片〕。三之气,少阳加临少阳,主夏至前后各三十日有奇,民病热中,聋瞑,血溢,脓疮,咳呕,鼽衄,渴,嚏欠,喉痹,目赤,善暴死。加赤芍、漏芦、升麻。"案 2 治疗过程中考虑到,今年运气方之升明汤,三之气加减方法中皆提到可治疗"聋瞑"之症,该病人同时伴有便溏、尿频等寒盛火郁之象,以两首运气方同投,即起沉疴。

顾植山教授曾说,临证常法常方无效时,施以运气方,常常有"山重水复疑无路,柳暗花明又一村"的感觉。《素问·六节藏象论篇》云:"不知年之所加,气之盛衰,虚实之所起,不可以为工也。"临证要做到"必先岁气,无伐天和",抓住了运气病机,许多病证可迎刃而解。

(见《中国中医药报》2016 年 11 月 28 日 4 版,原标题《丙申年运气方治顽固性耳鸣》)

再从湿疹病案谈运气司天方的临床应用

王　静　龙砂医学流派传承工作室青岛市海慈医疗集团工作站　青岛市中医医院治未病科

2016 年 4 月 28 日,《中国中医药报·学术与临床》版面上刊登笔者拙文《从两则湿疹病案谈黄连茯苓汤》,此笔者初学五运六气,首以运气辨治疮疡,赖司天方以收全功。后来临证每遇此病证,一概如法炮制,悉数应手辄痊。但仲秋以来,再遇此类病案,仍予黄连茯苓汤,却投之罔效,甚则不轻反重。暗忖莫非又此一时,彼一时乎?转以司天升明汤,又获神效。今再择两案,以飨同道。

病案 1 赵某，男，4 岁，于 2016 年 9 月 26 日初诊。患儿全身皮疹伴瘙痒半个月余。此患正是前述拙文中病案 2 之范例。该患儿自 2013 年 9 月起全身湿疹，曾多方求治无效，今年 2 月 19 日首诊未效后，改用黄连茯苓汤获效（详见前述拙文）。半年多来，该儿安然无恙，体质有增，甚至进食某些海鲜发物亦无妨碍。不料 10 余天前，或因进食某国外食品，引起全身皮疹复发，瘙痒剧烈。刻诊：患儿面色尚红润，皮疹瘙痒剧烈，夜间尤重，搔抓无法入睡，一如以往。与半年之前不同之处，唯之前皮疹以四肢多发，指趾尤重，皮疹细小，出脓出水较重。而此次发作，皮疹以躯干部为主，胸腹最为明显，皮疹融合大片，边界清楚，但高出皮肤不甚突出，有溃破起皮，流水不明显。舌质红，苔黄厚腻，脉数有力。半年前该患儿得黄连茯苓汤痊愈，今同人同病，自不假思索，仍投之以黄连茯苓汤。处方：川黄连（后下）6 克，赤茯苓 9 克，麦冬 9 克，车前子（包煎）9 克，细通草 6 克，炙远志 9 克，法半夏 9 克，淡黄芩 6 克，生甘草 6 克，炒苍术 6 克，广藿香 6 克，薏苡仁 15 克，生姜片 3 克，大红枣 5 克。5 剂，每剂水煎成 200 毫升，分早晚 2 次空腹温服，日 1 剂。

二诊（2016 年 9 月 30 日）：患儿皮疹及瘙痒几无改观，甚有加重趋向，门诊即见不忍瘙痒，撩衣搔抓不停。舌红，苔仍黄厚腻，舌中后部尤显，脉数。细察患儿，再审上方，未觉何不妥，一时顿陷踌躇。半年之前，该患儿用黄连茯苓汤可谓神效，奈何今之 5 剂却不见些许效果。问及是否饮食未克禁忌，家长直呼不敢半点差池。若非此，岂病势迅猛，药效短时难达？又或药味加减不当，致七情不和，弄巧成拙？还是君药黄连用量减少之故？既难定论，不妨按兵，沿用原方，遂将半年前之原方照录，以冀再奏神功。处方：川黄连 9 克，赤茯苓 10 克，麦冬 10 克，车前子（包煎）9 克，细通草 9 克，炙远志 9 克，法半夏 9 克，淡黄芩 6 克，生甘草 6 克，生麦芽 9 克，春砂仁 6 克，薏苡仁 15 克，生姜片 3 克，大红枣 5 克。5 剂，每剂水煎成 200 毫升，分早晚两次空腹温服，日 1 剂。

三诊（2016 年 10 月 6 日）：闻患儿家长哭诉，孩子皮疹愈发严重，夜间成宿搔抓无法入睡，父母一旁心痛流泪不能成眠，只恨不能代受。央求医者更用激素，以图暂减其苦，急迫之情，语无伦次。笔者虑及患儿 2 月份首诊之前湿疹严重时，有多次住院应用激素史，问题未能解决，而患儿体质受影响明显。半年多来，患儿体质稍见改善，倘又用激素戕伐，无异饮鸩止渴。病家已六神无主，医生岂能自乱阵脚。然黄连茯苓汤已服 10 剂，仍毫无起色，亦当另思良策。忽然想起顾植山教授年初分析今年运气时谈到，上半年司天少阳相火被丙年太过的水运所遏，寒甚火郁，黄连茯苓汤应用机会较多；下半年少阳相火会待时而发，出现相火郁发时，针对少阳相火的升明汤会有较多应用机会。遂试以升明汤加味。处方：紫檀木 9 克，炒车前（包煎）9 克，青皮 9 克，清半夏 9 克，白残花 9 克，生枣仁、熟枣仁各 20 克，生甘草 9 克，五味子 9 克，炒苍术 9 克，薏苡仁 15 克，生姜片 3 克。5 剂，每剂水煎成 200 毫升，分早晚两次空腹温服，日 1 剂。

四诊（2016 年 10 月 13 日）：只见患儿家长喜笑颜开，主动掀儿内衣，指示皮疹几已褪尽，肤红明显浅淡，近乎常色，瘙痒明显减轻，新疹未有再生。舌红转淡，苔转薄黄，中后仍较黄腻，脉小数。药既中的，理当击鼓再进，守方续服 5 剂。

五诊（2016 年 10 月 22 日）：患儿诸症益趋向好，腹背疹痒已安，仅余肩腿一隅尚存。既获良效，方用不繁，去所加之苍术、薏苡仁、五味子，以升明汤原方再服 5 剂收功。

病案 2　王某，女，6 岁半，于 2016 年 9 月 23 日初诊。反复皮疹伴瘙痒两年余。家长忆诉患儿自 2014 年 4 月始，初起额头出现红疹瘙痒，流水溃烂，继而累及面颊与颈部，未几蔓延散至全身。经口服抗过敏药物及外用激素类药膏治疗，时年 6 月渐起好转，去年全年未作。怎料今年甫一入夏，又先从额头，继则脸颊、颈部至全身出现红疹，瘙痒难耐，遇热则趋重，纳凉则势缓。再经口服抗过敏药物及外用激素类药膏治疗，仅可暂缓痛苦，皮疹反似报复式暴发，日趋扩散严重。8 月中旬起，不仅头面躯干部，双手亦开始起皮脱屑。皮疹一茬茬新旧继起，瘙痒剧烈，难以忍受。该家长听闻患儿同学纪某春季病湿疹，经笔者用 5 剂汤药治疗后，即起顽疴，自觉两儿病情相仿，故特慕名求治。刻诊：患儿头面、颈部、躯干均散在红色皮疹，大小不一，部分融合成片状。双手红疹满布，几无完肤，瘙痒不停揉搓，且蜕皮严重，糙如树皮。伴喷嚏、流涕，咽后壁见有脓性分泌物附着。舌红，苔黄垢腻，脉滑数。患儿同学纪某所用之方即黄连茯苓汤。今春以来，此方于证用之甚验。故该患儿来时，笔者自以为用黄连茯苓汤加味一挥而就，兼顾患儿鼻衄表象，加了藿香、苍耳子、辛夷、白芷。处方：川黄连（后下）9克，赤茯苓10克，麦冬10克，车前子（包煎）9克，细通草7克，炙远志9克，法半夏9克，淡黄芩6克，生甘草6克，广藿香9克，炒苍耳子6克，辛夷花9克，香白芷9克，生姜片3克，大红枣5克。4剂，每剂水煎成200毫升，分早晚两次空腹温服，日1剂。

二诊（2016年9月30日）：患儿药后诸症无明显改观。今日恰值病案1赵某亦来复诊，二者同病同方均未显效。鉴于与病案1中赵某病情相似考虑，于原方去藿香，减辛夷花为6克，嘱续服4剂，以观后效。

三诊（2016年10月6日）：患儿母亲扬声絮叨，不是说某某5剂中药就好了，我们都吃了快有10剂了，怎么一点儿也不管用？患儿母亲反复其辞，不厌不倦，弦外之音，疑前所闻夸饰。恰病案1中赵某亦来复诊，述春季效神而刻下无效情状。遂同予两患儿升明汤加味。处方：紫檀木10克，炒车前子（包煎）10克，青皮10克，清半夏9克，生枣仁、熟枣仁各30克，白残花10克，炙甘草9克，炒苍术6克，辛夷6克，香白芷6克，生薏苡仁15克，生姜片3克。4剂，每剂水煎成200毫升，分早晚两次空腹温服，日1剂。

四诊（2016年10月13日）：患儿于病案1中赵某之后来诊，前已知晓赵某药以中病，自亦急盼此儿症得稍减。速查患儿头面、颈部等裸露处皮疹，肉眼几乎不见。双手皮疹蜕皮净尽，虽仍可见皮疹印迹，但红色明显浅淡。其母称诉，患儿近日几乎不感瘙痒，喷嚏、流涕症状也明显减轻。刻察患儿舌苔仍较厚腻，脉滑数。嘱当一鼓作气，以固疗效，上方略作增损，再进4剂。处方：紫檀木10克，炒车前子（包煎）9克，小青皮9克，清半夏9克，生枣仁、熟枣仁各20克，白残花10克，炙甘草9克，炒苍术9克，辛夷9克，香白芷9克，生薏苡仁15克，生姜片3克。4剂，每剂水煎成200毫升，分早晚两次空腹温服，日1剂。

五诊（2016年10月21日）：患儿瘙痒未作，鼻衄无犯，双手红疹也见消退，几已痊愈，大功告成。嘱原方续服5剂善后。

分析与体会 案1患儿赵某，同属一人，时差半岁，何以前用丙申天干方黄连茯苓汤显效，今则无效？何以改用丙申地支方升明汤，则又速效？

患儿首诊时，正值丙申初之气客气少阴君火加临时段，乙未年终之气自小雪起全国各地寒潮频发，南方现罕见之降雪，进入丙申年，气温持续偏低。《素问》遗篇谓："丙申、丙寅，水运太过，先天而至，君火欲降，水运承之，降而不下，即彤云才见，黑气反生，暄暖如舒，寒常布雪，凛冽复作。"今年年初的气候正符合这一特点，少阴君火降而不下。缪问注《三因司天方》云："所谓寒盛火郁之会也。"土气来复，黄连茯苓汤利水清热，方机的对，自然如鼓应桴，应手辄痊。时过半年，更无复作，且气血有增，体质渐强。然至9月，案1病例再度发作，同人同病，沿用验方，本为常理，孰知验方不验，瘙痒难止，更如火上浇油，新疹频发，不从运气探究，无从解释。

盖岁前为治，时正乙未丙申气交转化之初，寒甚火郁，病人皮疹细小，出脓水较重，种种俱水湿郁热见端，故黄连茯苓汤投之辄效。仲秋再发时，经8月高温，原上半年被遏之火已郁发，又值下半年在泉之气厥阴风木，火淫风胜，故患儿皮疹流水不明显。黄连茯苓汤以寒凉立法，利水为要，以寒凉渗泄，关门留寇，郁闭其热，安得不重反轻耶？

龙砂医家缪问在《三因司天方》中释升明汤曰："是岁上为相火，下属风木。正民病火淫风胜之会也。枣仁味酸平，《本经》称其治心腹寒热邪结。熟用则补肝阴，生用则清胆热，故君之以泻少阳之火。佐车前之甘寒，以泻肝家之热。司天在泉，一火一风，咸赖乎此。紫檀为东南间色，寒能胜火，咸足柔肝，又上下维持之圣药也。风木主令，害及阳明，呕吐、疟、泄，俱肝邪犯胃所致。蔷薇为阳明专药，味苦性冷，除风热而散疮疡，兼清五脏客热。合之青皮、半夏、生姜，平肝和胃，散逆止呕。甘草缓肝之急，能泻诸火。平平数药，无微不入，理法兼备之方也。"

是以案1，虽则同人同病湿疹，怎奈此一时彼一时，焉可一味株守原方。匪或星移物转，据气立方，废黄连茯苓而易升明，不能更得如是神效，而十剂即瘳矣。案2患儿王某与纪某，同病湿疹，不能以同方治，而与案1同时由升明汤一方获效，为同病异时异治又得一佐证。《黄帝内经》曰："审察病机，无失气宜，此之谓也。"同一湿疹，而法有不同如此，五运六气之于万物造化，岂语言所能推赞哉？

（见《中国中医药报》2016年11月9日4版，原标题《再从湿疹病案谈运气司天方的临床应用》）

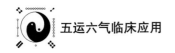

顾植山活用司天麦冬汤治疗咳嗽

陈冰俊　无锡市龙砂医学流派研究所；陈静美　台北慈济医院

龙砂医学流派代表性传承人顾植山教授认为，中医治病应分天、人、病三个层次。《黄帝内经》论病因有天、人、邪"三虚"之说，诊断上就相应有辨病证（包括辨致病之邪）、辨人（体质）和辨天（五运六气）的不同角度，治疗上有司天、司人、司病证的不同层次。所谓的"司天方"是司天人关系之方，从调整天人关系的角度出发，调理气机，从而达到天人相应的境界，调动人体自身的力量消除疾病。

2016丙申年，水运太过，少阳相火司天，寒甚火郁，相火被岁水所克，形成郁火病机，易使肺金受邪，产生咳嗽。顾植山教授临床不拘泥于申年少阳司天的升明汤，而是活用戊年火运太过的麦冬汤，临床取得了较好的效果。有数月乃至数年久咳的病人，亦投剂辄愈。兹举跟师顾植山教授所见病例二则，略作说明。

病案1　许某，女，35岁，2016年5月26日初诊。咳嗽、吐黄痰2年余，久治不愈。平素下午或午睡平躺时易咳嗽，饮食冷时咳嗽亦会加重，晨起刷牙时干呕，怕冷风，易感冒，四肢发凉，胸闷气短，心悸心慌，多汗，纳寐可，二便畅，舌淡暗，苔薄白，脉沉细略涩。予司天麦冬汤原方。处方：剖麦冬20克，桑白皮12克，钟乳石（先煎）12克，潞党参10克，炙甘草10克，炙紫菀12克，香白芷6克，法半夏10克，淡竹叶10克。7剂。

二诊（2016年6月2日）：病人诉服上方后咳嗽、黄痰减轻大半，觉咽部不适，予加味四七汤合麦冬汤调治。

病案2　卢某，女，52岁，2016年5月26日初诊。主诉：咽痒、干咳近8个月，吃干果、遇冷空气和右侧卧位时咳嗽较严重，颈痛，颈部怕冷，寐差，纳可，二便畅，舌淡暗，苔薄黄有裂纹，脉沉小弦。予司天麦冬汤原方。处方：剖麦冬30克，桑白皮15克，钟乳石（先煎）15克，潞党参15克，炙甘草10克，炙紫菀10克，香白芷10克，法半夏10克，淡竹叶10克。7剂。

二诊（2016年6月2日）：咳嗽已愈大半，唯咽中仍有异物感，苔由黄转薄白。上方加桃仁 10 克，威灵仙 10 克。7 剂。

三诊（2016 年 6 月 9 日）：病人述服上方咽痒消失，8 个多月顽咳已愈。今因睡眠欠佳来诊，转治睡眠。

分析与体会 古代医家张从正有云："病如不是当年气，看与何年运气同，便向某年求活法。"麦冬汤原为岁火太过，肺金受邪而设，丙申年少阳相火司天，阴行阳化，易出现肺金受邪之病；又丙年寒水太过，寒甚火郁，麦冬汤方义救金抑火、实土御水，正与此运气病机契合。

本方包涵了《金匮要略》麦门冬汤的主药麦冬、人参、半夏、甘草。《古今名医方论》中喻嘉言评论《金匮要略》麦门冬汤曾说："此方治胃中津液干枯，虚火上炎，治本之良法也。夫用降火之药而火反升，用寒凉之药而热转炽者，徒知与火热相争，弗知补正气以生津液，不惟无益而反害之矣。凡肺病有胃气则生，无胃气则死。胃气者，肺之母气也。本草有知母之名，谓肺藉其清凉，知清凉为肺之母也。又有贝母之名，谓肺藉其豁痰，豁痰为肺之母也。然屡施于火逆上气，咽喉不利之证，而屡不应者，名不称矣。孰知仲景妙法，于麦冬、人参、甘草、大枣、粳米大补中气以生津液队中，又增入半夏辛温之味，以开胃行津而润肺，岂特用其利咽下气哉！顾其利咽下气，非半夏之功，实善用半夏之功也。"

司天麦冬汤在《金匮要略》麦门冬汤的基础上又增加了钟乳石、桑白皮、紫菀、白芷、竹叶等药。缪问《三因司天方》释麦冬汤云："桑白皮甘寒，紫菀微辛，开其膹郁，藉以为止血之功。再用半夏、甘草以益脾土，虚则补其母也。白芷辛芬，能散肺家风热，治胁痛称神。竹叶性升，引药上达。补肺之法，无余蕴矣。要知此方之妙，不犯泻心苦寒之品最为特识。盖岁气之火，属在气交，与外淫之火有间，设用苦寒，土气被戕，肺之化源绝矣。"

《神农本草经》认为钟乳石："味甘，温。主咳逆上气，明目益精，安五脏，通百节，利九窍，下乳汁。"本方用其补肺之阳，止咳下气，甚为重要。曾有一病人先未配到钟乳石时效不显，配上钟乳石后即效显。

本案两位病人，或干咳，或咳黄痰，脉皆沉细，舌暗，肺金被火所烁可知。选用麦冬汤，符合缪问所说"是方也，唯肺脉微弱者宜之，若沉数有力及浮洪而滑疾者，均非所宜"的论述。

顾植山教授在用司天方调整天人关系的基础上，也兼顾了辨证施治。如案1病人转为咽部不适时加用了加味四七汤；案2病人咽痒、干咳较甚，对于这种类型的咳嗽，常在处方中配伍桃仁与威灵仙，这是顾植山教授的经验用药。《名医别录》谓桃仁能"止咳逆上气"。《开宝本草》记载威灵仙"主诸风"。临床上将两药相伍，对干咳咽痒者效果显著。

（见《中国中医药报》2016年12月22日4版，原标题《顾植山活用司天麦冬汤治疗咳嗽》）

2016年（丙申年）活用三因司天方治儿科疾病

王　静　龙砂医学流派传承工作室青岛市海慈医疗集团工作站　青岛市中医医院治未病科

笔者有幸拜师龙砂医学流派代表性传承人顾植山教授学习五运六气，跟诊老师亲眼目睹了运气方治疗高血压、高血糖、高脂血症、肿瘤、再生障碍性贫血、系统性红斑狼疮、不孕等疑难杂症的显著疗效，受益匪浅。但在众多效如桴鼓的病案分享中，几乎全是成人病案，鲜有儿科病例。笔者作为儿科医生，当时便想，小儿纯阳之体，脏气清灵，临床辨证处方与成人大异，运气方之于小儿，是否同样有效？后来笔者临床择机试用，竟屡获奇效，诚不欺也。试择医案两则，以飨同道，并请高明指正。

病案1　高某，男，7岁。2016年1月21日（乙未年刚交大寒）初诊。患儿咳嗽2个月余。先后静脉注射头孢类、阿奇霉素等抗生素，并口服各种抗生素多日。期间间服中药治疗，多以宣肺止咳、清热化痰定喘为法，方药多选麻杏石甘汤、小青龙汤等，效不佳。现患儿仍咳嗽，咳甚伴喘息，稍有痰，涕带血丝，晨起、活动后及夜间重，咽干、口干。舌红，苔黄厚腻，脉细弦。诊断：过敏性咳嗽。察患儿病历，前诊医家除西药治疗外，辨证不外从肺脾肾，又或从热从痰等常规思路，并无显效。曾听龙砂医学流派学长有言：若临床常规辨证论治乏效时，用运气方或有奇效。分析该患儿发病时值乙未年五之气，客气阳明燥金，岁运金运不及，患儿咳嗽已久，加之抗生素应用多日亦损伤阴津，咽干口干，脉细弦，肺金本虚而受火燥，乃"肺津自馁，火乘其敝"。刻下虽初交大寒，运气常位当属丙申初之气，但患儿证候与乙未年运气相当，当仍选用乙未年运气方，故试用紫菀汤合开郁宣肺之定喘汤加减。处方：炙紫菀 15 克，杭白芍 12 克，潞党参 10 克，北口芪 10 克，桑白皮 10 克，地骨皮 10 克，炒杏仁 9 克，炙甘草 9 克，五味子 15 克，炙麻黄 5 克，煨白果 9 克，款冬花 10 克，炒地龙 6 克，炒苏子 10 克，生姜片 3 克，大红枣 5 克。4 剂，每剂水煎成 200 毫升，分早晚 2 次空腹温服，日 1 剂。

二诊（2016 年 1 月 25 日）：患儿咳嗽已消大半，偶咳以干咳为主，口咽略干，暗哑。遂以上方加木蝴蝶 9 克，续服 4 剂继以善后。患儿未再诊，电话随访，已痊愈。小试牛刀，果获奇效。

分析与体会　紫菀汤方为陈无择《三因极一病证方论》中针对六乙年岁运少商金不及的运气特点所立的方。诊时虽初交大寒，运气常位当属丙申初之气，但患儿证候与乙未年运气相当，当仍选用乙未年运气方，故选用紫菀汤合开郁宣肺之定喘汤加减。

病案 2　倪某，男，5 岁。2016 年 2 月 3 日（乙未年大寒后立春前）初诊。患儿自幼两侧阴囊内有囊性肿块，卵圆形，表面光滑，无压痛，左侧尤著，随年龄增长逐渐增大，囊肿睾丸与附睾触摸不清，透光试验阳性。多家三甲医院明确诊断为小儿鞘膜积液，并建议其手术。患儿家长担心手术副作用，且寄望中医或有良方，遂延宕至今，尚未手术。然多年来，辗转求治，未见改善。刻诊：患儿除阴囊肿大外，无明显异常。舌淡，苔薄白腻，脉濡。诊断：鞘膜积液。鞘膜积液，中医学称为"水疝"，多因先天不足，脾失健运或肾气不足，外受寒湿之邪所致。常以健脾益气、温肾壮阳、化气行水为治则，遂自拟经验方。处方：小茴香 9 克，炒荔核 9 克，炒当归 9 克，杭白芍 9 克，杜红花 3 克，益母草 30 克，建泽泻 10 克，云茯苓 15 克，怀牛膝 6 克，川楝子 9 克，生麻黄 4.5 克，炒地龙 6 克，车前子（包煎）10 克，沉香（后下）3 克。10 剂，每剂水煎成 200 毫升，分早晚 2 次空腹温服，日 1 剂。

二诊（2016 年 2 月 13 日）：家长述患儿服药 10 剂，积液变化不大。小儿脏气清灵，随拨随应，显然脏腑辨证的常规思路并无疗效。因此前已亲历运气方之奇效，见上方无功，毅然决定加用运气方。虑及鞘膜积液病因不外乎寒、湿之邪，乙未年正值太阴湿土司天、太阳寒水在泉，时下虽已近立春，气运丙申，但乙未年终之气自小雪起全国各地寒潮频发，南方现罕见之降雪，应属太阳寒水至而太过，加之运气作用于人体稍有滞后，寒湿之候尚有余势，遂从容改为以乙未年三因司天方之备化汤为主方，并合利湿行水之五苓散之意，又因病久加行血中气滞、气中血滞的延胡索一味。处方：宣木瓜15克，抱茯神12克，怀牛膝9克，炮附子（先煎）3克，大熟地12克，覆盆子12克，炙甘草9克，建泽泻6克，炒白术9克，川桂枝6克，延胡索6克。5剂，每剂水煎200毫升，分早晚2次温服，日1剂。

三诊（2016年2月19日）：患儿鞘膜积液几乎全消，其父母喜述肉眼几乎看不出，遂上方加车前子（包煎）6克，再予5剂，击鼓再进，以固疗效。2月22日电话随访，药未尽，患儿基本痊愈。

分析与体会 此疑难久病，不日即愈，运气方再奏神功，叹造化之神奇、古圣之神明。忆及顾师植山教授有言："治病有时也要凑时机。"患儿鞘膜积液，正寒湿为病，逢气运湿寒之未年求治，又恰值在泉客气太阳寒水影响时段应诊，时机相扣，符应运气，顽疾得痊。实乃患儿之"运气"，亦是笔者之"运气"。

欣喜之余，又自问，倘若患儿他年他时应诊，又当如何为治？倘若同病患儿同时应诊，又能否如此患儿效如桴鼓？不妨求证于同道方家，并自励于《黄帝内经》五运六气学说琢之磨之。

（见《中国中医药报》2016年3月16日4版，原标题《活用三因司天方治儿科疾病》）

司天运气方之苁蓉牛膝汤治验

单建国 江阴市城中社区卫生服务中心

肖某，女，63岁，江阴市人。自诉咽喉部深吸气时有明显的呼呼声，西医诊断为慢性咽喉炎，但奔波各大医院求诊，花了不少费用，治疗效果不佳。病人曾于2016年7月6日求诊，当时笔者还未入龙砂医门学习五运六气，见病人精神忧郁，体型消瘦，面色萎黄，精神差，表情痛苦，听诊有类似哮鸣声，诊为慢喉痹，按常规辨证论治。舌苔白腻，舌质淡，脉缓，无明显感冒咳嗽症状，痰液少，口干，纳可，眠可，二便尚可，偶有腰酸痛乏力症状。辨为气血亏虚证，予六君子汤合半夏厚朴汤加减：党参 10 克，炒白术 10 克，茯苓 10 克，生甘草 5 克，陈皮 10 克，法半夏 10 克，厚朴 10 克，紫苏 10 克，生姜 3 片，大红枣 3 枚。

7 剂后去半夏厚朴汤，采用六君子汤陆续服用 2 个月余，病人虽精神状态有所好转，但咽喉部呼呼声未见好转。

2016 年 12 月 30 日病人又来诊，诉咽喉部深吸气时仍有明显的呼呼声，偶有头晕，查舌中有裂纹，舌红衬紫，脉细无力。时笔者已跟随顾植山教授学用三因司天方，听他讲 2016 丙申年下半年火气郁发，气候燥热，可提前使用丁酉燥热年的司天方苁蓉牛膝汤，遂予处方如下：淡苁蓉 10 克，大熟地 10 克，怀牛膝 10 克，西当归 10 克，宣木瓜 10 克，炒白芍 10 克，炙乌梅 8 克，鹿角霜（先煎）10 克，生甘草 5 克。7 剂，水煎服，日 1 剂，分早晚饭后服用。

2017 年 1 月 7 日病人来诊时述，咽喉部呼呼声明显改善，精神佳。继以原方服用 14 剂后，病人来门诊诉呼呼声已完全消除。

（见《中国中医药报》2017 年 5 月 12 日 4 版，原标题《司天运气方之苁蓉牛膝汤治验》）

基于六经病欲解时治疗定时顽咳（下）

史锁芳　江苏省中医院

参见"2014 年（甲午年）《基于六经病欲解时治疗定时顽咳（上）》"的概述。

午后 3~4 点、晚间 10~11 点咳嗽，从阳明病欲解时、太阴病欲解时论治。

褚某，女，44 岁，因咳嗽反复发作 6 个月，运用各种中西药乏效，遂于 2016 年 7 月 23 日收住入院，住院经检查诊断为咳嗽变异性哮喘。查房时该病人诉咳嗽尤以下午 3~4 点和晚上 10~11 点两个时间段阵咳为剧，纳可，大便正常，舌质淡暗，舌苔薄黄腻，脉细滑。因考虑下午 3~4 点符合阳明病欲解时，而夜间 10~11 点属于太阴病欲解时，故选用小承气汤通降阳明，配合理中汤温开太阴。处方：党参 15 克，白术 10 克，干姜 9 克，炙甘草 5 克，

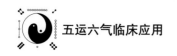

枳壳 10 克，厚朴 10 克，生大黄（后下）10 克。2 剂。水煎服，嘱中饭后及晚饭后各服用 1 次。

二诊（2016 年 7 月 25 日）：病人诉上方服用 1 剂，下午及晚间 2 个时间段阵咳大减，2 剂服完，咳嗽基本消除，要求出院。

分析与体会　本案病人咳嗽于下午 3~4 点及晚上 10~11 点两个时间段发作为甚，而下午 3~4 点符合阳明病欲解时，此时咳嗽发作厉害，预示阳气收敛阖降受阻，故选用小承气汤以通降阳明，以利于阳气顺利阖降；夜间 10~11 点咳嗽，符合太阴病欲解时，说明太阴开机也出了问题，倘若阴凝不开，不为阳入创造阖降条件，那么阳气阖降受阻，势必会引起阳用不及、气机逆乱，肺主一身之气，肺气首当其冲，肺失宣降则咳嗽就易于发作了，因此，同时加用理中汤开太阴、祛阴寒，以利阳气收藏。这样一降一开，阳入阴出复常，气机升降出入有序，则肺气宣肃复常，不止咳而咳自愈。

本案启示，病本有源，临证需审病求因，不能见咳止咳，所谓"必伏其所主，而先其所因"。

另：请参见"2014 年（甲午年）《基于六经病欲解时治疗定时顽咳（上）》"的"分析与体会"。

（见《中国中医药报》2017 年 9 月 27 日 4 版，原标题《基于"六经欲解时"治疗定时顽咳》）

基于六经病欲解时治疗定时发热

史锁芳　江苏省中医院

定时发热临床不鲜见，按照一般治法疗效常不十分理想。近年来，随着对五运六气理论的揣摩与实践，笔者常藉仲景六经病欲解时理论获得意外捷效。兹分享临床验案如下。

一、定时深夜 2 点发热，从厥阴病欲解时论治

邓某，男，78 岁，2016 年 9 月 7 日初诊。因发热半月收治入院，曾在某医院住院 11 天，系统检查未见明显异常。追寻病史，病人诉发热多于深夜 2

点发生，最高达39℃，稍有咳嗽咯吐黄白黏痰，纳欠佳，寐欠安，不恶寒，轻度乏力，舌苔薄黄，质淡红，脉细稍滑。查体及化验检查无特殊异常。从发热伴有的症状看无恶寒、无恶心、无口渴等表现，但从发热时间看符合厥阴病欲解时（从丑至卯上），故予乌梅丸改汤剂。方药：乌梅35克，细辛3克，肉桂4克，川连5克，黄柏10克，当归10克，党参10克，川椒4克，干姜5克，制附片5克。2剂，浓煎300毫升，嘱晚饭后、睡前各服150毫升。

二诊（2016年9月8日）：诉第2天夜间2时发热消失。

二、定时下午5点发热，从阳明病欲解时论治

曹某，女，77岁，2016年12月11日初诊。因肺部感染收住入院。开始运用头孢吡肟、美罗培南、利奈唑胺等抗感染治疗11天后出现寒战、发热，且每于下午5点起发作，体温最高39.1℃，运用多种中西药无法退热。邀余诊视时，病人自感口苦，恶心欲呕，口渴不显，无头痛身痛，无鼻塞，不咽痛，无咳嗽，胃纳欠香，舌苔黄，舌质暗红，脉细弦滑。因考虑下午5点定时发热，符合阳明病欲解时（从申至戌上），结合辨证，病人寓少阳枢机违和之象，故选用小柴胡汤合小承气汤治疗。药用：党参10克，柴胡20克，黄芩10克，法半夏10克，炙甘草5克，大枣10克，生姜3片，枳壳10克，厚朴10克，生大黄（后下）10克。2剂，水煎服。嘱下午4点前服用1次，隔1小时再服用1次。

二诊（2016年12月13日）：病人诉第1剂药下午6点才煎好，未按要求服用，故第2天下午5点仍然发热，后再三告之第2剂药（2袋，每袋150毫升）一定在下午5点发热前服完（下午4点前服用1次，隔1小时再服用1次）。因服药正确，病人药后半小时汗出热退，第3天下午5点未再出现发热，第4天病人即出院。

三、定时上午8点发热，从少阳病欲解时论治

陈某，男，55岁，2016年12月29日初诊。右肺鳞癌进行放疗，20天前出现发热，最高达39.8℃，在当地诊为癌性发热，曾用热毒宁、地塞米松、吲哚美辛塞肛及中药等治疗20余天效果不显著。来诊时，病人诉发热多在上午8点左右开始，无恶寒，无咽痛，不咳嗽，无恶心呕吐，口渴，两腿乏

力，胃纳欠香，大便正常，舌苔薄淡黄，质淡红，脉浮弦滑。辨证属癌毒戕伤、气阴两虚、邪正交争，因病人发热于上午 8 点左右，符合少阳病欲解时（从寅至辰上），选用小柴胡汤。方药：党参 10 克，柴胡 30 克，黄芩 10 克，法半夏 10 克，炙甘草 5 克，大枣 10 克，生姜 3 片。7 剂，加水浓煎，取药汁 300 毫升，每次 150 毫升，于 8 点前服用 1 次，隔 1 小时再服用 1 次。晚饭后服用清暑益气汤。方药：党参 30 克，麦冬 15 克，五味子 10 克，生黄芪 30 克，当归 10 克，苍术、白术各 10 克，青皮、陈皮各 6 克，升麻 5 克，葛根 15 克，黄柏 10 克，六曲 10 克，泽泻 10 克。7 剂，加水浓煎，取药汁 300 毫升，晚饭半小时后服用 150 毫升，余药第二天同时服用。

二诊（2017 年 1 月 19 日）：告知，经上药治疗 3 天后，上午 8 点定时发热即退，精神转好，胃纳渐开，后撤除小柴胡汤意，继续调治。

四、定时中午 1 点发热，从太阳病欲解时论治。

郑某，男，84 岁，2017 年 1 月 17 日初诊。发热，体温 38.9℃，血常规示白细胞计数为 $15.68 \times 10^9/$ 升，中性粒细胞百分比为 84.7%。胸部 CT 示右肺支气管扩张，两肺炎症伴有双侧胸腔少量积液，右下肺气肿。曾在急诊科静脉滴注抗生素治疗 5 天，发热不退来诊。原有右下肺腺癌病史 3 年，类风湿关节炎、强直性脊柱炎病史 4 年，慢性肾功能不全史 4 年。追问病人每于中午 1 点开始发热，伴口渴甚，咳嗽咯痰，量多色黄，质黏，胃纳不香，舌质暗淡，苔薄黄，脉细。从太阳病欲解时（从巳至未上）论治。方药：麻黄 4 克，细辛 3 克，制附片 8 克，杏仁 10 克，石膏（先煎）60 克，炙甘草 5 克，桑白皮 10 克，地骨皮 10 克，冬瓜子 20 克，生薏仁 30 克，芦根 30 克。2 剂，嘱分别于 11 点前、12 点前各服用 1 次。

二诊（2017 年 1 月 19 日）：诉药服 1 剂，中午 1 点发热明显减轻，胃纳好转，2 剂服完中午发热即除，但诉夜间 12 点后烦热明显，测体温 37.1℃，咳嗽间作，痰少质黏，夜寐欠安，不易入睡，因思太阳与少阴为表里关系，太阳病邪易于传入少阴，从烦热不寐时间看符合少阴病欲解时（从子至寅上），故予黄连阿胶汤。处方：黄连 8 克，黄芩 10 克，白芍 15 克，阿胶珠 10 克，鸡子黄（冲服）1 个。2 剂，嘱睡前服用 2 次。

三诊（2017年1月21日）：2剂服完夜间烦热已除，夜寐也安。

五、分析讨论

仲景"六经病欲解时"是基于《黄帝内经》"三阴三阳""开阖枢"有序的动态变化的时空方位概念，它揭示了六经三阴三阳与天地相应各有气旺主时。六经病在阳盛阴消、阳衰阴长的时空转换中，各藉其主气随其旺时可以向愈。定时发热，预示人体正气与病邪激烈交争的病理状态，尤其与人体的阳气状态有着密切的关系。根据发热时间归属能够确立"三阴三阳""开阖枢"的气化状态，据此就不难判断其病机关键，以便选择动态灵活符合天人相应原理的准确治法，从而获得事半功倍的效果。

案1，病人发热特点是深夜2点开始发作，且10余日定时出现，虽然运用各种退热方法却仍无良效。因深夜2点时值丑时，符合厥阴病欲解时，此时为两阴交尽、由阴出阳之时间节点。柯琴言："阴之初尽，即是阳之初生。"此时段易于出现阴阳气不相顺接，阴阳失调的情况。"阴阳各趋其极，阳并于上则热"，治当守阴助阳，乌梅丸深得其法。正如陈修园所云："味备酸甘焦苦，性兼调补助益，统厥阴体用而并治之。"乌梅味酸气温平，"能敛浮热""主下气，除热烦满，安心"；黄连、黄柏味苦性寒，直折阳气外越之势，使阳气内敛；细辛、肉桂、附子、川椒、干姜辛热，温阳散寒；党参补气助阳；当归养血补肝之体。整方寒热并用，攻补兼施，刚柔并济，以达守阴助阳之效。

案2，病人于下午5点定时发热，而下午5点符合阳明病欲解时。尤在泾曰："申酉戌时，日晡时也。阳明潮热发于日晡，阳明病解亦于日晡。则申酉戌时为阳明之时，其病者，邪气于是发，其解者，正气于是复也。"此时发热意味着阳气阖降受阻，故用小承气汤通降以利阳收阴，恢复阳明之"阖"。因病人同时具有口苦、恶心欲呕、默默不欲饮食、舌苔黄、脉弦等柴胡证，故合用小柴胡汤和解枢机。开始因服药时间不当，故无效，而第2剂改在发热前服用立即获得汗出热退之效。此案也寓"必伏其所主""先其病时予药"之意。

案3，病人发热定时于上午8点发作，属少阳病欲解时，实为阴气渐衰阳气渐生之时，少阳枢机郁而不达也致发热。为顺应天地生发之气，运用小

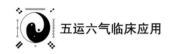

柴胡汤利于阳气生发，便于枢机调达，故能使郁热解除就不足为奇了。因是癌症病人，癌毒伤正，气阴被耗，脾运纳迟，故同时配合清暑益气汤，以扶正升阳，故获佳效。

基于六经病欲解时对判断定时发热的邪正相争状态、明确病位病机趋向以及指导选方治疗等有重要价值。因此，我们在处理定时发热时可以借力使力顺势而为，最终获得正胜邪怯、顺利退热的效果。

案4，病人发热于中午1点，符合太阳病欲解时，此时自然界阳气正旺，本能温煦驱寒"欲解"。然因病人年事已高，又患肿瘤等疾，阳气戕伤，正虚难敌阴寒之邪，太阳"开"机被遏故发热。此时需要温阳扶正御寒，故选麻黄附子细辛汤温阳开宣、驱寒达邪。因该病人另有口渴甚、咳嗽咯痰量多色黄、舌苔黄等肺经痰热之象，故配合麻杏石甘汤、泻白散、苇茎汤意清肺经痰热。服用2剂，不仅中午1点发热消退，咳痰也缓。二诊时病人诉夜间12点后烦热难寐，正符合少阴病欲解时，故用黄连阿胶汤滋阴清心，俾心肾既济，则心神自安矣。

（见《中国中医药报》2017年3月3日4版，原标题《基于"六经欲解时"治疗定时发热》）

2017年（丁酉年）

丁酉年苁蓉牛膝汤治验

陶国水　无锡市龙砂医学流派研究所

龙砂医家缪问传注之《三因司天方》"用之得当，如鼓应桴"（《三因司天方·跋》），此言不差也！笔者观顾植山教授今年活用苁蓉牛膝汤，治疗失眠、皮肤瘙痒、胁痛、咽喉不适及耳鸣、多汗等病屡见奇效。其临证抓运气病机，察运气之变，异病同治，多能应手奏效。

苁蓉牛膝汤（苁蓉、牛膝、木瓜、白芍、熟地、当归、甘草各一钱，生姜三片，大枣三枚，乌梅一枚，鹿角一钱），乃《三因司天方》中为六丁年

"岁木不及，燥乃大行，民病中清，胠胁痛、少腹痛、肠鸣溏泄。复则病寒热，疮疡痱疹痈痤，咳而鼽"所设运气方。

笔者今年学用此方，小试牛刀，感觉确实好用，试举病案两则，以说明之。

病案 1 叶某，男，83 岁，2017 年 2 月 23 日初诊。病人"咳嗽，左侧胸胁痛，乏力半年余，加重 1 个月"来诊。病人半年前因胸闷加重 1 周，检查发现左侧胸腔大量积液，遂行胸腔穿刺引流等治疗，相关检查排除恶性病变，考虑结核性，遂予抗结核治疗。此后感觉体力不如前，咳嗽时作、痰黄，不易咳出，左胁肋牵拉胀痛，下肢软弱、乏力，活动后明显，纳谷不馨，大便燥结如羊屎，需用开塞露，寐尚可。既往有高血压、冠心病病史。诊见舌红，苔黄腻，中见裂纹，左脉弱，右脉浮弦。丁酉木运不及、燥金司天，予扶木制金法，用苁蓉牛膝汤。处方：淡苁蓉 20 克，川牛膝、怀牛膝各 10 克，炒乌梅 30 克，宣木瓜 15 克，大熟地 20 克，西当归 10 克，杭白芍 20 克，炙甘草 10 克，鹿角霜（先煎）15 克，生姜 3 片，大红枣（擘）2 枚。7 剂，日 1 剂，水煎分 2 次服。

二诊（2017 年 3 月 1 日）：病人服上方后咳嗽改善，左胸胁胀痛大减，纳谷增进，大便通畅，唯仍感痰不易咳出，乏力尚存，腻苔去半，脉象同前。药已中的，守方微调。处方：淡苁蓉 20 克，川牛膝、怀牛膝各 10 克，乌梅 40 克，宣木瓜 15 克，大熟地 20 克，西当归 10 克，杭白芍 20 克，炙甘草 10 克，鹿角霜（先煎）15 克，海浮石（先煎）15 克，仙鹤草 30 克，生姜 3 片，大红枣（擘）2 枚。7 剂，日 1 剂，服法同前。

三诊（2017 年 3 月 8 日）：诸症渐趋平稳，痰易咳出，痰质渐转清稀，气力改善，胁痛未作，舌红苔稍腻，中仍有少量细裂纹，左脉较前有力。上方去海浮石，药予 7 剂，服法同前。

此后基本守苁蓉牛膝汤服用，咳嗽已愈，体力改善，左侧胸胁痛未作，大便通畅，纳谷馨，夜寐酣香。

分析与体会 病人有肺病史，累及半年，加重 1 个月，症见咳嗽、左侧胸胁胀痛诸症。《素问·六微旨大论篇》言："气，脉其应也。"今年为中运少角，木运不及，而春日肝气要生发，顾植山用此方时常以左关脉弱为木虚重要依据。此案左脉弱，为肝虚燥伤，结合种种见症与今年运气发病病机吻合。经言："燥金司令，头痛，胸胁痛者，此金胜克木也。胸痛者，肝脉络胸也。胁痛者，肝木之本位也。"《素问·至真要大论篇》云："阳明之胜，清发于中，左肤胁痛……胸中不便，嗌塞而咳。"当"治以酸温，佐以辛甘，以苦泻之"。苁蓉牛膝汤治肝虚为燥热所伤，切中病机。

叶天士常言："男子向老，下元先亏。""高年水亏"，病人年事已高，肾虚津亏，易肠燥便秘。俞根初《重订通俗伤寒论》言："夫济川煎，注重肝肾，以肾主二便，故君以苁蓉、牛膝滋肾阴以通便也。"苁蓉牛膝汤中有苁蓉、牛膝、当归，此案中可与张景岳济川煎意谋。

二诊，诸症改善，唯黄痰仍不易咳出。《丹溪心法附余·痰》谓海浮石可"清金降火，消积块，化老痰"。遂加用海浮石，取其清肺化老痰之功。同时，加重乌梅用量，一则取其敛肺之用，二则取其应春阳生发之意，"顺天之气，以扶生生"。

病案 2 凤某，女，39 岁，2017 年 3 月 6 日初诊（微信网诊）。病人咳嗽、咽痒半个月余。近半月出现咳嗽、干咳，尤其夜间易阵发连续剧烈咳嗽，口服西药，效果不佳。刻下：咳嗽，干咳无痰，口干，体倦，乏力，纳谷不馨，大便偏干，失眠多梦，面色黧黑，舌红，苔黄稍腻，脉象不详。拟滋水涵木，调和肺肝，予司天方苁蓉牛膝汤化裁。处方：淡苁蓉 20 克，川牛膝、怀牛膝各 10 克，乌梅 50 克，宣木瓜 15 克，大熟地 20 克，西当归 10 克，杭白芍 20 克，炙甘草 10 克，剖麦冬 30 克，法半夏 10 克，款冬花 10 克，佛耳草 15 克，鹅管石（先煎）10 克，仙鹤草（煎汤代水煎药）60 克，生姜 3 片，大红枣（擘）2 枚。5 剂，日 1 剂，水煎分 2 次服。

病人微信告知服上方第 1 剂后咳嗽大减，5 剂服完痊愈，且大便通畅，睡眠转安。

分析与体会 病人咳嗽半个月余，以干咳为主，伴有口干、便干、舌红苔黄，燥热之象明显。结合今年岁运容易出现肝虚，故以"治肝虚为燥热所伤"的苁蓉牛膝汤为基本方，加半夏、麦冬，取司天麦冬汤意，"麦冬味苦兼泻心阳，且救金，且抑火，一用而两擅其长"。此外，加用佛耳草、款冬花，即《经验方》"三奇散"，方书载其治"一切咳嗽，不问新旧，喘顿不止，昼夜无时"。

清代姚澜《本草分经》将乌梅归于"手太阴肺经"条目下，谓其"酸涩而温，入脾肺血分，涩肠敛肺"。清代张志聪《本草崇原》言："乌梅味酸，得东方之木味，放花于冬，成熟于夏……而春生上达之义未之讲也，惜哉！"认为乌梅有补益的作用。清代刘鸿恩认为"肝为五脏之贼，如人中之小人……最难调理"，喜用乌梅调肝。再有，病人咳嗽夜间为甚，可从厥阴病欲解时治，而乌梅又是厥阴病要药，故重用。鹅管石，味甘、咸，性温，归肺、肾、胃经，可治虚劳咳喘，笔者喜将其与佛耳草配伍治疗久咳、顽咳。仙鹤草味苦涩、性平，治虚劳咳嗽有奇功，故重用煎汤代水煎药。

顾植山认为"司天"即司五运六气。约言之，即天、人、邪，三虚致病的病因观；辨天、辨人、辨病证的病机观；司天、司人、司病证的治则观。

关于司天运气方，有人问道："就这16首方管用吗？"缪问弟子在《三因司天方·跋》中早已对此做了阐述，言："司天在泉，《内经》另立其说，专治气交之病，其教人致治之法……入理深谈，是不可以多寡计较也。"主要是示人以法。顾植山也一直强调，所谓16首运气方，不是板方，不是到了某年就固定用某方，切不可犯了程德斋、马宗素等之错误。汪石山尝说："奈何程德斋、马宗素等，妄谓某人生于某日，病于某经，用某药，某日当汗瘥，某日当危殆。悖乱经旨，愚或医流，莫此为甚。"如苁蓉牛膝汤，在2014甲午年终之气时，阳明燥金之气对发病影响较大，彼时运用也多，笔者曾撰文《顾植山苁蓉牛膝汤治验》予以介绍。对于燥邪致病，不能单单养阴，这就是此方的高明之处。正如龙砂名医缪问言："但肾为肝母，徒益其阴，则木无气以升，遂失春生之性；仅补其阳，则木乏水以溉，保无陨落之忧，故必水火双调，庶合虚则补母之义。"又言："苁蓉咸能润下，温不劫津，坎中之阳所必需；熟地苦以坚肾，湿以滋燥，肾中之阴尤有赖。阴阳平补，不致有偏胜之害矣。再复当归、白芍辛酸化阴，直走厥阴之脏，血燥可以无忧。"另一位龙砂名医王旭高认为："此以肝虚伤燥，血液大亏，故用苁蓉、熟地峻补肾阴，是虚则补母之法也。"取补肾滋水涵木，"虚则补其母"，扶木制金，以治燥邪。

运气方的应用受司天、司人、司病证的理论指导，苁蓉牛膝汤组方严谨，顾植山用其灵活多变，强调原方活用，应用之契机有三：第一，把握运

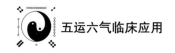

气，事半功倍；第二，方不从病，必要时舍证从脉；第三，不同病证，药物剂量有别。

（见《中国中医药报》2017年4月7日4版，原标题《丁酉年苁蓉牛膝汤治验》）

司天运气方之苁蓉牛膝汤治验

颅脑损伤案

薛晓彤　山东省泰山疗养院

宗某，男，51岁，2017年3月13日初诊。病人系外伤后左侧肢体活动不利伴烦躁8年余。2年前曾以"颅脑损伤恢复期，症状性癫痫，胸8~10椎体压缩性骨折"住院。当时入院情况：言语尚流利欠清晰，被动体位，查体尚合作，计算力、定向力尚正常，双上肢肌力、肌张力正常，右下肢肌张力略高，肌力正常，左下肢肌张力正常，肌力Ⅳ级略高，间断有烦躁不安发作。入院后主要给予康复理疗、体能锻炼等综合治疗。颅脑MRI显示：外伤后脑萎缩；弥散张量成像（DTI）示胼胝体及右侧皮质脊髓束损伤。病人诉近期情绪烦躁，易怒，不配合训练，易疲劳，尿失禁2次，舌淡紫，苔薄白，脉沉无力。辨证为气虚血瘀，予补阳还五汤加减：黄芪60克，赤芍9克，川芎9克，当归9克，桃仁9克，红花9克，广地龙12克，黄连6克，石菖蒲9克，半夏9克。水煎服，日1剂，先予6剂。

二诊（2017年3月20日）：药后未见明显改善，仍有尿失禁，烦躁失眠，纳呆，乏力，易疲劳，舌淡紫，苔白，脉左沉弱，右微滑，"春脉不应"，予苁蓉牛膝汤：酒苁蓉12克，怀牛膝15克，川牛膝15克，木瓜15克，熟地黄15克，白芍12克，当归15克，鹿角片9克，炙甘草6克，乌梅30克，炒酸枣仁15克，生姜6克，大枣9克。水煎服，日1剂，先予10剂。

三诊（2017年3月31日）：药后睡眠改善，疲劳感减轻，尿失禁次数减少，近两日出现双目红赤，舌淡紫，苔薄白，左脉较前有力。考虑丁酉年二之气，少阳相火加临少阴君火，于上方加全蝎6克以活血祛风，远志9克以导君火下行，檀香6克咸以养营，且制阳光上僭。予10剂，水煎服，日1剂。

四诊（2017年4月12日）：目赤痊愈，睡眠好，情绪平稳，配合治疗，尿失禁1次，纳谷馨，大便调，舌淡紫，苔薄白，左脉微滑，右关滑，按三因司天方的加减法在二之气加白薇3克，玄参9克，予7剂。

五诊（2017年4月20日）：病人诉情绪平稳，配合训练，未再尿床，纳谷馨，睡眠佳，舌淡红，苔薄白，脉微弦。效不更方，守方再进7剂。

病人颅脑外伤史8年，2年前MRI示外伤性脑萎缩。病人素体肝肾不足，适逢丁酉年中运少角，木运不及，病情反复，出现情绪烦躁、肢体乏力、尿失禁、纳呆等症状。《黄帝内经》强调"必先岁气，无伐天和"。顾植山提出天、人、邪三虚致病的病因观，辨天、辨人、辨病证的病机观。笔者初诊因循既往经验采用补阳还五汤加减，囿于其"证"，未察"天虚、人虚"，故而枉效。二诊之后，遵从运气理论，选用丁酉年司天方苁蓉牛膝汤加减治疗，方逐步收功。

下利案

梁　超　青岛市海慈医疗集团

靳某，男，29岁，2017年2月25日就诊。病人腹泻伴肠鸣4天。发病前2天腹胀，饭后加重，曾自行催吐，腹胀缓解不明显；食用火锅后腹泻，每日7~8次，水样便，偶有腹痛，不甚，无赤白脓血，无里急后重感。自服双歧杆菌三联活菌胶囊、黄连素片、蒙脱石散等药，大便次数略有减少。2天前就诊他医，予葛根芩连汤加减，服用1剂后腹泻加重，病人自觉背部恶寒，鼻流清涕，双足瘙痒，遂自行停药。舌暗淡，有齿痕，苔薄黄，脉数，左关弱。血常规：白细胞11.87×10^9/升，中性粒细胞计数及比例均正常；大便常规与潜血结果无异常。予苁蓉牛膝汤原方：肉苁蓉18克，熟地黄15克，怀牛膝12克，当归15克，赤芍15克，木瓜15克，乌梅30克，鹿角片6克，生姜9克，大枣12克，炙甘草6克。免煎颗粒3剂（6袋），200毫升开水冲1袋，温服，日2次。

病人次日复诊，述仅服本方1袋后，腹泻即止，诸症消失，复诊当日排

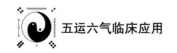

便 1 次，基本正常，舌象如前，但左关脉应指流利，已为滑脉，嘱令 3 剂尽以巩固疗效，随访病情无反复。

病人就诊前应用治热利之方葛根芩连汤，但服后不轻反重，病人左关脉弱，有肝木不及之象，苦寒燥湿之剂下咽，反增添背部恶寒、鼻流清涕、双足瘙痒等"木动则风内攻"之症。苁蓉牛膝汤虚则补母，水火双调，笔者加重乌梅剂量止溏泄，病人服药后左关脉由弱转滑，木安风止，诸症若失。

重度高血压案

唐志安　宜兴市人民医院

朱某，男，39 岁，2017 年 2 月 26 日初诊。病人因头昏、头皮发麻 3 天，先在内科就诊，测血压 190/110mmHg，诊为高血压三级（重度高血压）。病人拒绝西药降压，转求中医治疗。刻下：头昏头晕，头皮发麻，面红，容易激动，夜寐欠佳，有时小腿肌肉痉挛，舌红苔少，脉弦细数。予苁蓉牛膝汤加减：肉苁蓉 10 克，怀牛膝 10 克，熟地 10 克，当归 10 克，炒白芍 10 克，木瓜 10 克，乌梅 10 克，炙甘草 6 克，水蛭 10 克。7 剂。

二诊（2017 年 3 月 8 日）：头昏明显好转，头皮发麻消失。血压为 140/95mmHg。前方加川牛膝 10 克，7 剂。

三诊（2017 年 3 月 16 日）：头昏消失，头皮发麻未作，脚挛急未作，夜寐亦佳。查血压已降至 130/85mmHg。前方续服巩固。

丁酉年，木运不及，容易表现为肝阴不足、肝风内动的证候。本例病人的各种表现，符合该运气病机特点，故投以今年的运气方苁蓉牛膝汤养血滋阴，益肾柔肝，阴血充足，肝风自然熄灭。临床表现出来的降压效果，令病人惊叹不已。

失眠案

郭香云　兖矿新里程总医院

江某，男，60 岁，退休职工，2017 年 2 月 7 日初诊。病人失眠 1 年余。

病人 1 年前诊为前列腺癌，加之家庭琐事较多，整日心烦意乱，难以入眠，曾服药（地西泮、阿普唑仑等），效果差。刻见：每晚 12 时后渐有睡意，但易醒，多于凌晨 1~3 时醒，醒后无睡意，甚则彻夜难眠，伴焦虑急躁，口干，两胁胀满，易叹气，无头痛头晕，无恶心呕吐，纳谷一般，小便可，大便干，日 1 次，舌暗红，苔白略腻，脉左细弱，右沉。病人主症为失眠伴有胁肋胀满不舒，口干，脉象左脉细弱，具有肝木不及之象，符合今年岁运少角木运不及的运气病机特点，予苁蓉牛膝汤调其气机。处方：肉苁蓉 15 克，牛膝 12 克，生地黄 12 克，当归 12 克，白芍 12 克，木瓜 12 克，乌梅 20 克，鹿角胶（烊化）6 克，炙甘草 6 克，麦冬 20 克，郁金 12 克，生姜 6 克，大枣 9 克。6 剂。

二诊（2017 年 2 月 13 日）：服药后夜眠较前佳，易入睡，可正常入睡 2~3 小时，但仍易醒，多梦，口干，大便略干燥，舌暗红，苔白略燥，脉左弦细，右沉。上方加天冬 20 克，续服 6 剂。

三诊（2017 年 2 月 20 日）：病人能正常入睡 5 小时许，夜眠偶醒，但可继续入睡，口干减轻，纳谷可，二便调，舌暗红，苔薄白，脉细弦。上方续服 6 剂，随访眠好。

不孕症案

赵书伟　昌乐县中医院

张某，女，30 岁，2017 年 1 月 16 日初诊。病人一年来不能正常受孕，检查发现垂体泌乳素增高（35.78 纳克 / 毫升），为受孕转中医治疗。病人纳眠好，二便调，月经规律，末次月经的时间为 2016 年 12 月 25 日，经色、量、行经时间均正常，经前、经期无不适，妇科检查正常。近半月来晨起自觉轻微头晕，活动后消失，舌暗淡，苔白，脉弦细。处以苁蓉牛膝汤加减：肉苁蓉 20 克，炙远志 20 克，怀牛膝 20 克，宣木瓜 15 克，炒白芍 15 克，西当归 15 克，大熟地 12 克，生姜 9 克，炒乌梅 20 克，鹿角胶（烊化）5 克。8 剂，水煎服，日 1 剂。

二诊（2017 年 1 月 24 日）：服药后，病人头晕已不明显，舌瘀淡，苔白，脉弦细。上方继服 7 剂。

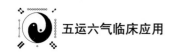

三诊（2017年2月2日）：服上方后，病人无头晕，舌脉同前，余无不适。唯月经延后三天，量、色正常。调方如下：肉苁蓉20克，炙远志20克，怀牛膝20克，宣木瓜15克，炒白芍15克，西当归15克，大熟地12克，生姜9克，炒乌梅20克，鹿角胶（烊化）5克，盐菟丝子30克，炙吴茱萸6克。7剂。

四诊（2017年2月10日）：病人服药后无明显不适，今日化验垂体泌乳素18.42纳克/毫升，予上方再进10剂，以巩固疗效。

2017年3月10日来电，月经延后半月尚未至，化验早孕试验阳性。

多汗、耳鸣案

单建国　江阴市城中社区卫生服务中心

杨某，女，44岁，教师，2017年1月21日来诊。病人精神萎靡，面色黄暗，自诉近1个月不定时出汗明显，活动后加剧，耳鸣（如蝉鸣响），冬季手脚怕冷，腰酸明显，月经量明显较前减少，舌苔白腻，舌质衬紫，脉细弱，纳可，二便尚调。证属肝肾不足。予苁蓉牛膝汤加减：淡苁蓉15克，怀牛膝15克，大熟地15克，宣木瓜10克，西当归10克，炒白芍10克，炙乌梅10克，鹿角霜（先煎）15克，生甘草5克。7剂，水煎服，日1剂，分早晚饭后服用。

二诊（2017年2月16日）：病人述服完7剂中药后，出汗和耳鸣（如蝉鸣响）症状都明显好转，精神亦转佳，效不更方，仍以原方续服。

本案符合木弱金强的运气病机，故采用司天方苁蓉牛膝汤来治疗，取得了很好的疗效。

（见《中国中医药报》2017年5月12日4版，原标题《司天运气方之苁蓉牛膝汤治验》）

必先岁气，无伐天和

——丁酉年审平汤验案集锦

《黄帝内经》强调"必先岁气，无伐天和""不知年之所加，气之盛衰，虚实之所起，不可以为工矣"！五运六气指导临床，贵在因时达变，辨运识机，《黄帝内经》强调"不以数推，以象之谓也"。

2017年为丁酉年。宋代陈无择《三因极一病证方论》中针对丁年的木运不及设有苁蓉牛膝汤，又针对"卯酉之岁，阳明司天，少阴在泉"的六气变化订立了审平汤。我们观察到，2017年在初之气倒春寒时苁蓉牛膝汤还不很好用，3月份后苁蓉牛膝汤证骤然增多，临床应用每获奇效，《中国中医药报》已有较多报道，那时审平汤应用机会不是很多。但五之气后，情况出现明显变化，有些原来用苁蓉牛膝汤效果很好的人，再用时效果变得不那么好了，而审平汤突显奇效。本专题编录的就是近期全国各地应用审平汤获得较好效果的一些案例，以供同道研究运气方临床应用时参考。

审平汤组成：远志、紫檀香、天冬、山茱萸、白术、白芍、甘草、生姜。清代缪问《三因司天方》释方曰："阳明司天，阳专其令，炎暑大行，民见诸病，莫非金燥火烈见端，治宜以咸以苦以辛，咸以抑火，辛苦以助金，故君以天冬，苦平濡润，化燥抑阳，古人称其治血妄行，能利小便，为肺家专药，有通上彻下之功。金不务德，则肝必受戕，萸肉补肝之阳，白芍益肝之阴，但火位乎下，势必炎上，助燥滋虐，为害尤烈，妙在远志，辛以益肾，能导君火下行，佐紫檀之咸，以养心营，且制阳光上僭，面肿便赤等症，有不愈者哉。甘草润肺泻心，运气交赖，力能大缓诸火，佐白术以致津，合生姜以散火，配合气味之妙，有非笔舌所能喻者。"

从历年三因司天方的应用情况看，某方一旦对上了运气，常能取得奇效，而且是不管哪一科，也不论什么病什么证，突破了辨病辨证的局限，充分反映了在五运六气方面的异病同治。

审平汤治疗严重口渴伴发声困难

刘洪实　陆晓东　连云港市中医院

笔者有幸参加顾植山老师中医五运六气临床应用第一期培训班，回院后即在临床上试用三因司天方，取得很好效果。现举一应用审平汤的典型病案与大家共飨。

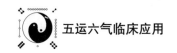

何某，女，29 岁，2017 年 12 月 7 日初诊。主诉：口干严重，饮水不解渴 7 个月余，渐加重。3 日前在外院就诊服方剂后感双胁下胀痛，停药后又针灸一次，出现声音嘶哑，咽痛，发声困难，舌及上腭部痛，纳食少，寐一般，二便可。舌淡红，苔腻，脉沉细。处方：炙远志（布包，先煎）30 克，天冬 30 克，山萸肉 10 克，炒白术 15 克，白芍 30 克，生地 10 克，石斛 10 克，丹参 15 克，延胡索 16 克，玄参 15 克，黄芩 15 克，炒麦芽 15 克，炙甘草 10 克。5 剂，每日 1 剂，水煎 2 次，分服。

二诊（2017 年 12 月 12 日）：病人服药后口腔、舌、咽部干燥、灼热痛明显减轻，声音嘶哑也明显好转。刻下症见：眼有异物感，牙龈痛，上腹胀，纳差，小便稍黄。苔腻略减。原方去生地、石斛、丹参、延胡索、玄参，加桔梗 6 克，神曲 15 克，太子参 15 克。再予 5 剂，每日 1 剂，水煎服。病人服药后诸症消失，未再复发。

分析与体会　本例病人用审平汤治疗，我认为主要是抓住了今年的运气特点和病人的病机均为燥火，从而选用今年的司天运气方审平汤治疗取得了很好效果。

审平汤治疗重症鼻衄

李公文　新乡医学院第三附属医院

作为龙砂医学流派代表性传承人顾植山教授的弟子，笔者深受运气理论诊治临床疾病的思维方式所启发。兹取丁酉年运用运气方审平汤治疗一例重症鼻衄验案分享如下。

杨某，男，32 岁，河南新乡人，2017 年 9 月 27 日以"间断鼻孔大量出血 3 天"为主诉就诊。病人近期在陕西汉中履行工地监理工作。3 天前无诱因突发鼻出血，在汉中某医院急诊，未能止住，遂到宝鸡某军医医院，病人述说宝鸡医院估计鼻部出血量达 2000 毫升，大便发黑，急给予鼻塞药物治疗，但仍可见轻微鼻孔渗血，故病人急回河南新乡老家于我处求治。9 月 27 日下午 4 点在就诊时见其鼻孔填塞鲜红色药物棉球，鼻部一直有出血，血色鲜红。查舌质干红，脉弦，有临界高血压 4 年。处方：天冬 30 克，紫檀 6 克，山萸肉 30 克，白芍 30 克，麦冬 20 克，生地 10 克，牛膝 30 克，代赭石 30 克，山药 30 克，龙骨 30 克，牡蛎 30 克，柏子仁 15 克，小蓟 30 克。3 剂。

二诊（2017 年 10 月 7 日）：服药 2 剂后鼻出血即完全停止，现血压也正常，已无黑便，脉仍弦。上方去小蓟，改紫檀为木蝴蝶 10 克，3 剂。

分析与体会　审平汤是陈无择根据卯酉年"阳明司天，少阴在泉"的运气病机特点而设立的方子，用治"阳明司天，少阴在泉，病者中热，面浮鼻衄，小便赤黄，甚则淋，或疠气行，善暴仆，振栗谵妄，寒疟，痈肿，便血"。本病人是鼻衄，其实质皆因于燥、热所伤，迫血妄行，正符合今年的运气特点。方机相应，故收桴鼓之效。这让我们亲身感受到了五运六气学说及其方剂的实用性及科学性。

审平汤治疗潮热自汗

单建国　江阴市城中社区卫生服务中心

王某，女，69 岁，江阴人。2017 年 10 月 24 日初诊，病人诉不定时潮热，出汗半年余，现病人面部潮红，口干，不自主地出现潮热、出汗，情绪紧张时症状明显加重，舌苔白腻，舌质暗，脉偏细数，纳可，眠尚可，大便干，小便尚可。处方：天冬 15 克，木蝴蝶 10 克，麦冬 20 克，炙远志（先煎）15 克，山萸肉 10 克，生白术 15 克，生甘草 6 克，炒白芍 10 克，车前子（包）15 克，丹参 10 克，炒酸枣仁（先煎）20 克。7 剂，水煎服。嘱其清淡饮食。

二诊（2017 年 11 月 8 日）：病人诉潮热、出汗症状已明显好转。病人要求膏滋方调理，转以左归丸、薯蓣丸及审平汤共组膏滋方。

分析与体会　笔者在此后同样以审平汤治疗了一位患有慢性支气管炎 10 余年，咳嗽咳痰加重 1 周同时伴有鼻衄的病人，经过半个月的用药，咳嗽及鼻衄都消失。这二例临床病证虽然不同，但金燥火烈的运气病机相同，故采用了相同的司天方审平汤来治疗，都取得了很好的疗效。

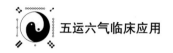

审平汤治疗顽固性失眠验案

倪　君　江阴市青阳医院

人以天地之气生，四时之法成。2017 年阳明燥金司天，少阴君火在泉，木运不及，燥乃大行；终之气客气少阴君火加临，燥火不降更为明显。笔者跟随顾植山教授临证学习，近来应用三因司天方的审平汤治疗顽固性失眠取得很好效果。

蔡某，女，46 岁，护士，2017 年 12 月 1 日初诊。病人失眠 10 余年，彻夜不眠，口服艾司唑仑片（舒乐安定片）从每晚 1 粒到现在每晚 3 粒都不能入睡，中药治疗无效，在上海市精神卫生中心进行心理及药物治疗无明显好转，每晚回到卧室看到枕头就十分恐惧，近半月尤为严重，精神几乎崩溃。刻下精神萎靡，少气懒言，双目无神，舌红，苔薄白，双脉沉细。予审平汤加减。处方：炙远志（先煎 2 小时）20 克，山萸肉 20 克，于术 10 克，天冬20 克，炒甘草 10 克，紫檀木（后下）10 克，炒白芍 15 克，朱茯神 10 克，左牡蛎（先煎）20 克，枳实 10 克，炒枣仁 15 克，大枣（擘）10 克。7 剂。

病人当晚 8 点服药，在不服舒乐安定的情况下 10 点就已入睡，凌晨 1 点多醒一次后于 3 点左右继续入睡。服药 2 剂后能连续睡眠 4 小时以上，病人讲体会到了已多年没有的睡眠感觉，第二天神清气爽，以往的头昏头晕豁然消失。

审平汤治疗青睫综合征

郭香云　兖矿新里程总医院

王某，男，55 岁，2017 年 11 月 30 日初诊。主诉：右眼胀痛 2 个月余。晨起后疼痛明显，一过性视物模糊，有时情绪狂躁难以自控，经眼科检查诊断为青光眼睫状体炎综合征（简称青睫综合征），外用眼药水（药名不详）无效。症见：舌红略紫，苔白少津，中见小裂纹，脉左细弦，右弦略浮。处方：天冬 20 克，酒萸肉 10 克，杭白芍 15 克，炙远志 9 克，木蝴蝶 10 克，生白术 15 克，丹参 12 克，炒车前子（包煎）20 克，炙甘草 10 克，生姜片 6

克，大枣（擘）9克。6剂。

二诊（2017年12月6日）：病人服药后自觉右眼胀痛感明显减轻，但晨起仍有不适感，乏力口干好转，夜眠转佳，偶有多梦。上方去生姜，增远志为15克，并合血府逐瘀汤，再进6剂。处方如下：天冬20克，酒萸肉10克，杭白芍15克，炙远志（先煎1小时）15克，木蝴蝶10克，生白术15克，丹参12克，炒车前子（包煎）20克，炙甘草10克，酒当归12克，生地黄12克，红花9克，炒枳壳10克，川牛膝15克，桔梗12克，赤芍15克，北柴胡10克，大枣（擘）9克。6剂。

三诊（2017年12月12日）：病人述晨起右眼胀痛已基本消失，偶有轻微目胀，精神转佳，纳眠可，二便调，自觉舒适。上方改远志为20克，续服6剂，已愈。

分析与体会 丁酉之岁，阳明燥金司天，加上病人发病在五之气，主气阳明燥金，客气厥阴风木，肝木受伐，故见目胀、口干、舌红苔少、脉弦浮等症。下半年少阴君火在泉，病机为阳明不降，燥热浮于上，投以卯酉之岁针对阳明燥金司天、少阴君火在泉的审平汤，疗效明显。二诊时见审平汤已见效，故加大远志用量，又因病人目胀以晨起明显，时属少阳，依顾植山经验，配合血府逐瘀汤入少阳经而助病解。

丁酉年审平汤在皮肤科应用验案

张晓杰 山东中医药大学附属医院皮肤科

丁酉之年，木运不及，燥金亢盛，特别是下半年受在泉少阴君火的影响，痤疮、疖肿、银屑病、湿疹、皮炎、紫癜类疾病等发病多有增加。笔者自2017年9月份跟师顾植山教授学习以来，学用审平汤治疗皮肤病，取得了较好的疗效。兹列举验案一则介绍如下。

隋某，女，9岁。口唇周围皮肤出现丘疹、脓疱反复发作2年余。曾在外院诊为嗜酸性粒细胞增多性毛囊炎，无痛痒，用过皮质类固醇激素内服治疗半年余，虽好转但停药则发，其他药物如抗过敏药、抗生素等治疗多日无效，两年来亦辗转应用中药治疗，但收效甚微，2017年5月份于我处门诊就诊，先后服中药玉女煎、竹叶石膏汤、犀角地黄汤、白虎汤、清胃散、清胃泻黄散等方药加减，同时给予火针治疗，每周 1 次，外涂他克莫司软膏，有疗效，但停药仍有复发加重。患儿于 2017 年 9 月 15 日又来诊，因停药 2 周皮疹又起，查见口周皮肤红斑略肿，其上密布红色小丘疹，上有针头大小脓疱，伴口干，欲凉饮，小便黄，舌尖红，苔白，脉右寸关浮滑。给予审平汤加味治疗，处方：炙远志（先煎 1 小时）9 克，紫檀 3 克，天冬 12 克，山茱萸 9 克，白芍 15 克，甘草 6 克，生石膏 15 克，知母 9 克，荆芥 6 克，生姜 3 片。7 剂，每日 1 剂，水煎分服。

二诊：患儿家长述服药第二天皮疹即有减轻，7 剂服完后，红肿及脓疱明显减轻，感觉比激素还要有效。来诊时见，皮疹红肿已不明显，密集的丘疹脓疱消退了将近三分之二，口已不干，小便仍略黄，舌红，苔薄白，脉右寸关略大，上方去生石膏、知母、荆芥，加丹参 12 克，车前子（包煎）9 克。7 剂，每日 1 剂，水煎分服。

后复诊均以审平汤为主加减治疗。共服药 36 剂，皮疹消退，遂停药。至今已近 2 个月，皮疹未再复发。

审平汤在儿科临证中的应用

肖厥明　张店区中医院

一、支气管肺炎

邵某，男，8 岁，2017 年 11 月 28 日初诊。发热，伴咳嗽 5 天，在淄博市妇幼保健院诊为支气管肺炎。刻诊：发热，体温 38.7℃，咳声频频，咽部不舒，似有痰阻，身感疲倦，恶寒怕冷，眼白有红血丝，咽部红肿，唇口干红，纳饮差，舌质红，苔薄黄，脉浮略紧。据今年运气特点，结合患儿肺燥之象，以清降阳明，宣肺止咳为治则。拟方：审平汤合三拗汤。天冬 15 克，炙远志 10 克，山萸肉 10 克，杭白芍 10 克，于白术 10 克，木蝴蝶 10 克，麻黄 6 克，杏仁 10 克，炙甘草 6 克，生姜 6 克。3 剂，每日 1 剂，分 2 次水冲服（颗粒剂，下同）。

二诊（2017年12月2日）：服药1剂后发热渐退，2剂后咳嗽明显减轻。现唯感咽部干痒不舒，偶尔咳。纳饮增，二便正常，精神好。舌质红，苔薄，咽部微红，脉浮略数。考虑表证已解，燥热之象未除，继用审平汤原方，因紫檀缺货加用木蝴蝶10克。3剂，水冲服，日2次，温服。

12月5日，电话随访，咳嗽未再作，纳饮二便正常，已正常上学。

二、过敏性紫癜

孙某，女，10岁，2007年12月2日出生，2017年10月7日初诊。主诉：臀部及双下肢外侧散在暗红色皮疹，不痒不痛。在上级医院诊为"过敏性紫癜"，经西药治疗后好转。三天前因外感，又见臀部及双下肢外侧出现较密集暗红色皮疹，伴有身微热，咽干痒，时有干痛，轻微咳嗽，纳饮一般，二便可，舌质红，苔中略厚色淡黄，脉浮弦。尿常规化验：尿蛋白阳性。据今年运气特点，燥热之象明显，结合患儿出生年月的运气特点，多风偏燥，况且在主气阳明燥金当令，客气厥阴风木加临时发病，病者又有燥热之象，随之处方审平汤，因紫檀缺药加木蝴蝶、紫丹参、仙鹤草。方药：天冬20克，炙远志10克，山萸肉15克，杭白芍12克，于白术10克，木蝴蝶10克，紫丹参12克，仙鹤草15克，炒甘草10克，生姜6克。5剂，每日1剂，分2次水冲服（颗粒剂）。

二诊（2017年10月13日）：主诉药后皮疹渐消，未再新起。尿常规化验：尿蛋白阴性，口咽干痒明显减轻。原方再进5剂。

三诊（2017年10月20日）：主诉唯双下肢外侧散在暗红色皮疹，口咽干痒已消，尿常规化验正常。舌暗红，苔薄白，脉略浮稍弦。继用上方加绵黄芪12克，玉竹12克，防风6克。5剂，隔日1剂。并嘱咐避免劳累受凉，注意调摄，防止感冒。

三、小儿抽动症

李某，男，5岁，2012年8月出生，2017年11月5日初诊。主诉：抽动症3个月余，近三天因外感加重。刻诊：患儿不时眨眼，搐鼻弄嘴，嘴角抽动，用手抠鼻，并频频发出清咽声，偶尔流涕、咳嗽，纳饮可，二便调，

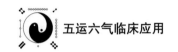

舌红苔薄，脉浮弦。回想今年 4 月份，在江阴跟师时，见有一宣姓儿童患抽动症，顾植山用审平汤加天麻一味，5 剂后患儿痊愈，遂以此方结合患儿当前证象加入桔梗、防风两味，方药如下：天冬 12 克，炙远志 6 克，山萸肉 12 克，杭白芍 15 克，于白术 12 克，炙甘草 6 克，天麻 6 克，桔梗 6 克，防风 10 克，生姜 6 克。5 剂，每日 1 剂，分 2 次水冲服（颗粒剂）。

二诊（2017 年 11 月 12 日）：患儿家长十分高兴，述说药后 2 天抽动症状基本已消，感冒症状亦痊愈，要求按上方再进，以巩固疗效。处方如下：天冬 12 克，炙远志 6 克，山萸肉 12 克，杭白芍 12 克，于白术 12 克，木蝴蝶 6 克，炙甘草 6 克，生姜 6 克。5 剂。

（见《中国中医药报》2017 年 12 月 27 日 4 版，原标题《必先岁气　无伐天和——丁酉年审平汤验案集锦》）

从运气探讨大柴胡汤气化功用（上）

史锁芳　江苏省中医院

大柴胡汤是张仲景的名方之一，历代医家论述颇多，目前多阐述本方为"少阳枢机不利，胆腑郁热过甚""少阳未解，内有里实"的证治。笔者近期按照五运六气思维，根据六经病欲解时理论，运用本方治疗诸多使用常法无效的案例获得了显著效果。现结合治验谈谈对本方的运气证治认识。

大柴胡汤，首见于《伤寒论》与《金匮要略》，在张仲景原文中共有四条涉及本方。《伤寒论》第 103 条："太阳病，过经十余日，反二三下之，后四五日，柴胡证仍在者，先与小柴胡汤；呕不止，心下急，郁郁微烦者，为未解也，与大柴胡汤下之则愈。"第 136 条："伤寒十余日，热结在里，复往来寒热者，与大柴胡汤……"第 165 条："伤寒发热，汗出不解，心中痞硬，呕吐而下利者，大柴胡汤主之。"《金匮要略·腹满寒疝宿食病脉证治第十》云："按之心下满痛者，此为实也，当下之，宜大柴胡汤。"后世医家均认为，本方具有和解少阳、通下阳明之功，主治少阳病未解，邪入阳明经化热之证。如《医宗金鉴·订正仲景全书》云："柴胡证在，又复在里，故立少阳两解之法。以小柴胡汤加枳实、芍药者，解其外以和其内也……少加大黄，所以泻结热也。"

笔者认为大柴胡汤实寓疏肝胆肃降肺肠之用意，调节气机升降。该方巧妙地体现了"少阳为枢、阳明为阖""东西升降""左肝右肺"之经意，充分展示了六经时空方位功能的寓意。因此，仅谓大柴胡汤"和解通下"弱化了该方在"三阴三阳""开阖枢"时空方位动态调节气机升降的功用。于五行之中，肝配东方，法春气，主生（升），为气化的始点；肺配西方，法秋气，主降，为气化的终点。叶天士在《临证指南医案》中说："人身左升属肝，右降属肺……使升降得宜。"《素问·六微旨大论篇》则云："非出入则无以生长壮老已；非升降则无以生长化收藏。"所以，大柴胡汤实是升少阳降阳明、调节气机升降出入、调燮肝肺气化的治病愈疾的佳方利器。

病案 1　梅某，女，45 岁，江阴人，2017 年 12 月 29 日初诊。诉腹泻反复发作 4 个月余，大便稀溏，进食则泻，甚至完谷不化，已服清热祛湿、健脾止泻中药 2 个月乏效，半月前感寒复水泻。来诊时主诉：晨起 6 点及下午 4 点易腹泻，腹泻时有不净感，夹泡沫，无臭秽，伴肛门下坠感，脐周疼痛偶作，口不干，稍口苦，少痰，咽痒偶咳，无鼻塞流涕，无胸闷气短，无燥热感，腰酸肢冷，畏寒，脑鸣多年，左腿牵拉感，胃纳可，无腹胀，入眠难，易惊，至晨 5 点则醒，梦多乏力，月经量少色暗，夹少许血块，经行头痛，带下偏黄，舌苔黄腻质暗红，脉细小弦滑。根据病情考虑脾虚肝郁、寒湿郁热、大肠传导失常，遵急则治其标意，先予运脾疏肝、散寒祛湿、清化湿热，并按少阳病、阳明病欲解时拟方。处方：柴胡 10 克，生大黄（后下）10 克，炒黄芩 10 克，炒白芍 10 克，姜半夏 10 克，枳壳 10 克，制附片 6 克，败酱草 15 克，生薏苡仁 30 克，川连 2 克，广木香 10 克，葛根 15 克，生姜 3 片，大枣 10 克。7 剂。

二诊（2018 年 1 月 16 日）：病人诉服前方 2 剂后腹泻已除，7 剂服完，因自觉舒适，又到当地抄原方再进 7 剂，来诊时诉早晚腹泻止而未再发作，且进食也不腹泻，但时感进食后脐周作胀，大便日 1~2 次，饮食正常，口干苦，手足凉，夜 1~3 点易醒，多梦，苔黄腻质偏红，脉细弦滑，给予日服健脾助运佐清肠化湿、夜服乌梅丸法。

处方一：党参 15 克，炒白术 10 克，枳壳 10 克，陈皮 6 克，茯苓 10 克，

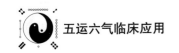

炙甘草5克，砂仁（后下）5克，广木香10克，法半夏10克，六曲10克，大腹皮10克。7剂。嘱早、中饭后30分钟服用。

处方二：乌梅40克，细辛3克，肉桂4克，川连5克，黄柏10克，炒当归10克，党参15克，川椒5克，干姜5克，制附片5克。7剂。嘱晚饭后及睡前各服用1次。

三诊（2018年1月30日）：病人诉服用上述方药进食腹胀已除，睡眠也已改善。后又予参苓白术散意巩固善后。

分析与体会　腹泻病人开始在当地运用健脾化湿、清肠止泻法没有获得疗效。细细询问病人腹泻时间，发现病人只于晨起6点及下午4点发作，从发病时间看符合少阳病欲解时和阳明病欲解时，反映了"左肝右肺"气机升降失常。故选用大柴胡汤升降肝肺、调畅气机，同时配合薏苡附子败酱散、香连丸、葛根芩连汤辈温阳散寒、理气化湿、升清降浊，病人早晚腹泻很快获得控制，后续施以香砂六君健运脾胃、化湿调气，因下半夜易醒，又予乌梅丸燮理厥阴，使阴阳顺利交接，不仅腹泻得以有效控制，而且睡眠质量也变好了。

病案2　倪某，男，35岁，2017年10月20日初诊。病人诉肠鸣矢气，大便稀，时有临厕不尽感，胃纳尚可，苔薄质暗红，脉细。服用健脾助运、温阳清肠中药，方如香砂六君子汤、理中汤、香连丸、薏苡附子败酱散、葛根芩连汤等3个月余，腹泻时轻时重，且每于饮食不节或不慎受凉则易于发作。此次又从丹阳赶来门诊，诉晨8点及下午3点及晚7~8点上腹部隐痛泄泻，无腹胀及口干，伴盗汗，苔薄质暗红，脉细，因思及病人腹泻时间，介入运气思维从少阳病欲解时、阳明病欲解时纳入大柴胡汤意拟方。处方：党参15克，法半夏10克，黄芩10克，柴胡10克，炙甘草5克，大枣10克，生姜3片，枳壳10克，厚朴15克，生大黄（后下）10克，炒白芍15克，高良姜4克，制香附10克，川连2克，广木香10克。7剂。

二诊（2017年11月12日）：病人诉服用这次方比之前的3个月方效果更好，上方服3剂后，早8点就不腹泻了，7剂服完后，又在当地抄方服用2周，下午3点后腹泻次数也明显减少，晚7~8点腹泻也止，现口干口臭，夜间脚冷，汗出，胃纳可，夜寐安，苔薄微黄舌质暗红，脉细滑。因仍有下午

3 点轻度腹泻，符合阳明病欲解时，故重新拟方。处方：炒枳壳 10 克，厚朴 15 克，生大黄（后下）10 克，炙甘草 6 克，川连 3 克，广木香 10 克，生姜 3 片。7 剂。

三诊（2017 年 11 月 19 日）：病人诉服用上方后，腹泻已获完全控制。后予健脾助运方善后巩固。

分析与体会　本案腹泻病人开始按常规辨证予健脾助运、温阳清肠法，遣用香砂六君子汤、理中汤、香连丸、薏苡附子败酱散、葛根芩连汤等方治疗 3 个月余，腹泻时轻时重，始终不能完全控制。后经仔细询问病人腹泻发作时间发现，病人于晨 8 点、下午 3 点及晚 7~8 点出现腹痛腹泻，符合少阳病欲解时和阳明病欲解时，于是调整诊治思维，用运气理念处方大柴胡汤后，病症好转。三诊时又从阳明病欲解时，改用小承气汤意通降阳明后，腹泻获得完全控制。本案与案 1 稍有不同，首次运用大柴胡汤后，早上 8 点的腹泻获得了满意解决，但下午 3 点后仍有小发作，启示少阳升机已利，但阳明阖降有碍，于是改用小承气汤通降阳明，后腹泻才得以完全控制。此案启示顺应"左肝右肺"升降气机在本案治疗中的重要性，可见一斑矣。

（见《中国中医药报》2018 年 8 月 8 日 4 版，原标题《从运气探讨大柴胡汤气化功用》）

基于六经病欲解时治疗定时咯血

史锁芳　江苏省中医院

咯血是呼吸系统常见病症。2017 丁酉年，阳明燥金司天，少阴君火在泉，燥化在上，阳专其令，燥淫所胜，故该年肺金尤易被火燥灼伤，出现咯血之症。笔者自从跟师顾植山老师学习五运六气法理以来，每当诊疗时多喜参用运气思维，除了结合该年岁气特点，选用审平汤、苁蓉牛膝汤、麦冬汤、正阳汤、加减葳蕤汤辈治疗肺金燥火咯血外，还遇到多例定时咯血案例，依据"六经病欲解时"的概念选方治疗也获得满意效果。兹举案例如下，以飨同道。

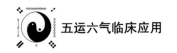

一、夜11时咯血从少阴病欲解时论治

刘某，男，64岁，因咯血间断发作20年，加重2个月余由门诊拟"左下肺支气管扩张伴感染"收入。入院后给予抗感染止血等治疗10余日，咯血始终不能控制，邀余会诊（2017年11月14日）。查房时病人诉：每于夜11点后即感胸上燥热有喷火感，甚至燥热如狂，随之出现咯血数口，血色鲜红。咳嗽不显，口干，咯少量黄黏痰，至夜12点则稍缓，精神极度恐惧，同时觉乏力，气急，盗汗，失眠，尿血，色淡红夹血块，胃纳可，大便调，舌红苔干有裂纹微黄，脉滑数。因思咯血于晚11点发作，至晚12点则缓，符合少阴病欲解时特点，即嘱选用黄连阿胶汤消息之，处方：川连9克，炒黄芩15克，炒白芍12克，阿胶珠10克，玉竹35克，白薇10克，水牛角（先煎）50克，侧柏叶15克。另嘱晚10点左右冲服鸡子黄1个，3剂。

二诊（2017年11月17日）：病人诉服药1剂后即觉燥热上火感明显减退，夜能安寐，咯血显减，盗汗也缓。药服2剂后咯血及燥热感基本消失，痰少，尿血减轻，无咳嗽气喘，胃纳可，大便调，要求出院。即予原方加南沙参10克，麦冬10克，生薏苡仁12克，芦根20克，冬瓜仁10克。7剂，带回巩固。

分析与体会　本案为支气管扩张咯血的住院病人，初按抗感染止血及中药清肺宁络（咳血方、黛蛤散辈）等治疗出血却不易控制。因思今年是"阳明燥金司天、少阴君火在泉"，且终之气的客气也为"少阴君火"，而少阴属热气，热气淫胜，火气奔动，则可见"胸上燥热有喷火感，甚至燥热如狂"之症，火性炎上，则气上冲胸，火邪乘肺，则肺络受损出血矣。少阴在脏属心肾，心主火，肾主水，火为热在上，水为寒在下，心火亢旺，不能与肾水相济，当然就烦渴不能安寐矣。再询问病人咯血发作时间是夜间11~12点，恰合少阴病欲解时（从子至寅上）。故从热淫于内，治以苦泻，佐以苦甘，盖苦能泻火之实，甘可防咸之过，所以以苦发之者，乃苦可发泻内郁之热。遵此意选用黄连阿胶汤滋肾清心、润肺安神，复入玉竹、白薇滋阴清解血分邪热，水牛角清热凉血，侧柏叶清凉止血。药服2剂咯血、尿血均止，同时火燥之象也戛然而息，夜寐得安矣。从少阴病欲解时选用黄连阿胶汤是本案治疗的抓手，顺势而为，促使心火下降，则肾水可上济，肺燥得润，则血止寐安可以预见矣。

二、凌晨 2 点后咯血从厥阴病欲解时、少阴病欲解时论治

王某，女，53 岁，2017 年 11 月 17 日初诊。病人因咯血 1 天来诊，原有支气管扩张史，诉昨日凌晨 2 点 30 分咯血 2 次，每次 1~2 口，血色鲜红，后来渐渐咯暗红色血块，夹白黏痰，自服三七粉无效。自觉左胸刺痛时作，自感燥热，凌晨 4 时易醒难寐，大便稀溏，矢气多，舌质暗，苔薄，脉细稍滑。因思于凌晨 2 点 30 分咯血，符合厥阴病欲解时，故以乌梅丸立法，因同时有燥热，凌晨 3~4 时易醒难寐，复入黄连阿胶汤意。处方：乌梅 50 克，细辛 3 克，肉桂（后下）3 克，川连 9 克，炒黄柏 10 克，炒当归 10 克，党参 10 克，川椒 4 克，干姜 4 克，制附片 4 克，阿胶珠 10 克，炒黄芩 10 克，炒白芍 12 克，鸡子黄（睡前冲服）1 个。7 剂。嘱浓煎 2 次，去渣取汁，于晚饭后、睡前半小时各服用 1 次。

二诊（2017 年 11 月 24 日）：病人诉服上方 1 剂，当晚咯血即止，燥热也除，安寐无梦至早晨 6 时，大便成形，因担心再出血故把余药服完，咯血即愈。后予沙参麦冬汤合苇茎汤 7 剂继续治疗。

分析与体会　本案的着眼点是咯血发生于凌晨 2 点 30 分，从六经病欲解时分析，显然属于少阴病欲解时和厥阴病欲解时范围。厥阴病是六经病的最后阶段，具有阴尽阳生、极而复返的特性，其主相火，不能自发，此火过旺，易于刑金，肺金戕伤，势必咯血。这时遣用乌梅丸意在抑阴助阳、使阳气升发，俾两阴交尽、阴尽阳生之际阴阳顺利转化，则疾病顺利完成传经而向愈。同时，今年下半年是少阴火热之气在泉，且终气之客气也是少阴火热之气。该病人感燥热，凌晨 3~4 点易醒难寐，实寓心（火）肾（水）不济，阴阳失交之意。故复入黄连阿胶汤，其既能滋肾水又能清心火，俾阴阳交通、水火既济，则肺得安宁，咯血诸症皆得解矣。另外，如果不是运气思维，也恐方中细辛、肉桂、川椒、干姜、附片等温燥刚烈之辈有动血之虞。实践证明，该方不仅未现动血之虑，反而只服 1 剂当晚咯血即止，运气理法如此速效，更增笔者对运气理论的信赖。

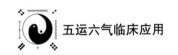

三、零点后咯血从厥阴病欲解时论治

江某，男，71 岁，2017 年 9 月 13 日初诊。病人因咳嗽半年加重 10 天伴咯血来诊，2017 年 4 月确诊为肺癌并进行手术。主诉：夜卧平躺时则咳，咳甚则痰中见血丝，且于夜 12 点后为甚。喉间可闻痰鸣音，咽喉干痛，口渴，乏味，燥热，汗多，夜寐不安，易醒，右胸疼痛，舌苔薄黄中剥，舌质暗红，脉细。结合今年运气特征及咳血于晚 12 点后发作，符合厥阴病欲解时，即处方白天予陈氏麦冬汤，夜晚予乌梅丸。

处方一：麦冬 30 克，法半夏 10 克，紫菀 10 克，桑皮 10 克，竹叶 15 克，白芷 10 克，党参 15 克，钟乳石（先煎）15 克，炙甘草 5 克，大枣 10 克，生姜 3 片。7 剂。嘱浓煎 2 次，去渣取汁，于早饭后、中饭后半小时各服用 1 次。

处方二：乌梅 50 克，细辛 3 克，肉桂（后下）3 克，川连 9 克，炒黄柏 10 克，炒当归 10 克，党参 15 克，川椒 4 克，干姜 4 克，制附片 4 克。6 剂。嘱浓煎 2 次，去渣取汁，于晚饭后、睡前半小时各服用 1 次。

二诊（2017 年 9 月 20 日）：病人诉上方服用 1 剂后，咳嗽即缓，咯血即止，燥热胸痛也缓解，7 天服完能够安寐，咳嗽喉鸣全止，燥热感也除。后予以清养肃肺善后巩固。

分析与体会　2017 年下半年是少阴君火在泉，"四之气"的主气为太阴湿土，为阴邪，阴胜则君火受制，故易发厥气上逆之症。根据病人晚 12 点后咳嗽咯血，符合厥阴病欲解时，故顺势选用乌梅丸抑阴助阳，以酸收之者。酸为木味，而火生于木，故用酸味以收火归原，且心气散逸，自伤其神，也取酸收敛其散逸之神气。"随天气所主之时"利于阴阳顺接，则此时的病症即可"值旺时而解"。结合丁酉年岁气特征，燥淫所胜，易于烁肺，病人也现一派燥热肺金受侮之象，故又选陈无择的麦冬汤。王旭高解其方时说："是方以麦冬补肺之阴，钟乳补肺之阳，人参补肺之正气，此三味先为运筹帷幄，保守中军。然后用桑皮、紫菀之苦以泻之，白芷、半夏之辛以泻之，甘草缓之，竹叶清之，姜枣散寒养血，此数味者，是为斩将搴旗之师也。统而论之，即经旨热者寒之，燥者润之，弱者补之，强者泻之，调其气，而使其平，此之谓也。"此案体现了陈无择"顺天以察运，因变以求气，得其义则胜复盛衰之理，随其机而应其用矣"之意，既选用了麦冬汤治"气交"之病，又充分顺应"六经病欲解时"之理，顺势而为、借天使力，终获得满意疗效。

六经病欲解时是运用张仲景方的一个切入点和抓手，如能结合岁气特点，综合考量，确能做到"审察病机，无失气宜"和"随机达变，因时识宜，庶得古人未发之旨，而能尽其不言之妙也"。2017年属阳明燥金司天，少阴君火在泉，肺金被灼，咯血之症频多。笔者受益于运气思维，该年屡屡运用陈氏审平汤、麦冬汤以及基于六经病欲解时运用黄连阿胶汤、乌梅丸类方，每每取得佳效。不敢私藏，与同道共飨之。

（见《中国中医药报》2018年5月25日4版，原标题《基于"六经病欲解时"治疗定时咯血》）

基于六经病欲解时治疗定时顽咳（下）

史锁芳　江苏省中医院

概述内容参见"2014年（甲午年）《基于六经病欲解时治疗定时顽咳（上）》"。

病案 1 晚 8~11 点及下半夜作咳，从阳明、太阴、厥阴病欲解时论治。

陈某，女，30 岁，2017 年 3 月 18 日初诊。病人主诉咳嗽反复发作 1 年，受凉易咳，服药无数。此次发作以晚间咳嗽为甚，晚 8~11 点易咳，且夜间 1~2 点常因剧咳醒来，痛苦异常。观其舌苔黄腻，舌质暗红，脉细。根据咳嗽发作时间分别属于阳明、太阴及厥阴病欲解时，顺势调节气机升降出入，拟方如下。

处方一（理中汤合小承气汤）：党参 10 克，炒白术 10 克，干姜 6 克，炙甘草 5 克，枳壳 10 克，厚朴 10 克，生大黄（后下）10 克。7 剂。水煎服。嘱该方下午 5~5：30 服用 1 次，第二天同时间再服用 1 次。

处方二（乌梅丸）：乌梅 35 克，细辛 3 克，肉桂（后下）4 克，川连 5 克，炒黄柏 10 克，当归 10 克，党参 15 克，川椒 4 克，干姜 5 克，制附片 5 克。6 剂。水煎服。嘱该方睡前半小时服用 1 次，第二天同时间再服用 1 次。

二诊（2017 年 3 月 25 日）：病人主诉经上述治疗后，夜 8~11 点咳嗽停止，下半夜能够安睡到早上6点，早上6~7点稍有咳嗽，受凉咳作，舌苔脉象变化不大。根据目前情况，提示阳明顺利阖降、太阴也能开通，只是阴阳交接阳出乏力，故嘱停服处方一，处方二合用柴胡桂枝干姜汤，即乌梅丸方易肉桂为桂枝10克，加柴胡10克，黄芩10克，天花粉10克，生牡蛎（先煎）20克，大枣10克，炙甘草5克，生姜3片。7剂。嘱下午5点、睡前各服1次。

三诊（2017年4月2日）：病人诉服用上3剂药后，早上6~7点咳嗽消除，因虑再发，嘱病人将剩余汤药继续服完。

本案病人初诊时咳嗽于夜间8~11点及夜间1~2点为甚，横跨阳明、太阴、厥阴病欲解时，提示阳用受阻，阳明阖机有碍，阳气不能正常肃降，且太阴不开，阳气不能正常入里，致使脾土虚寒，致阳用不及。故选用小承气汤降阳明，理中汤开太阴，以利阳气顺降、阴凝得开，则阳用复常、气机出入顺畅，肺气自能恢复肃降之职矣。又取乌梅丸燮理厥阴，以利阴阳之气正常顺接交合，以达气机升降运行正常，则肺气易于恢复宣肃之职，故咳止安睡。然二诊时仍有早上6~7点咳嗽，因思及此为卯时，为厥阴、少阳病共同的"欲解时"，《素问·六微旨大论篇》谓"厥阴之上，风气治之，中见少阳"，故顺势合用柴胡桂枝干姜汤，旨在转枢机、引阴出阳、助阳出阴，利于阴阳出入复常，气机得顺，肺气如常。

本案初发即涉"三经"，虽初始治疗未愈，后赖调转少阳枢机获愈。用药如用兵，疑难也好，顽症也好，要之，遇错综复杂症时，需"顺天察运，因变以求气……随其机而应其用矣"，还需要出奇制胜之利器，此案中的柴胡桂枝干姜汤就是整个战役获得全胜的功臣，该方也是"从阴转阳"的助力，是据六经病欲解时顺势而为之举。

病案2 早7~9点及傍晚6~8点咳剧，从少阳、阳明病欲解时论治。

葛某，女，65岁，2017年7月28日初诊。病人于2014年4月检查发现左肺下叶占位，经皮穿刺肺活检确诊为左肺腺癌Ⅳ期，化疗7次后病人拒绝继续化疗来诊。病人主诉咳嗽发作异常剧烈，咳伴头晕，晕时感天旋地转，多次藉可待因镇咳以求一时安宁。追询其咳嗽加重时间，告知尤以早上7~9点及傍晚6~8点为剧，口干口苦，舌苔薄黄干，舌质暗红，脉弦滑。因虑其咳嗽加重时间属于少阳、阳明病欲解时，显示少阳升机受阻，阳明阖降不利，故选用大柴胡汤治疗。处方：柴胡 10 克，黄芩 10 克，法半夏 10 克，白芍 10 克，枳壳 10 克，生大黄（后下）10 克，大枣 10 克，生姜 3 片。3 剂，水煎服，早晚饭后各服 1 次。

二诊（2017 年 8 月 5 日）：病人诉服用上方 1 剂，早晚咳嗽显著缓解，咳势减十之七八，2 剂服完咳嗽基本控制，因恐咳嗽复发，又将第 3 剂服尽。经辨证给予薯蓣丸继续扶正调理。

本案该病人咳嗽发作加剧于早 7~9 点及傍晚 6~8 点，符合少阳、阳明病欲解时。少阳主升发，阳明主阖降，根据六经病欲解时的三阴三阳时空方位，少阳位于东方，阳明位于西方，《素问·刺禁论篇》又言："脏有要害，不可不察，肝生于左，肺藏于右。"少阳升发不力，肝气郁滞，阳明阖降受阻，肺气肃降不利，则会出现气机升降失常，肺气宣肃失常，这是病人早晚两个时段咳嗽剧烈的缘由。因此，选用兼顾少阳、阳明的大柴胡汤，取小柴胡汤之意升发少阳，此处去人参、甘草，乃暂避其"甘缓"之性，意使柴胡直达病所；用白芍，一是取其养血柔肝以防柴胡升发太过之弊，二来也是利于阳气顺利阖于厥阴阴分，以顺利完成阴阳顺接；用大黄、枳壳取其阖降阳明，以利肃降肺气，则咳不难除矣。

大柴胡汤临床多用于肝胆胰病的治疗，且大多强调此汤的作用是和解通下，或两解表里，《医宗金鉴·订正仲景全书》载，"柴胡证在，又复在里，故立少阳两解之法。以小柴胡汤加枳实、芍药者，解其外以和其内也……少加大黄，所以泻结热也"，《伤寒贯珠集》云："大柴胡汤，有柴胡、生姜、半夏之辛而走表，黄芩、芍药、枳实、大黄之苦而入里，乃表里并治之剂。"笔者认为大柴胡汤实寓疏肝胆降肺肠之用意，即调节气机升降之功，巧妙地体现了少阳为枢、阳明为阖，左肝右肺之意。因此，谓大柴胡汤和解通下弱化了该方在"三阴三阳"时空方位动态调节气机升降之功。本案从病人咳嗽发作时间，引出少阳、阳明病欲解时，揭示左肝右肺气机升降失常之理，明确了病位病势，为确立疏肝降逆、肃肺调气的应势利导治法起到了指路灯的作用。所以，依据运气思维疗疾，真真切切地体现了天人相应、顺势而为、借力发力之妙。

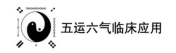

分析与体会 参见"2014年（甲午年）《基于六经病欲解时治疗定时顽咳（上）》"的"分析与体会"。

（见《中国中医药报》2017年9月27日4版，原标题《基于"六经病欲解时"治疗定时顽咳》）

运气思维指导治疗流行性感冒

史锁芳 江苏省中医院

丁酉年末发生的流行性感冒（以下简称"流感"）由于特殊的气候特征和运气条件，造成了与往常流感的不同。通过观察，流感具有两段鲜明的运气病机。第一个阶段，2017年12月发病期间，病人多见"外寒内燥型"，临床表现多为恶寒高热、头身疼痛、口干、干咳、舌边尖红，舌苔薄而干，有少部分见有腻苔的。第二个阶段就是丁酉年六之气末（2018年1月1日以来），特别是近期的流感病人，大多表现为"外寒夹湿，并见火热津损"之证，临床大多表现为憎寒后立即高热，且蕴寒夹湿，如头身困重，胃纳不香，舌苔中后腻、前部少苔或无苔，舌质却现红色，多数病人同时兼有火热津伤之象，如舌体干燥，苔少且燥，病人感觉口干舌燥，饮不解渴，夜间烦躁，寐差，甚至出现胸闷气急咳嗽等，尤其是小孩或老年人，因体质弱病情发展较快，外寒未解除，随之就出现损津阴伤。另外，由于大多数病人开始发热就用各类解热退热西药，也易导致过汗伤津之弊，还有的一出现发热就输液甚至滥用抗生素，也易致使脾虚生湿，这种"寒湿夹火津伤"的局面给临床诊疗带来困难。

这样特殊表现多是丁酉年的运气条件造成的，因为"丁酉岁：阳明燥金司天，少阴君火在泉，中见少角木运"，进入六之气则为"主位少羽水（太阳寒水），客气少阴君火，中见木运"。从中医五行看"水生木，木生火"，所以今年冬天不冷，出现暖冬气候。在这种特殊气候环境下，天人相应，体弱之人易于患"外寒夹燥热"的特殊类型疫病，再加上前期南方大部分地区都下了暴雪，寒凉之气对燥火有些抑制，所以临床表现多属风寒郁热型，或外寒内燥、夹有湿热类型；而到六之气末，尤其是近阶段，燥火郁发（主要是少阴君火），而大寒气交后戊戌年又面临"火运之年"（司天之气是太阳寒水，在泉之气是太阴湿土），且戊戌年初之气客气是"少阳相火"，因此，临床多见"外寒（湿），兼夹火热津伤"的类型。有鉴于此，笔者前期多选《此事难知》里的九味羌活汤以两解外寒里热；近期遇寒湿火热津伤者，则选用《类证活人书》中葳蕤汤，既祛散风寒湿，又清热润燥滋阴，疗效卓著。遵循《瘟疫论》里"时疫贵解其邪热"的要旨，根据运气思维，辨机处方，往往能够迅速截断疫病传变，多可收一剂即热退身爽的卓效。笔者结合数十例的临床案例观察验证，将二方的运用体会介绍如次，供同道参考。

病案 1 王某，男，76 岁，以"慢性阻塞性肺疾病伴有急性加重"于 2017 年 12 月 19 日收入我院，当天晚上与其他三位病人同时发热。第二天诊视，病人发热，体温 38.9℃，恶寒，发热，头痛身痛明显，咽喉干痛，口干，干咳，白痰黏难咯，纳差，舌质红苔薄腻，脉浮紧数。根据病人临床表现及发病时间，我选用九味羌活汤化裁，拟方如下：羌活 10 克，防风 10 克，炒苍术 10 克，白芷 10 克，细辛 3 克，川芎 10 克，薄荷（后下）6 克，苦杏仁 10 克，炒黄芩 10 克，板蓝根 15 克，生石膏（先煎）50 克，桔梗 6 克，炙甘草 5 克，生姜 5 克，红枣 10 克，六神曲 10 克。2 剂，每剂煎取 200 毫升，每日 1 剂，每日 2 次。

二诊（2017 年 12 月 22 日）：病人诉服用上方 1 剂发热即退，2 剂服完头痛、身痛消失，稍有咽干，咳嗽，口渴，大便偏干，舌苔薄干边尖红，脉细数，改用桑杏汤、《备急千金要方》苇茎汤化裁服用 5 剂，服后痊愈。

分析与体会 本案发病时间正处于丁酉年的六之气，结合此阶段的运气特征，病人临床表现符合外感寒（湿）较甚、内有郁热之机，故选用九味羌活汤化裁。九味羌活汤中，羌活辛苦温，散表寒、祛风湿、利关节、止痹痛，为治太阳风寒湿邪在表之要药，故为君药。防风辛甘温，为风药中之润剂，祛风除湿、散寒止痛；苍术辛苦温，功能发汗祛湿，为祛太阴寒湿的重要药物。两药相合，协助羌活祛风散寒、除湿止痛，是为臣药。细辛、白芷、川芎祛风散寒、宣痹止痛，其中细辛善治少阴头痛，白芷善解阳明头痛，川芎长于止少阳厥阴头痛，此三味与羌活、苍术合用，突出了"分经论治"的特色。黄芩清气分热，生地清血分热，用此可防诸辛温燥烈之品伤津之弊，共为佐药，因本案热在卫分气分，故去之。甘草调和诸药，为使。诸药配伍，既能用治风寒湿邪，又能兼顾郁热，协调表里，共奏发汗解表、退热镇痛之效。因本案口干、咽喉干痛、干咳明显，故加用薄荷、桔梗、板蓝根清宣利咽解毒；所加石膏既能清解气分热，又能辛散表热，与桔梗、杏仁相配，又能清宣肺气，故服药1~2剂后发热身痛等症即迅速消解，外邪渐解。因干咳，予以桑杏汤、苇茎汤辈清润宣肺，兼以清化，咳嗽诸症得愈。需要指出的是，九味羌活汤适应证毕竟以外寒夹湿为主，发病时病人多感恶寒甚，发热高，头身疼痛厉害，无汗，用此方得汗则热退，头身疼痛立解，里热较甚时，则需要灵活增减药物，本案就加用了石膏、板蓝根清解之辈，倘若有燥甚津伤之兆，也可加入葳蕤汤。

病案 2 吴某，男，36 岁，因疲劳后复受凉，导致高热恶寒 1 天，其单位同时有数人一起感冒，2018 年 1 月 12 日来诊。病人高热，体温 39.8℃，恶寒，头痛昏重，眼睛疼痛，全身酸痛，咽喉干燥，鼻腔干疼，口干舌燥严重，夜间烦渴燥热有汗，伴胸脘痞闷，纳差，干咳，气喘，舌苔薄黄腻，中前部苔少而干、舌边红，脉浮数。据症及发病时间，考虑外感寒湿，同时兼有火热津损，选用《类证活人书》葳蕤汤，拟方：麻黄 5 克，羌活 10 克，杏仁 10 克，玉竹 30 克，白薇 10 克，川芎 10 克，木香 10 克，生石膏（先煎）50 克，葛根 25 克，甘草 5 克。2 剂。每剂煎取 200 毫升，每日 2 次。

二诊（2018 年 1 月 14 日）：病人诉上方服用 1 次，当晚就汗出热退，夜寐安睡，因担心病再起，将剩余药服完，后即痊愈如常。

分析与体会 丁酉年运气特征导致本次流感易见"燥热与寒湿"相争兼夹的局面。寒湿痹阻经络，临床就可出现"头昏头痛，全身酸痛"之症；燥热又易损津耗液，出现烦热口渴，尤其是夜间躁烦异常，且肺所主的器官出现如鼻腔干、皮肤干、肠燥等症状；燥热伤肺易发咳嗽，故选朱肱《类证活人书》葳蕤汤（此方由《备急千金要方》葳蕤汤改独活为羌活，加葛根而来）。方用玉竹滋阴生津为君。石膏、白薇清热凉血，气血分兼顾；葛根解肌退热、生津止渴。两药共为臣药。麻黄、杏仁宣降肺气平喘；羌活祛风胜湿、散寒止痛；木香既能辟秽散结、下气宽中，又可升动清阳、疏通行气，并防寒凉腻滞；川芎为血中气药，行血通经止痛。上药共为佐药。甘草清热解毒、调和诸药，为使。本方尤宜于寒湿郁结，同时兼夹燥火津伤，又蕴气血郁滞之证。倘遇寒湿而无燥火津伤，或燥热阴伤而无寒湿者，则不相宜。

张璐在《千金方衍义》中评论该方："《千金》体究长沙余蕴，悟得发汗后汗出而喘无大热者可与麻黄杏仁甘草石膏汤，借此以治温病汗后灼热，兼取麻黄升麻汤中葳蕤合麻杏甘草，仅取方中四味而麻黄升麻汤之格局，俨然葳蕤滋肾益肺，内化厥阴火热，外通少阳风气；佐石膏以降逆满；独活、川芎、杏仁佐麻黄以解郁蒸，得石膏之寒化不独解表，并能散火；甘草一味专和麻黄、杏仁之性也。此方中葳蕤、白薇、青木香、石膏自是一路，为方中之主；麻黄、杏仁、川芎、独活自是一路，为方中之宾，作两路看方，得宾主历然之妙，深得风温主治之奥。"

顾植山教授在 2018 年 1 月 12 日的《中国中医药报》曾经说过，目前的流感属于冬温，可按冬温进行辨机论治。因为目前气候偏燥，可参考朱肱《类证活人书》用葳蕤汤治疗，"冬温，此属春时阳气发于冬时，则伏寒变为温病，宜葳蕤汤"。

据笔者观察，本次流感确与往常不同，感邪早期即现外寒内热，如果不识此证，极易燥化津损，究其原因：一方面，与运气特征、气候环境有关；另一方面，很多病人一开始高热就喜用解热退热药物，结果不仅出现发热暂退又复起的现象，还会出现过汗损津伤阴的弊端。因此，需要遵循《素问·至真要大论篇》"审察病机，无失气宜"，所谓"随机达变，因时识宜，庶得古人未发之旨，而能尽其不言之妙也"。

（见《中国中医药报》2018 年 1 月 25 日 4 版，原标题《运气思维指导流感治疗》）

不通五运六气，检尽方书何济
——运气学指导治疗流行性感冒验案集锦

"不知年之所加，气之盛衰，虚实之所起，不可以为工矣！"（《素问·六节脏象论篇》）。金元四大家张从正说过："不通五运六气，检尽方书何济。"可见古代医家对五运六气学说的重视。五运六气，简称运气。运气学说是前

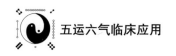

人结合五行生克理论，推断每年气候变化与疾病的关系的学说。

本专题编录近期各地医生运用五运六气思想指导临床治疗流感获得较好疗效的一些案例，供同道参考。

识运气治疗时病发热

王文华　天津中医药大学附属武清中医院

今冬流感，医生都感觉到了退热比以往治一般感冒难。

在学会运用五运六气思想指导临床之前，笔者临证常用葛根汤治疗感冒发热，并遵《伤寒论》之法，嘱病人服药后覆被捂汗而取效。然而今冬用葛根汤治疗虽也能在3~4天退热，但病人退热后易咳嗽不愈，甚者转为肺炎。回顾这些病人普遍有严重口干、咽干等津液不足的症状，若加上体虚又反取大汗，更伤津液。究其原因应是津液顾护不及，退热又不够迅捷所致。

学习了五运六气后，知道今年运气"岁木不及，燥乃大行"，发热病人的口干、咽干不是一般的伤津之证，乃岁气所为，治疗时当将此作为第一要证，以避免发汗伤津后的各种变证，按照太阳阳明合病的治疗思路使用经方，很难在丁酉年达到理想的效果。

在顾植山教授的指导下，针对今年的气运特点，应用《备急千金要方》中的葳蕤汤治疗发热，我们这些年轻的临床医生也有机会体验到"效如桴鼓"的感觉。

《备急千金要方》记载："治风温之病，脉阴阳俱浮，汗出体重，其息必喘，其形状不仁，嘿嘿，但欲眠，下之者则小便难，发其汗者必语，加烧针者则耳聋难言，但吐下之则遗矢便利，如此疾者，宜服之方。葳蕤、白薇、麻黄、独活、杏仁、川芎、甘草、青木香各二两，石膏三两。"

病案 1 胡某，女，42岁。主诉：发热4天，疲乏，头晕，昏沉，大便干。刻下症见：发热，恶寒，疲乏，头晕，咽干、咽痛，干咳，体温38.9℃。舌淡红，苔薄白，脉弦滑。给予葳蕤汤。处方：玉竹10克，白薇10克，独活10克，杏仁10克，麻黄10克，川芎10克，石膏（先煎）30克，甘草10克。2剂。

服药 2 剂后，体温降至正常，余症痊愈。

病案 2 王某，男，39 岁。病人平素易感冒，每次感冒发热要 5 天以上才能退热。主诉：发热 1 天，头晕，恶心，口苦，口干，乏力 3 天。舌红、苔白燥厚，中有裂纹，脉浮。给予葳蕤汤（方药同病案 1）2 剂。服药 1 剂半后体温正常，稍有咳嗽，继续调理 3 天后痊愈。

分析与体会 葳蕤汤中以玉竹、白薇、石膏滋阴生津，清热凉血，符合今年燥热的运气特点，其他药物的解表功效在此基础之上才能充分显现，临床才可效如桴鼓。

顾植山教导学生说："不懂运气，我们是在撞运气；懂了运气，才能识运气，用运气，紧紧抓住运气，让它成为我们临证的好工具。"

从运气学说用葳蕤汤治疗冬温

徐 放 沈阳市中医院

《素问·六节藏象论篇》曰："不知年之所加，气之盛衰，虚实之所起，不可以为工矣。"

沈阳地区 2017 年从农历九月以来，气候温热少雨。秋燥之邪易于伤津，又有冬行春令，气候应寒而反温，至小寒节气一直没有下雪。11 月下旬，寒潮来袭，气温达零下 20℃以下，没过一阵气温又突然回升至零上 3℃，突变的天气使得沈阳近来暴发流感。这次的流感具有很强的传染性、流行性，沈阳市各医院发热病人急剧增多。

流感病人主要症状：发热重，微恶风寒，头痛，周身酸痛，病情严重者可有寒战高热，咽干、咽痛，鼻塞，咳嗽，流清涕，面色红，神疲倦怠，舌质淡苔薄白或黄厚，脉浮，有些病人兼有腹泻、泻下稀水、食欲不振等症状。X 线诊断提示有肺炎，应用抗生素以及退热药，虽可暂时退热，但几小时后又呈持续高热。

顾植山教授在 2018 年 1 月 12 日的《中国中医药报》上说，目前的流感属于冬温，可按冬温进行辨机论治。因为目前气候偏燥，可参考朱肱《类证活人书》所用葳蕤汤治疗。少阴君火加临太阳寒水，往往初起可出现表寒里

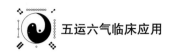

热症状，若身痛明显者，可考虑用九味羌活汤寒热表里同治。

笔者参照此意见，采用葳蕤汤加减治疗一例高热不退的老年病人获满意疗效。

王某，女，82岁，既往有高血压、糖尿病、脑血栓、冠心病病史，2018年1月9日就诊。主诉：发热，咳嗽，咳白痰，体温在38℃以上，下午发热重3天。静脉给予阿奇霉素，口服扑热息痛片，症状无明显改善，而且血压升高，精神状态不佳。刻下症见：体温38℃，无汗，微恶风寒，咳嗽，咳痰不爽，周身酸痛，神疲乏力，站立不稳，只愿意蜷卧，坐起需人搀扶，口不渴，食欲不振，大便干燥，口唇红润，舌质红苔黄厚，脉沉弦。处方（免煎颗粒）：玉竹20克，蜜炙麻黄5克，苦杏仁10克，石膏15克，甘草3克，白薇4克，羌活10克，柴胡12克，姜半夏10克，生姜3克，大枣10克。5剂，每日1剂，分3~4次口服。

病人当日中午开始服药，下午4时体温仍38℃，有微汗，于是电话嘱咐其将这1剂药的两顿量立即一次性服下，待晚9时左右再服用一次。第二天晚，家属来电话诉：病人体温已正常，咳嗽减轻。后续监测体温正常，无明显咳嗽，食欲改善。

识运气治发热效如桴鼓

吴　波　山东省中医院龙砂医学流派传承工作站

2017年底气候偏于温暖，流感流行。运气分析显示此次流感属于冬温。冬温者，冬应寒而反温，阳不潜藏，民病温也。龙砂医学流派代表性传承人顾植山教授在《从五运六气角度对当前流感疫情的分析》一文中推荐使用北宋朱肱的《类证活人书》中的葳蕤汤。《类证活人书》曰："冬温，此属春时阳气发于冬时，则伏寒变为温病，宜葳蕤汤。"此方适用于外寒内热而兼津液不足者。笔者用葳蕤汤治疗近日流感发热，收桴鼓之效，兹举医案一则以飨同道。

吕某，女，10岁，2018年1月19日就诊。主诉：发热39.5℃，服用布洛芬后，体温降而复升。现症见：头痛，身痛，鼻塞，流清涕，咽痒，口干渴，唇干红，微咳。舌质红，苔薄黄，脉浮弦。给予葳蕤汤。处方：玉竹30克，炙麻黄9克，炒杏仁9克，石膏（后下）24克，羌活6克，木香6克，白薇3克，川芎9克，青皮6克，生甘草6克。2剂。

病人当天中午服半剂，下午体温即降至正常，精神恢复如常，继服半剂而愈。

分析与体会　丁酉年，司天阳明燥金，在泉少阴君火，二之气的实际气温偏低，使当时的主气少阴君火被抑。进入六之气，主气太阳寒水，客气少阴君火，全年阳明燥金之气较强。在此运气条件下发生的流感，火、寒、燥气交互作用，故而患儿呈现外寒内热阴伤之证。先服西药发汗后，更伤津液，故处方散寒、养阴、清热的葳蕤汤。正如余霖在《疫疹一得》云："医者不按运气，固执古方，百无一效"。

运气学指导治疗流行性感冒

郭香云　兖矿新里程总医院

2017年冬暴发流感，在运气学指导下用中药治疗疾病突显奇效。笔者跟随顾植山教授学习，见老师及龙砂医学的众多传承人运用运气学治疗流感发热，病人大多服药1剂甚至半剂即热退身安，疗效很好。下面列举笔者治疗验案二则。

病案1　鲁某，男，14岁，2017年12月30日初诊。主诉：发热2天，2天前自感身体不适，测体温39℃，口服双黄连颗粒等，体温降至38℃。刻下症见：头痛、头晕、头沉如裹，咽痛，轻微咳嗽，伴恶心欲吐，大便3天未解，小便正常。舌尖红，苔薄黄腻，中见裂纹，脉浮滑。查体：咽部充血，扁桃体Ⅱ度肿大。予以大柴胡汤合九味羌活汤加减。处方：北柴胡15克，清半夏12克，炒黄芩15克，大黄9克，炒枳壳12克，生甘草6克，防风12克，荆芥12克，羌活9克，白芍12克，连翘15克，薄荷（后下）12克，桔梗12克，生姜片10克，大红枣10克。5剂。

第二天微信回访，病人服药当晚即退热，次日晨起未再发热，大便正常，精神转佳。

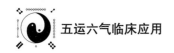

病案 2 孔某，男，13 岁，2017 年 12 月 30 日初诊。主诉：发热 1 天，体温 38.7℃，乏力懒言，口干，纳差，二便正常。舌质红，苔白，脉左细弦。予以葳蕤汤加减。处方：肥玉竹 15 克，白薇 6 克，羌活 9 克，苦杏仁 12 克，大川芎 10 克，石膏 30 克，炒甘草 9 克，桔梗 12 克，麦冬 12 克，麻黄 9 克。3 剂。

病人服药半剂后热退，3 剂药服完后病愈。

分析与体会 在运气学指导下，用中药治疗发热比退热药物或抗生素治疗的效果明显好很多，尤其冬温用葳蕤汤治疗感冒退热迅速，且病情不易反复，也没有用西药退热后遗留的咳嗽、乏力等症状，值得大力推广。

五运六气指导治疗流行性感冒

胡淑占　济宁市金乡县化雨镇卫生院

丁酉年，阳明燥金司天，少阴君火在泉，天气以燥热为主。入冬以后气候仍偏于燥热，冬行春令，精气失藏，导致流感大范围暴发。作为农村的基层医生，笔者每天门诊的病人中，约一半是感冒病人，且大都有高热、干咳、身疼痛等症状。我根据顾植山教授对此次流感的治疗思路遣方用药，疗效颇佳。现将典型医案分享如下。

病案 1 朱某，女，46 岁，2018 年 1 月 9 日就诊。主诉：高热 2 个小时。恶寒寒战，四肢厥冷，无汗，头疼，周身骨节酸疼，体温 39.1℃，口渴较甚，饮水不解渴。舌质红，苔薄黄，脉沉数。处方：羌活 12 克，防风 12 克，苍术 12 克，细辛 4 克，川芎 10 克，白芷 10 克，生地 10 克，黄芩 10 克，生石膏 40 克，甘草 10 克。1 剂。

2018 年 1 月 10 日中午，病人电话反馈，体温 36.8℃，头身疼痛消失，但出现咳嗽、少痰症状。此时想到顾植山讲过，戊戌年岁火太过，高热后出现咳嗽应给予陈无择《三因极一病证方论》的麦冬汤。处方：麦冬 30 克，紫菀 15 克，桑白皮 15 克，党参 10 克，半夏 10 克，竹叶 10 克，白芷 10 克，生甘草 10 克，生姜 10 克，大枣 15 克。5 剂。

2018 年 1 月 16 日，病人电话告知咳嗽已止，诸症皆愈。

病案 2 李某，女，15 岁，学生，2018 年 1 月 16 日就诊。主诉：咳嗽 7

天，伴发热 2 天。7 天前感冒后出现咳嗽，头微痛，干咳，无痰，晨起咳嗽症状明显。在当地卫生室输液及口服止咳药（具体药名不详）治疗，效果不显。2 天前，又出现发热，体温 37.3~38℃，并且咳嗽加剧。家人很着急，去医院检查，西医诊断：支气管肺炎，要求病人住院治疗。病人经人介绍来我处求诊。刻下症见：病人神清，精神略差，体温 37.8℃，干咳，无痰，前额部头疼，口干渴，自觉手心热，舌质红，苔薄黄，脉细数偏浮。处方：玉竹 15 克，麻黄 9 克，杏仁 10 克，生石膏 30 克，羌活 12 克，川芎 12 克，白薇 6 克，生甘草 10 克。3 剂。

2018 年 1 月 19 日电话随访，病人当晚服第 1 剂药后，第二天晨起体温降至 37.2℃；服完第 2 剂药，体温 36.6℃；服完第 3 剂药，病人头疼、咳嗽症状均消失，诸症皆愈，已正常上学。

（见《中国中医药报》2018 年 1 月 29 日 4 版，原标题《不通五运六气检尽方书何济——运气学指导治疗流感验案集锦》）

儿科临证活用司天方医案两则

王　静　龙砂医学流派传承工作室青岛市海慈医疗集团工作站　青岛市中医医院治未病科

笔者自拜师龙砂医学流派代表性传承人顾植山教授以来，师法学用三因司天方于儿科临床，临证遇疑难杂病，竟屡获奇效。丁酉年，苁蓉牛膝汤如法炮制，起初使用旗开得胜，正沾沾自喜之时，忽连连受挫，方知运气之理，尚未熟谙。慨谓顾师屡屡教诫："时有常位，而气无必也。"诚不欺也。

一、癫痫

孙某，女，2 岁半，于 2017 年 2 月 4 日初诊。患儿自出生后全身肌肉时有不自主抖动，一过性发作，安静时及夜间睡眠时多发，夜间可因抖动惊醒。因患儿年幼，初起家长考虑为受惊吓或缺钙所致，但日久并无改善。2016 年 10 月，患儿于两家省、市级三甲西医院明确诊断为癫痫 - 肌阵挛。均予左卡尼汀口服溶液、托吡酯片、丙戊酸钠口服溶液 3 种抗癫痫药物治疗，并定期复查监测患儿肝肾功能，以防抗癫痫药物对肝肾的损害。患儿原本活泼好动，智力、发育等与正常儿童似无明显差异，但联合服用 3 种抗癫痫药物 3 个月后，肌肉抽动发作次数无任何减少趋势，且出现精神萎靡，嗜睡，乏力，不欲言语活动，反应迟钝，与之前判若两人。因笔者之前学习龙砂六经理论，经辨用温经汤有不意治愈患儿家人原发性难治性高血压的先例，故而家长虽明知此病颇为棘手，仍来笔者处一试，希冀再奏神功。

刻诊：患儿精神萎靡，呈昏昏欲睡之状，尤双眼上眼睑不能抬起，须仰头方可勉强抬眼视物，目光呆滞，面色白，双腿软似不能站立，须依偎母怀或扶持他物方可。其母诉患儿全身肌肉抖动仍不时发作，每次持续数秒至数十秒不等，夜间及晨起为重，日间在安静时，或于陌生环境时多发。患儿肌肉抖动时伴有失神，呼之不应。舌质红苔少，脉沉。笔者对癫痫患儿之前诊治并不多，一时也无头绪。然转念想患儿就诊时已过大寒十三日，正是运气交接之时，"诸风掉眩，皆属于肝"，丁酉年三因司天方苁蓉牛膝汤为补肝之剂，舌红少苔亦符合燥象，不及多想，处方如下：淡苁蓉7克，川牛膝7克，炒乌梅5克，宣木瓜7克，熟地黄12克，西当归5克，杭白芍7克，炙甘草3克，鹿角霜（先煎）5克，明天麻5克，生龙骨、牡蛎各9克，生姜片3克，大红枣（擘）5克。5剂，每剂水煎成100毫升，分早晚2次空腹温服，日1剂。

二诊（2017年2月11日）：患儿肌肉抖动次数有较明显减少，但短暂失神仍时有发作，患儿精神状态明显好转，开始嬉闹，活动如常，大便略稀，舌红苔薄黄，脉弦数。患儿家长甚喜，信心大增。此患儿癫痫为胎禀原发，治疗颇为困难，服5剂竟获如此神效，出乎笔者意料，首战告捷，守方增损（酌加安神益智之炙远志5克，宁心解郁之合欢皮5克，去天麻），5剂。

三诊（2017年2月18日）：患儿病情意外反复，本以为捷报再传，不期非但精神状态萎靡，嗜睡，且肌肉抖动次数亦有增加，下肢更为明显，日间失神即有抖动发作，另有新发搓手动作。舌红苔薄白腻，脉小数。细审初诊、二诊，同人同病，仅中药方剂略有加减，效竟差悬如此，难道加味与原方七情不和？遂予初诊原方再服5剂。

四诊（2017年2月24日）：患儿肌肉抖动、失神症状一如从前，精神状态似略微有改善，但较之初诊疗效差距甚大。家长哭诉，虽不奢望治愈肌阵挛发作，但求孩子能正常生长发育，精神智力有所恢复。本来看孩子初起服用 5 剂后，症状大有改善，不料刚刚燃起的希望再次破灭。

细察患儿舌脉：舌红苔薄白腻，脉小数。忆起顾师于前几日教导其他弟子："初之气，地气迁，阴始凝，气始肃，水乃冰，寒雨化。"此时正值客气太阴湿土司令，又逢寒潮席卷，北方普降大雪，宁非寒甚火郁，水胜土复之象？丙申年黄连茯苓汤治以寒盛火郁立方，妙在不理心阳而专利水清热，或可为以方测运，觅一真途？处方：川黄连 6 克，云茯苓 6 克，大麦冬 9 克，盐车前子 6 克，细通草 5 克，炙远志 6 克，清半夏 6 克，淡子芩 6 克，生甘草 6 克，明天麻 5 克，生龙骨、牡蛎各 15 克，生姜片 3 克，大红枣（擘）5 克。5 剂，每剂水煎成 200 毫升，分早晚 2 次空腹温服，日 1 剂。

五诊（2017 年 3 月 2 日）：尚未问诊，患儿母亲迫不及待地告知笔者，孩子本周服药后症状大为改善，爱说爱笑，精神头儿极好。日间因为孩子愿意活动了，家长便带她于户外运动，肌肉抖动、失神几无发作，夜间发作频率也有明显减少，一晚仅发作两三次左右。患儿家长甚感欣慰，既已中的，效不更方，原方继服。

二、抽动秽语综合证

姜某，男，10 岁，于 2017 年 2 月 4 日初诊。患儿自四五岁起，出现不自主眨眼、纵鼻、张口，症状交替出现，在山东某三甲医院诊为抽动症，并一直服用硫必利治疗。2016 年 1 月起，男孩于日间清醒状态下，无明显诱因突然出现右手无力，继而右上肢不能动，右侧肘关节不能弯曲，严重时左侧上肢亦出现无力，不能上抬，不麻木，无面色神志改变，持续 20 分钟至 2 小时缓解，缓解后乏力，疲惫不堪而深睡眠，平均每 2 周内发作 6 次，遂于当地三甲西医院住院诊治，考虑为特发性癫痫。

家长携患儿前往北京三家三甲医院，均经住院系统全面检查治疗，诊断为抽动秽语综合征，予氟哌啶醇片、盐酸苯海索片、阿立哌唑片等长期口服。患儿服用西药不长时间后，即出现嗜睡、精神不振、反应迟钝的表现。其后便尝试结合中医治疗，多方求治于中医，服中药已上百剂，但效果不明显，家长极其焦虑。

刻诊：患儿身形壮硕，精神不振，自诉近日伴有头痛、鼻塞、睡眠多，就诊短暂时间内即可见双上肢不自主快频率抖动，神志清，咽红，咽后壁附着脓性分泌物。舌质红，苔薄黄，稍有裂纹，脉弦滑。近年来，笔者治抽动症采用重镇安神兼滋肾柔肝之法，遣方用药，虽亦多良效，然此辨证论治之常规他医焉能不知？此患儿既已多方求治中医而收效甚微，不能重蹈覆辙，故而不得不另辟蹊径。此病案与病案1患儿恰同一天就诊，三因司天方之苁蓉牛膝汤之病机与本案患儿舌脉似无不妥之处，不妨一试，结合患儿近日鼻衄表现，处方如下：淡苁蓉12克，川牛膝12克，炒乌梅9克，宣木瓜12克，熟地黄18克，西当归9克，杭白芍12克，炙甘草5克，鹿角霜（先煎）9克，明天麻9克，双钩藤（后下）9克，辛夷9克，香白芷9克，生姜片5克，大红枣（擘）6克。4剂，每剂水煎成200毫升，分早晚2次空腹温服，日1剂。

二诊（2017年2月12日）：患儿用药后头痛、鼻塞止，双上肢不自主抖动明显减少，唯左上肢时有发作，但均未出现双上肢无力不能抬举症状。精神较前明显改观，咽略红，咽后壁少许淡黄色分泌物附着，舌红苔薄白，脉弦数。于原方去明天麻，加重镇安神之生龙骨、牡蛎各15克，嘱续服4剂。

三诊（2017年2月18日）：病人服药后双上肢不自主抖动症状较上周无明显变化，精神较上次略差，嗜睡。舌红苔薄白，脉弦。患儿鼻衄症状已消，因患儿身形壮硕似成人，其父建议加大药量。笔者亦考虑初诊药后之显效，定然药已中的，或因患儿上学服药不便，每周仅服4剂，故而药力不克痼疾？遂去治鼻衄之白芷、辛夷，余药守方继用4剂。

四诊（2017年2月25日）：患儿诸症均有反弹，虽未再有双上肢无力不能抬举发作，但双上肢的不自主抖动较前反而增多，仍有嗜睡、精神不振甚至略显呆滞。舌质红，苔薄白腻，脉弦小滑。患儿父亲事业有成，多年来唯有儿子病情让其忧心如焚，七尺汉子竟当面潸然泪下。此正是病案1四诊的第二天，两个病案一为癫痫，一为抽动秽语综合征，但都有肌肉抽动的症状，病机应是相似。苁蓉牛膝汤均初用显效，再用无效。天、人、邪三虚致疫，人、邪未变，或天之运气变化使然亦未可知。结合气化政令，处黄连茯苓汤似属允当。处方：川黄连9克，云茯苓10克，大麦冬12克，盐车前子10克，细通草7克，炙远志9克，清半夏9克，淡子芩9克，生甘草6克，明天麻 9 克，生龙骨、牡蛎各 15 克，杭白芍 12 克，生姜片 5 克，大红枣（擘）6 克。4 剂，每剂水煎成 200 毫升，分早晚 2 次空腹温服，日 1 剂。

五诊（2017 年 3 月 2 日）：患儿家长电话汇报喜讯，述患儿诸症均有明显改观，不但双上肢无力不能抬举未再发作，不自主抖动除在校期间不得观察外，其余时间发作次数大大减少，仅有偶作，精神亦有明显好转，嗜睡减轻。言语之间，家长显然如释重负，信心满满，并言考虑渐渐停服西药等，笔者亦嘱其按时复诊。

三、分析与体会

苁蓉牛膝汤本《三因极一病证方论》中为六丁年岁木不及所设之运气方。木气应于肝，"诸风掉眩，皆属于肝"，凡有动的证候均可责之于肝。两患儿，一为癫痫，一为抽动症，均有肌肉瞤动之症状。丁酉岁，阳明燥金司天，《素问·至真要大论篇》云："阳明司天，燥淫所胜……筋骨内变……病本于肝。"两患儿初起之舌脉，舌红苔少有裂纹，脉沉或弦，也均是燥象。患儿病证为胎禀，故初用丁酉年三因司天方苁蓉牛膝汤"治肝虚为燥热所伤"，取补肾滋水涵木，滋肾养肝，先天后天兼顾，故能速奏显功。

然五运六气时时都在动态变化之中，两案患儿初诊皆获显效，是与年初运气相合；继进而无效者，是运气已发生了变化。不循运气之变，凿执验方，诚然谬矣。

黄连茯苓汤本为六丙年岁水太过所立之方，去岁用此方，于疑难之证，每能得心应手。今已岁值丁酉，本不获得用，怎料丁酉初之气，当春暖花开之时，却有寒潮席卷全国，北方普降大雪，恰应《黄帝内经》"地气迁，阴始凝，气始肃，水乃冰，寒雨化"之论，正所谓德专令正，不得不叹造化之工。

黄连茯苓汤针对"寒盛火郁，水胜土复"的运气病机，妙在不理心阳而专利水清热，故又得效如桴鼓之应。张从正曰："病如不是当年气，看与何年运气同。便向某年求活法，方知都在至真中。"此正所谓："善察运气者，必当顺天以察运，因变以求气。"亦所谓："随其几而应其用。"

（见《中国中医药报》2017 年 6 月 2 日 4 版，原标题《儿科临证活用司天方医案两则》）

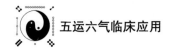

五运六气理法是临证增效剂（下）

史锁芳　江苏省中医院

五运六气理法不仅能够治疗"气交病"，更是临证增效剂，兹结合案例分析如下。

病案　孙某，男，62岁，于2017年2月27日初诊。病人患慢性阻塞性肺疾病10余年，诉动则气喘，咳嗽不显，痰少，口干，燥热，双腿乏力，脚抽筋，纳谷欠香，大便不溏，舌苔薄干燥，质暗红，左关脉弱，右侧寸脉浮滑。因思2017年属于"少木不及，燥乃大行"之岁，而燥行必定导致肺金易于受邪之困境，故选用苁蓉牛膝汤合麦冬汤益肝之虚、润肺之燥。处方：肉苁蓉20克，怀牛膝10克，熟地20克，当归10克，白芍10克，乌梅10克，木瓜10克，鹿角霜10克，麦冬25克，桑白皮15克，法半夏10克，紫菀10克，竹叶10克，白芷10克，党参10克，钟乳石（先煎）15克，炙甘草5克，大枣10克，六神曲10克，生姜3片。14剂。

二诊（2017年3月21日）：病人诉服完上方后口干、燥热、双腿乏力、抽筋等症均除，胃纳可，安静时不喘，活动则感气喘，舌苔薄质暗红，脉细。又予原方增熟地为35克，肉苁蓉为35克，钟乳石为35克，14剂。

三诊（2017年4月5日）：病人诉动则气喘明显减轻，胃纳可，苔脉变化不大。又予原方渐增熟地用量为60克，14剂，继续巩固调养。

分析与体会　慢性阻塞性肺疾病病人就诊于2017年2月27日，从临床表现看其虽以"气喘动则为甚"为主诉，但从口干、燥热、双腿乏力、脚抽筋、舌苔薄干燥、舌质暗红、左关脉弱、右侧寸脉浮滑来看，病人2017年"气交病"（关于"气交病"，陆懋修解释说："人身一小天地，天地之生长收藏备于人身，人身之盛衰虚实同于天地。论司天固足以明天道，即不论司天而人在气交之中，即因气交而为病。"）象显现，考2017年乃属"少木不及，燥乃大行"之岁，而燥行易于导致肺金受邪之苦，上述表现皆2017年岁之气交使然，故选用苁蓉牛膝汤合麦冬汤，益肝之虚、润肺之燥，随即获得上述"气交病"象皆除之效，为后续的益肾纳气平喘创造了便利条件。因此，后续增加熟地、钟乳石辈用量才能发挥其理想的平喘之效就不足为奇了。

此处的苁蓉牛膝汤、麦冬汤如同"尖刀排"或"攻坚连"，为大部队的进攻扫清了障碍，乃至为取得战役的全面胜利奠定了良好的基础。此案证明"司天在泉，《内经》另为立说，专治气交之病，其教人致治之法"（陈无择）确为至理矣。

另：请参见"2015年（乙未年）《五运六气理法是临证增效剂（上）》"的"分析与体会"。

（见《中国中医药报》2017年4月20日4版，原标题《五运六气理法是临证增效剂》）

2018 年（戊戌年）

司天方静顺汤临证加减

陶国水　无锡市龙砂医学流派研究所

近日，《中国中医药报》学术版报道了各地医生运用静顺汤的验案，读后很受启发。笔者近期临床运用静顺汤有一些疗效很好的案例以及心得体会，分享同道。

一、静顺汤方义与加减

静顺汤一方原出宋代陈无择《三因极一病证方论》，由白茯苓、木瓜、炮附子、牛膝、防风、诃子、干姜、炙甘草组成。

龙砂医家缪问曾为该方注解，认为该方切中运气病机。辰戌之岁，太阳寒水司天，寒临太虚，阳气不令，正民病寒湿之会，适用本方。方中，防风通行十二经，合附子以逐表里之寒湿，即以温太阳之经。木瓜酸可入脾之血分，合炮姜以煦太阴之阳。茯苓、牛膝引附子专达下焦。甘草、防风引炮姜上行脾土。复以诃子之酸温，醒胃助脾之运，且敛摄肺金。

同时，缪问根据六气加减用药，就今年而言，初之气（2018年1月20

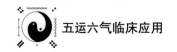

日大寒至 3 月 20 日），为少阳加临厥阴，去附子，加枸杞；二之气（2018 年 3 月 21 日春分至 5 月 20 日），阳明燥金加临少阴君火，仍加附子；三之气（2018 年 5 月 21 日小满至 7 月 22 日），太阳寒水加临少阳相火，去姜、附、木瓜，加人参、枸杞、地榆、生姜、白芷。

二、方中附子的去与留

关于缪问注释中一之气去附子，临证运用时要根据实际情况操作。笔者在临床中很多时候并没有去附子，譬如，下文医案中所治段某，就是例子。缪问去附子的原因，从文意看大约是因为"少阳相火"。

另外，很多关于附子研究的文献，认为舌红不适合运用附子，而笔者听业师顾植山言，早年裘沛然在给他的通信中曾谈及附子使用。日本医家浅田宗伯认为，舌红是用附子的证。近代医家何绍奇在《漫谈附子》一文中也指出，"不仅风寒湿痹可用附子，即使风热湿痹舌红脉数者，也可在祛风、清热、燥湿利湿的基础上酌用小剂量附子以通闭解结"。

笔者查阅清代《三因司天方》抄本时发现，姜体乾的重孙之模，在抄本静顺汤条眉批中就记载了"大寒至春分，彭氏宜用附子"。彭氏，即彭用光，明代医家，庐陵（今江西吉安）人，喜言太素脉，著有《体仁汇编》《续伤寒蕴要全书》《简易普济良方》等书。

三、运气方如何加减

对于古方的运用，一般情况下主张用原方、原量、原煎煮法、原服用法，对于运气方也不例外，但是也不可拘泥，笔者就将该方与《三因极一病证方论》麦冬汤（麦冬、白芷、半夏、竹叶、钟乳石、桑白皮、紫菀、人参、甘草、生姜、大枣）经常合方用，或撷取数味，以取麦冬汤之意。

需要说明的是，按照运气病机临床，对药物的加减运用也要从运气角度分析。譬如，麦冬汤中钟乳石，《济阴纲目》记载"钟乳原从气化而成，故取之，以天人合气也，欲乎微乎"，《本草备要》谓之"阳明气分药"，故当阳明燥金之气当值，正可选用。加减选药具体可参阅清人张志聪《本草崇原》，该书"诠释《本经》，阐明药性，端本五运六气之理，解释详备"。

四、运气方概念范畴的思考

笔者认为，运气方有狭义与广义之分。单纯《三因司天方》中所载16首方为狭义运气方；其他凡是按照运气思路用药的方剂，都可以纳入运气方范畴，则为广义运气方概念。

近来笔者读明代张昶《运气彀》一书，发现该书中也记录了司天方。其中，"中运"10首方与陈无择方一致；而"六气"司天、在泉方的选用却不同。譬如，针对太阳寒水，其创立"制水胜湿制风并汤"，药用苍术、白术、甘草、吴茱萸、干姜、附子、生姜、大枣。但是对比、分析两首方用药，制水胜湿制风并汤与静顺汤用药多有相似，说明两方用药思路是一致的，均基于"太阳寒水"的运气特点。

五、运气致病有群体趋同性

运气理论在一定时空范围中，具有普遍效应。从发病上说，有群体趋同性，即某一特定运气条件下，发病的证候、病机具有共性，故而一段时间某个运气方的使用，会有普适性，但因地域不同，也会有一些差别。比如，静顺汤所治疗的疾病除下面介绍的腰痛、尿血、关节腔积液、室性期前收缩之外，还有肠易激综合征、慢性胃炎等多系统疾病，核心点就是抓住了运气病机。

运气理论的运用，还需要兼顾多个方面动态考虑，不可机械套用，以犯胶柱鼓瑟之弊。正如孙之模抄本《三因司天方》"自序"页眉批言："我祖恒斋公，按司天在泉脉法，合时令节候，人之见症，然后用司天方也"。

六、病案举隅

腰痛案　李某，女，家住广西桂林，2018年5月8日初诊。病人主诉突然出现腰痛，去医院检查，尿常规提示潜血（＋＋），双肾及输尿管、膀胱B超未见异常，肾功能正常，遂经广东朋友代为问诊于我，当时病人除腰痛外，无明显尿频、尿急、尿痛等不适症状，舌红苔薄腻，脉象不详（因微信联系，无法诊脉）。时当"二之气"阳明燥金加临少阴君火，《素问·六元正纪大论篇》谓之"大凉反至……火气遂抑……寒乃始"，遂处以静顺汤，同

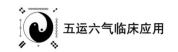

时考虑到舌红，兼有化热之象，故合麦冬汤之意。处方：熟附片（先煎）3克，淡干姜6克，防风15克，诃子肉10克，宣木瓜20克，怀牛膝15克，茯苓15克，生甘草10克，麦冬15克，淡竹叶10克，桑白皮10克。5剂，每日1剂，水煎服。

病人服药2剂后腰痛缓解，3剂后腰痛消失，尿常规检查指标正常。

膝关节滑膜炎案 郑某，女，46岁，2018年3月20日初诊。病人主诉近半月出现右下肢活动后疼痛，右侧膝关节肿胀，局部肤温不高，影像学检查提示：右侧膝关节滑膜炎、关节腔积液。纳谷馨、二便调畅、夜寐安，舌淡苔薄，脉沉细。结合四诊、病机，予以静顺汤。处方：熟附片（先煎）3克，淡干姜6克，防风15克，诃子肉10克，宣木瓜20克，怀牛膝15克，茯苓15克，生甘草10克。7剂，每日1剂，水煎服。

二诊：药后右下肢活动改善，但仍感右侧膝关节有肿胀，追问病史，平素双腿怕冷，脉舌象同前。改熟附子（先煎1小时）10克，加鹿角霜（先煎）10克，穿山龙15克。7剂。

三诊：右下肢膝关节肿胀明显改善，活动较前灵活，继续守方。

频发室性期前收缩案 段某，男，85岁，2018年2月7日初诊。病人自诉半月前，因感冒住院治疗，病房内环境嘈杂影响睡眠，进而出现心慌、心悸，精神紧张，心电图提示频发室性期前收缩，遂出院求治于我。症见：面色憔悴，时有咳嗽，咳白痰质黏稠，心慌，胸闷，纳谷不馨，二便尚调，后背怕冷，舌红苔腻中有裂纹，舌质润有紫气，脉结代。结合四诊与运气病机，予静顺汤合麦冬汤意。处方：熟附片（先煎）3克，淡干姜6克，防风15克，煨诃子10克，宣木瓜20克，怀牛膝15克，茯苓15克，炙甘草10克，钟乳石（先煎）10克，桑白皮10克，六神曲（包）10克。7剂，每日1剂，水煎服用。

二诊：咳嗽、心悸明显改善，期前收缩次数明显减少，效不更方，熟附片（先煎）增至10克，7剂。

三诊：咳嗽愈，后背怕冷及心慌诸症皆改善，期前收缩偶发，纳谷亦增，原方再进5剂巩固。

（见《中国中医药报》2018年5月31日4版，原标题《司天静顺汤临证加减》）

从运气探讨大柴胡汤气化功用（下）

史锁芳 江苏省中医院

参见"2017年（丁酉年）《从运气探讨大柴胡汤气化功用（上）》"的概述。

王某，女，47岁，2018年4月22日初诊。病人咳嗽发作2个月余，胸部CT：肺间质纤维化伴有感染，已经应用抗生素及止咳化痰药治疗半月，效果不显。病人来诊时咳嗽，咽痒则作，咳则有恶心感。其咳嗽发作时间以早上7~8点及傍晚5~7点为甚，口干口苦，舌苔薄黄，舌质暗红，脉弦滑。因虑其咳嗽发作时间属于少阳、阳明病欲解时，显示少阳升机受阻，阳明阖降不利，故选用大柴胡汤治疗。处方：柴胡10克，黄芩10克，法半夏10克，白芍10克，枳壳10克，生大黄（后下）10克，大枣10克，生姜3片。5剂。如法煎煮，早晚饭后各服1次。

二诊（2018年4月28日）：病人诉服用上方2剂，早晚咳嗽即获显著缓解，咳势即减十之七八，5剂服完咳嗽即获控制。

分析与体会 病人咳嗽发作于早7~8点及傍晚5~7点，符合少阳、阳明病欲解时。少阳主升发，阳明主阖降，根据六经病欲解时的三阴三阳时空方位，少阳位于东方，阳明位于西方，少阳升发不足，肝气郁滞，阳明阖降受阻，肺气肃降不利，气机升降失常，故病人发生早晚两个时段咳嗽。因此，选用升少阳降阳明的大柴胡汤，取小柴胡意升发少阳，此处去人参、甘草，乃暂避其甘缓之性；用白芍则养血柔肝以防柴胡升发太过之弊，也可利于阳气顺利阖于厥阴阴分，完成阴阳顺接；用大黄、枳壳，乃取其阖降阳明、肃降肺气之功。本案从病人咳嗽发作时间，引出少阳、阳明病欲解时，揭示"左肝右肺"气机升降失常之理，明确了病位病势，为确立疏肝降逆、肃肺调气的因势利导治法找到了支点。依据运气思维疗疾，顺势而为，是本案取得速效的关键。

（见《中国中医药报》2018年8月8日4版，原标题《从运气探讨大柴胡汤气化功用》）

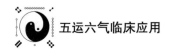

戊戌年司天麦冬汤验案集锦

《素问·气交变大论篇》云："岁火太过，炎暑流行，肺金受邪。民病疟，少气咳喘，血溢血泄注下，嗌燥耳聋，中热肩背热……甚则胸中痛，胁支满胁痛，膺背肩胛间痛，两臂内痛，身热肤痛而为浸淫。收气不行，长气独明……病反谵妄狂越。咳喘息鸣，下甚血溢泄不已，太渊绝者死不治……"

司天麦冬汤方：麦冬、白芷、半夏、竹叶、钟乳、桑白皮、紫菀、人参、甘草、生姜、大枣。《三因司天方》方解："人参益肺之气，麦冬养肺之阴。张元素谓：参味苦甘能泻心肺之火，麦冬味苦兼泄心阳，且救金且抑火，一用而两擅其长。复以钟乳，益气补虚，止咳下气，肺之欲有不遂乎。然肺为多气之脏，益之而不有以开之，譬犹不戢之师也。桑皮甘寒，紫菀微辛，开其膹郁，更藉其止血之功。再以半夏、甘草以益脾，虚则补其母也。白芷辛芬，能散肺家风热，治胁痛称神。竹叶性升，引药上达，补肺之法，无余蕴矣。水气来复，实土即可御水，又何烦多赘乎。要知此方之妙，不犯泻心苦寒之品，最为特识。"

疖疮案

张　丽　北京市中西医结合医院

郝某，男，1998年7月12日出生。2018年8月9日初诊。主诉：全身多处疖肿，疼痛1周。病人1周前开始出现全身多处疖肿疼痛，逐渐加重，并有部分破溃、有脓性分泌物。无发热，大便干结，3~4日1行（病人平素大便多干结，2~3日1行），睡眠差，情绪急躁，咽痛，口干喜饮，病人诉平日工作压力大。舌红，苔薄黄，脉沉数。处司天麦冬汤方：剖麦冬40克，桑白皮15克，香白芷15克，法半夏10克，蜜紫菀15克，潞党参10克，竹叶15克，炒甘草10克。3剂。

二诊（2018年8月13日）：病人诉服药第2天疖肿已无脓，不需换药，疼痛明显减轻，大便通畅，咽痛、口干渴减轻，3剂药后，所有溃烂疖肿干燥，红肿消除，已无疼痛，大便每日 1 行，成形不干燥，情绪改善。舌淡红，苔薄白，脉缓。

继服上方 5 剂后疖肿痊愈，便秘、咽痛诸症也都痊愈。

分析与体会　《黄帝内经》曰"赫曦之纪……其动炎灼妄扰……其变炎烈沸腾……其物脉濡"，病人疖肿红肿、溃烂，大便干结，口干渴喜饮，舌红，苔薄黄，符合《黄帝内经》中岁火太过的论述。在未使用任何抗生素的前提下，只用司天麦冬汤治疗，竟能在一天内使化脓的疮口脓液消净，3 天肿消，5 天诸症皆愈。此疗效之迅速、神奇值得探讨。

痰核案

薛晓彤　山东省泰山疗养院

唐某，女，51 岁。2018 年 4 月 7 日初诊。病人右侧颈部淋巴肿大十余年，加重伴右颈部发紧疼痛 1 个月余。病人于约十年前因紧张出现右侧颈部淋巴结肿大，共 4 个。彩超示：右侧颈部可探及多个肿大淋巴结回声，大者约 0.58 厘米 × 1.76 厘米。症见夜间口干，舌淡红，苔白微腻，左脉沉弦，右脉沉弱。处方：麦冬 40 克，法半夏 15 克，炙紫菀 12 克，桑白皮 12 克，钟乳石（先煎）20 克，潞党参 20 克，淡竹叶 10 克，香白芷 10 克，炒甘草 10 克，生姜片 6 克，大红枣 10 克。6 剂。

二诊（2018 年 6 月 10 日）：病人服上方 6 剂后，颈部肿大淋巴结中小的三枚消失，大的变小，颈部已无发紧疼痛感。近三日又有颈部发紧感，故来求诊。复予上方 6 剂后诸症消失。

分析与体会　颈部淋巴结肿大当属中医"痰核"范畴，《慎斋遗书》："痰核……少阳经郁火所结。"本例女性，素体脾虚，痰火互结而为顽固痰核，长达十年之久。平素所用抗生素、清热解毒等苦寒之品，戕伐脾土，致痰湿难消。逢戊年火运太过加重。麦冬汤救金抑火，缪问曰："此方之妙，不犯泻心苦寒之品，最为特识。"假此火运太过之年，清火实土而使多年顽疾得愈。可见五运六气理论指导临床具有特殊意义。

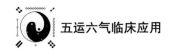
小儿遗尿案

胡淑占　济宁市金乡县化雨镇卫生院

赵某，男，6岁，2012年2月25日生，2018年6月25日初诊。患儿2周前感冒后出现发热，口服西药及注射退热针后仍发热。患儿平素易感冒，口臭，口干，大便干，小便黄，舌淡红，苔白而干，脉沉细数。处方：剖麦冬15克，炙紫菀10克，生晒参6克，桑白皮10克，法半夏8克，淡竹叶8克，香白芷8克，生姜片8克，大红枣（擘）10克，炙甘草6克。7剂。

二诊（2018年7月6日）：其母代诉，患儿服用中药2剂后，体温降至正常，其余症状皆消失或改善。更可喜的是，患儿的遗尿现象明显改善。追问其母才知，患儿出生至今，每晚遗尿，服上方7日内，仅出现2次遗尿。遂守方继服5剂。

三诊（2018年7月10日）：其母告知，患儿未再出现遗尿。守方又进5剂，至7月20日电话回访，该患儿未再出现遗尿。

分析与体会　该患儿平素易感冒发热，口干，口臭，大便干，小便黄，舌红苔干，脉沉细数，为一派火热伤阴之象。逢戊戌年，火太过，灼伤肺金，遂投以针对运气的麦冬汤益气养阴、降火救金，不但发热口臭等阴虚内热诸症得以平复，遗尿宿疾竟也意外治愈。

溢泪证案

赵桂琴　济南市章丘区中医医院

张某，女，45岁，2018年8月1日初诊。病人双眼溢泪3年，发作1个月。2015年始双眼溢泪，感觉泪液灼热，眼睑浮肿，伴失眠多梦、五心烦热，皮肤湿疹，有海鲜过敏史，曾到北京某三甲医院多次就诊无效。2016年4月来诊，当时予六丙年司天方黄连茯苓汤原方，服3剂后症状减半，7剂诸症痊愈，多年的湿疹、海鲜过敏亦随之而解。

2018年6月因夜间加班溢泪证复发，自服黄连茯苓汤效果不显，故再次求诊。刻下双眼溢泪，泪液灼热，自感双眼如泡热水中，眼睑浮肿，白睛布红血丝，伴五心烦热，口干咽燥，舌尖边红，苔薄白无津，右寸脉细弱、左寸脉浮弦。予针对戊年火运太过的司天麦冬汤原方。麦冬 30 克，清半夏 12克，太子参 20 克，钟乳石 15 克，炙紫菀 12 克，桑白皮 30 克，炙甘草 12 克，淡竹叶 5 克，香白芷 6 克。7 剂。

一周后病人回复，服完 2 剂眼睑浮肿消退，白睛红血丝消失，服完 7 剂双眼溢泪消失，他证亦愈。

分析与体会 病人初诊在丙申年，投以六丙年司天方黄连茯苓汤获效。今年戊戌年旧病复发，症状与丙申年基本相同，然岁气已变，仍用原方乏效，改用六戊年的麦冬汤痊愈，可见治病"必先岁气"的重要性。

月经不调案

周亚红　无锡市中医医院

费某，女，1975 年 4 月出生。2018 年 7 月 3 日初诊。病人因近期吹空调受寒咳嗽半个月，纳寐可，二便调，舌红，苔薄腻，脉沉细。病人近一年来每次月经均提前，周期在 23~25 天，量少，色红。近 2 个月来每次提前 7~10天，前一次月经时间为 5 月 27 日，末次月经时间为 6 月 18 日，量少，色红，无血块，无痛经，5 天干净。体检妇科各项无异常。处方：剖麦冬 10 克，法半夏 10 克，香白芷 10 克，炙紫菀 10 克，淡竹叶 10 克，潞党参 10 克，桑白皮 10 克，炒甘草 1 克，钟乳石（先煎）10 克，大枣（擘）10 克，生姜 10 克。7 剂。

二诊（2018 年 7 月 10 日）：病人诉服药后咳嗽日渐减轻，月经尚未来潮，故守方继进 7 剂。

7 月 17 日病人发信息告知咳嗽已止，月经未提前，于 7 月 16 日晚月经来潮。

至发稿前随访，末次月经时间为 8 月 14 日，连续 2 个月经期正常。

分析与体会 月经先期量少，按《傅青主女科》言应属水亏火旺，然本案原以戊戌年麦冬汤疗病人咳嗽，却意外使其月经恢复正常，所谓一方解诸苦。细细思索，月经先期本有两证，一则气虚，二则血热，病人气虚为本，

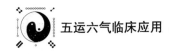
适逢岁火太过，月经先期自当加重，气虚火旺为其发病之根本。麦冬汤针对戊年之火运太过立方，抑火养血，补肺益气，虽未治月经而经自调，是故临证当明运气之理。

血尿案

倪　君　江阴市青阳医院

冯某，男，1975年8月出生。2018年5月11日初诊。病人2天前因无痛性血尿入院，经补液、消炎、止血治疗一周后，症状未见好转。肉眼仍见全程血尿伴有血凝块，经B超、CT、膀胱镜等检查未发现阳性结果。5月18日请中医科会诊，刻下症见病人舌红，苔黄腻，脉弦紧。时值戊戌火运太过之年，投以司天麦冬汤。处方：剖麦冬30克，法半夏10克，香白芷10克，潞党参10克，生姜片10克，大红枣（擘）10克，炙紫菀15克，炒甘草10克，淡竹叶10克，钟乳石（先煎）10克，炙桑白皮12克。7剂。

病人服药至第3天，小便清，查尿常规：红细胞（+）。7剂服完再次复查尿常规示未见红细胞。

分析与体会　陈无择《三因极一病证方论》："戊戌之岁，岁火太过，炎暑流行，肺金受邪，民病疟，少气，咳喘，血溢，血泄，注下……宜麦冬汤"，《素问·至真要大论篇》："谨候气宜，无失病机"，临床上只要懂得五运六气，抓住病机，往往一些疑难病症可迎刃而解。

长期胸痛案

李公文　新乡医学院第三附属医院

赵某，女，55岁，加拿大籍华侨。2018年2月7日初诊。病人四年前因左肾肿瘤行左肾脏切除手术。两年前始出现双侧腋下、乳房下疼痛。两年来在加拿大数家医院诊治，均无明确诊断和效果。病人患处仍持续性隐痛，压之稍重，伴口干，无明显其他症状。舌质淡红稍干，脉沉细。此病人证象不显，从传统的方证思维上不知从何入手。细思就诊时已入戊戌初之气阶段，据其口干、舌偏干红、脉不浮洪，遂处以戊戌年的三因司天方麦冬汤，结合去冬丁酉年针对阳明燥金司天、少阴君火在泉的审平汤中的部分药。处方：剖麦冬30克，桑白皮15克，钟乳石10克，潞党参15克，炙紫菀10克，香白芷10克，法半夏8克，炒甘草6克，淡竹叶10克，明天冬9克，山萸肉30克，白芍30克，木蝴蝶10克，生姜10克，大枣2枚。2剂。

二诊（2018年2月12日）：病人胁下疼痛基本消失，但仍有口干欲饮水症状，上方继用5剂。3个月后病人告知胸痛未再复发。

分析与体会　农历2017年为丁酉年，该年中运木运不及，阳明燥金司天、少阴君火在泉，是年"风燥火热"；2018年1月20日大寒后，进入戊戌年初之气阶段，主气厥阴风木、客气少阳相火，中运岁火太过。就诊前后一阶段均有火的因素存在，易出现肺金被抑。胸部为肺之野，因司天运气方麦冬汤有抑火润燥、畅经宣肺之功，故收桴鼓之效，解除了病人在国外长期不能诊治的痛苦。

糖尿病水肿案

翁超明　北大医疗集团健康管理中心

李某，男，1931年6月23日出生。病人糖尿病史40余年，2018年6月12日因"血糖突然增高1个月余，双下肢肿两周"就诊，空腹血糖15毫摩尔/升以上，餐后两小时血糖在20毫摩尔/升左右。服用降糖药效微。病人症见口干，多汗，腹胀，失眠，夜寐多梦。双下肢凹陷性水肿，小便频数，大便不畅。舌淡红少津有较深裂纹，脉沉细数。处方：剖麦冬30克，天冬20克，生晒参12克，法半夏15克，淡竹叶10克，钟乳石（先煎）15克，炙紫菀15克，炙桑白皮20克，香白芷10克，鲜生姜6克，大红枣（擘）10克，生甘草10克。7剂。

二诊：病人空腹血糖已降至9毫摩尔/升，餐后两小时血糖13毫摩尔/升。出汗减，双下肢肿明显消退，二便通畅。舌面已有津液，裂纹变浅。脉细数。继续用上方7剂。

三诊：病人血糖已恢复至正常，双下肢肿消退，二便正常，睡眠改善，

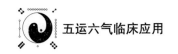

出汗减少，舌裂纹已微，脉有力。继续处方司天麦冬汤14剂。

分析与体会 戊戌年岁火太过，遇二之气阳明燥金加临少阴君火，煎熬津液，故病人血糖异常增高。肺为华盖，主通调水道。《素问·经脉别论篇》曰："饮入于胃，游溢精气，上输于脾，脾气散精，上归于肺，通调水道，下输膀胱，水精四布，五经并行。"《素问·灵兰秘典论篇》曰："肺者，相傅之官，治节出焉……膀胱者，州都之官，津液藏焉，气化则能出矣。"此案用司天麦冬汤抑火补肺而降糖消肿，体现了肺主治节、通调水道的功能。

腰背疼痛案

赵明先 陆良县中医院

吴某，女，1935年12月27日生。2018年5月14日初诊。病人主诉腰背疼痛，夜间翻身困难，右上肢疼痛，活动受限，时轻时重2个月。刻下症见：病人腰背部疼痛，活动受限，拄拐难以行走，需被搀扶入诊室，便秘，烦躁，尿频，舌质红，苔薄，左脉浮。2017年6月MRI检查示：颈（C_3—C_6）椎间盘突出，腰（L_3—S_1）椎间盘突出。予麦冬汤。处方：剖麦冬15克，法半夏10克，香白芷15克，钟乳石（先煎）10克，炙紫菀15克，潞党参10克，淡竹叶15克，炒甘草10克，炙桑白皮15克，大红枣（擘）15克，生姜3片。2剂。

二诊（2018年6月13日）：病人服2剂后烦躁消除，尿频改善，右上肢疼痛活动受限明显好转，不用拐杖可行走，夜间已翻身自如，唯阴雨天腰背部稍疼痛，便秘未改善，舌红，左脉浮。继予麦冬汤调服。处方：剖麦冬30克，法半夏15克，香白芷15克，钟乳石（先煎）10克，炙紫菀15克，潞党参10克，淡竹叶15克，炒甘草10克，炙桑白皮15克，大红枣15克，生姜3片。4剂。

三诊（2018年6月20日）：病人服前方4剂后，诸症明显减轻，除天气变化时稍有腰背酸痛外，余无明显不适，二便亦调。继续给予上方3剂。

分析与体会 戊戌为火运太过之年。《黄帝内经》曰："岁火太过，炎暑流行，肺金受邪。民病疟……膺背肩胛间痛，两臂内痛……"病人颈、腰椎间盘突出，腰背部疼痛较甚，未按常规对病或对证施治，而是根据运气格局中火的因素较多，选用了针对戊年火运太过的麦冬汤，疗效明显，体现了天人合一的神奇力量。

高血压案

胡桂良　江阴市中医外科医院

张某，女，64 岁。2018 年 3 月 1 日初诊。病人诉口干口苦 2 个月，有高血压病史 10 余年，血压最高时 160/90mmHg，须常服氨氯地平及厄贝沙坦降压，服降压药后血压在 130/80mmHg 左右，近二年常有牙龈出血。刻下症见口干口苦，晨起自汗，乏力，纳少，四末欠温，时有失眠，齿衄，舌偏暗，苔白稍厚，脉濡偏弦。处方：炒黄芩 12 克，北柴胡 12 克，江枳壳 15 克，淡竹茹 12 克，姜半夏 12 克，化橘红 9 克，茯苓 15 克，茯神 15 克，生甘草（炒）10 克。7 剂。

二诊（2018 年 3 月 9 日）：药后病人口苦口干稍减，晨起自汗已消，食欲稍增，入睡转佳，但血压无变化，仍乏力、齿衄、四末欠温。改用司天麦冬汤。处方：麦冬 30 克，桑白皮 10 克，钟乳石（先煎）15 克，潞党参 12 克，生甘草（炒）10 克，炙紫菀 10 克，香白芷 10 克，姜半夏 10 克，淡竹叶 10 克，生姜片 10 克，大红枣（擘）10 克。7 剂。同时嘱其将降压药用量减半。

三诊（2018 年 3 月 17 日）：病人血压 118/78mmHg，口苦、齿衄已无，口中稍腻，口干口热感减轻，食欲明显增加，二便可，入寐已安，四末转温。效不更方，守方再进 1 周。

四诊（2018 年 3 月 26 日）：病人降压药已减为半片氨氯地平，血压 120/70mmHg，乏力好转，齿衄未再发，口干口热感已明显减轻，四末已温，舌暗苔白微厚，裂纹已无，脉濡细小弦。处方：上方加枸杞子 15 克，黄芪 15 克。7 剂。

后来病人主诉血压渐降最低至 90/60mmHg，遂完全停用降血压药，转方血府逐瘀汤 2 周。血压回升至 136/60mmHg，仍继服四诊方 2 周，至今随访

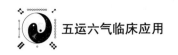

血压正常（120/70mmHg左右），诸症未有反复。

分析与体会　首诊常规辨证为胆热上扰，予柴芩温胆汤，疗效不明显。二诊考虑口苦、口干、齿衄、乏力为戊戌年岁火灼金，水气来复致四末欠温，遂用司天麦冬汤，诸症明显缓解，血压下降，改用血府逐瘀汤后血压反而上升。可见运用司天方调整天人关系，疗效更为显著。

（见《中国中医药报》2018年8月29日4版，原标题《戊戌年司天麦冬汤验案集锦》）

从五运六气辨治心移热小肠案

郭香云　兖矿新里程总医院

笔者2016年拜师龙砂医学流派代表性传承人顾植山学习五运六气，对中医藏象学说与五运六气的关系有了全新的认识。兹举运用五运六气理论治疗心合小肠病案两则，"分析与体会"为顾植山老师批注。

一、血尿

李某，女，1954年6月25日出生，2018年4月25日初诊。病人晨起如厕时突然出现大量血尿，并伴有尿痛、尿热，尿常规示有大量细菌感染，隐血（+++），尿蛋白（++），西医诊为严重尿路感染。刻下症见：口干咽干，腰痛，腰以下怕冷，醒后汗出，大便干，夜眠多梦，手足心热，舌淡，苔白略腻，脉左沉弱，右寸细弱。方选麦冬汤合导赤散。处方：剖麦冬30克，桑白皮15克，潞党参15克，炙紫菀12克，香白芷10克，清半夏10克，淡竹叶15克，生地黄15克，川木通6克，炒甘草6克。5剂。

二诊（2018年5月2日）：病人服用上方1次后，次日晨起血尿消失，尿频、尿急症状减轻，服用5剂后尿频尿急症状已无，夜眠多梦症状明显改善，大便正常。复查尿常规示：隐血（+），余正常。上方增剖麦冬40克，去生地黄、川木通，加炒车前子（包煎）20克，生地榆12克。6剂。病人服后，诸症皆愈。

分析与体会　中医认为心合小肠，心为手少阴，心火可移热于小肠。五运六气中太阳与少阴相表里，手太阳小肠联系手少阴心，足太阳膀胱联系足少阴肾。该病人出现尿赤、小便热痛等症状，中医称小肠火，认为是心火移于小肠所致。病人甲午岁三之气少阴君火主令时出生，禀赋火性偏强，值戊戌火运太过之岁，心火发于小肠而患尿血症，故以针对火运太过的司天麦冬汤合泻心火的导赤散获效迅捷。今人所编教材大多从西医解剖学的小肠去解释中医小肠的功能，对小肠的手太阳属性及其与手少阴心的表里关系基本不作讨论，忽略了小肠火的发生与五运六气的火运及少阴君火的关系。

二、顽固性汗证

韩某，女，1952 年 10 月出生，2018 年 10 月 17 日初诊。主诉严重汗出 8 年余。白天头发常被汗浸湿，需备吹风机及毛巾以随时拭汗，夜晚每被过多汗出浸湿头发而醒，一夜需用吹风机吹干头发 3~4 次，痛苦不堪，迭经中西药治疗多年无效。2018 年 9 月末病人因发热伴小便不适以尿路感染在我院肾内科检查治疗，尿路感染症状趋于缓解，后因严重汗出不止求诊。刻下症见：低热，汗出明显，伴胃脘胀满，小便略频，涩痛，纳谷可，大便可，舌红，苔薄黄腻，左脉细沉，右脉弱。既往有糖尿病史。方选司天麦冬汤。处方：剖麦冬 20 克，桑白皮 12 克，钟乳石 10 克，党参 15 克，紫菀 10 克，白芷 10 克，清半夏 10 克，淡竹叶 10 克，炙甘草 10 克，焦神曲 10 克，通草 3 克，生地黄 10 克，生姜片 6 克。5 剂。

二诊（2018 年 10 月 22 日）：病人诉服药 1 剂半后，汗大减，已无发热，服药 5 剂汗渐止，自觉欢喜。后在上方基础上又加减续服 12 剂。2018 年 11 月 8 日随访，病人未再有汗出，自述多年"哇凉"的痛苦消失，幸福感倍增。后改为膏滋方继续调理。

分析与体会 中医认为"汗为心液"。病人壬辰年 10 月出生，壬年木运太过，风从火化，又值五之气少阴君火加临，火气伤心，心气伤则易得汗证；心合小肠，今年戊戌岁火运太过，9 月下旬又逢五之气少阴君火加临，心火发于小肠而患尿路感染，两病皆由火起，病机一也。故以司天麦冬汤加导赤散清心降火，使火从小肠而泻，多年的严重汗证竟同时获得痊愈。

汗证与少阴心火及太阳小肠的关系，是中医学传承中一个被严重忽略而

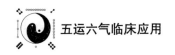

需要深入发掘的内容。

（见《中国中医药报》2019 年 1 月 11 日 4 版，原标题《从五运六气辨治心移热小肠案》）

戊戌年末神术散临床验案集锦

冬天是季节性流感高发期，全国各地门诊发热病人逐渐增多。顾植山依据戊戌年太阳寒水司天，太阴湿土在泉，终之气又逢太阴湿土加临太阳寒水的运气特点，推荐元代王好古的神术散。本报收集有关神术散（汤）治疗感冒发热的来稿，集锦刊发，以期对当前季节性流感的防治有所裨益。

从五运六气太阴论治今冬感冒

王文华　天津中医药大学附属武清中医院

病案 1　张某，女，1982 年 9 月 26 日出生，2018 年 12 月 14 日初诊。病人有支气管哮喘病史多年，每年冬天因咳喘输液数月，频繁大量应用抗生素。12 月 12 日始咽痛、鼻痛、鼻干，下午 4 点发热 38.6℃，服药阿司匹林泡腾片（巴米尔）后热退，但于晚上 8 点又发热至 38℃，少汗，未服药。12 月 13 日去当地医院就诊，查血常规：单核细胞百分比 10.2%，淋巴细胞百分比 19.1%，给予布地奈德喷剂、盐酸氮卓斯汀鼻喷剂及中药汤剂治疗。当日晚上 6 点怕冷严重，头疼、腰疼，服用布洛芬颗粒后出汗较多。夜里 1 点左右腹泻 1 次。今早转来我院就诊。就诊时呛咳不止，有痰不易咳出，发热，测体温 37.5℃，周身冷、头疼、腰疼、鼻疼、咽干、咽稍红，面色萎黄晦暗，舌暗苔白厚腻，脉弦数。顾植山老师曾讲今冬感冒宜注意在泉之气太阴湿土的影响并推荐了神术散，故处方如下：苍术 15 克，防风 10 克，甘草 10 克，白芷 10 克，藁本 10 克，独活 10 克，生姜 3 片，葱白 2 段。1 剂，煎药 30 分钟，分早晚两次服用。嘱服药取汗后苍术换白术 15 克，余药及煎服法不变。

服上方半剂后热退，身痛、头疼消失，大便成形，鼻塞、咳嗽等症减轻。将苍术换白术又服 1 剂后来复诊，喘促已全无，体温正常，仅稍有咳嗽。

见舌质淡红苔薄白红润，脉平顺，故给予麦冬汤加厚朴、杏仁7剂，以防哮喘再发。随访诸症已除。

病案2　王某，女，2012年3月19日出生，2018年12月24日初诊。患儿就诊前一天下午六七点钟开始发热，37.7℃，伴有咽痛、纳差。服用巴米尔后，汗出，但早起体温38.3℃。来诊时患儿发热、咽痛（较前日加重）、食欲不振，未排便，面色微黄，舌质暗，舌苔白厚腻，舌苔满布且水滑，脉滑数。查体：扁桃体Ⅲ度肿大，偏红。家长述平素易感冒，曾频繁输用抗生素，素喜冷饮。方选神术散加味，因扁桃体肿大较甚故加连翘。处方：苍术6克，防风6克，甘草6克，连翘10克，生姜3片，葱白3段。1剂，水煎半小时，分两次温服。

服药半剂，当晚汗出，夜里1点热已退尽，测体温36.4℃。转日晨起诉咽痛减轻，发来舌象照片示：舌质淡红润泽，舌苔薄微黄。家人诉扁桃体仍肿大但颜色变淡。嘱余下的半剂服完后，再服下方巩固。处方：白术6克，防风6克，甘草6克，连翘10克，生姜2片。1剂，水煎半小时，早晚温服。

此后病人未再发热，也无其他不适。

分析与体会　近期感冒发热者多见舌体偏胖，苔偏厚腻等湿象，符合五运六气之太阴湿土病机，因此，按照太阴论治能够奏效迅捷，见效后舌苔的变化好转也很明显。上述两例病人出生年为壬戌与壬辰，均为太阳寒水司天，太阴湿土在泉，中见木运之岁。笔者遇到的其他病人的出生运气中也大多有土的因素，是否运气属土的体质在当前运气条件下发病率高？也更适宜于用神术散类方？值得探索。至2019年1月5日，笔者用神术散治发热已有22例，均获效迅捷。此外用神术散治疗其他杂病二十多例，也多获良效。

运气思维治疗流行性感冒速效案

王爱玲　荣成市人民医院

李某，女，1976年出生，2018年12月27日初诊。主诉：感冒发热、浑身酸痛2天。病人于2天前受凉后出现浑身酸痛不适，伴怕冷、咽痛，测体温38.7℃，就诊于某诊所，予以罗红霉素、复方乙酰水杨酸、风寒感冒颗粒、咽炎片口服，病情无改善，又服用连花清瘟胶囊、布洛芬混悬液，体温仍持续波动在 38~39℃，并出现频繁咳嗽，后转来我院。望诊见舌淡边有齿痕，苔薄润中间偏厚，脉浮细数，按运气思维方选神术散。处方：苍术 15 克，防风 10 克，甘草 6 克，生姜一大块，葱白一大段，羌活 12 克。2 剂，煎 30 分钟，不再煎，分两份，分别于 9 时、12 时服用。

二诊：病人反馈，将 2 剂药煎成了 1 剂，服半份即汗出身凉，体温降至 37.1℃，全部服完后测体温 36.8℃。下午体温略有波动，最高 37.3℃。现病人浑身酸痛感全消失，仅偶有咳嗽，厚苔转薄。给她开了神术散加桂枝，以防反复，但病人服用 1 剂后已无明显不适，未再服用第 2 剂。

分析与体会 病人生于 1976 年，1976 年为丙辰年，岁水太过，太阳寒水司天，太阴湿土在泉，适逢今年亦是太阳寒水司天，太阴湿土在泉，且终之气太阴湿土加临太阳寒水，运气契合。在常规治疗无效之际，神术散取效甚捷。

神术散治疗发热伴腹胀案

张庆春　桓台县中医院

病案 1 高某，女，3 岁，出生于 2015 年 3 月 25 日（乙未年，太阴湿土司天，太阳寒水在泉），2018 年 12 月 28 日初诊。患儿发热 2 天，体温 38.5℃，家长自行使用小儿三九感冒灵、退热栓后，体温反复，并伴有腹胀、纳差，于是来我院求治。症见发热，38.7℃，腹胀，纳差，偶尔咳嗽，无痰，咽红，无扁桃体肿大，小便少，舌质淡红，苔白厚腻。处方：苍术 6 克，防风 6 克，甘草 3 克，生姜 6 克，葱白 10 克。1 剂，水煎分两次服。

患儿晚上服半剂药，半夜热退，腹胀减轻；再服半剂，体温未再升高，腹胀消失，感冒愈。

病案 2 耿某，男，54 岁，出生于 1954 年 12 月 1 日（甲午年土运太过），2018 年 12 月 15 日初诊。病人反复发热 5 天，伴恶心，腹泻，自行服用三九感冒灵、左氧氟沙星片等，疗效不显，于是来此就诊。症见：发热 38.4℃，全身酸痛，恶心，腹胀腹泻，纳差，舌质淡红，舌苔厚腻，脉细滑数。处方：

苍术 12 克，防风 12 克，甘草 10 克，生姜 12 克，葱白 12 克。2 剂，水煎 25 分钟顿服。

病人服药 2 小时后热退，恶心、纳差、乏力均减轻，厚腻舌苔减退。继日，再进 1 剂，感冒愈。

分析与体会 两案均用王好古的神术散原方，学习微信龙砂医学流派交流群里介绍的经验煎煮 1 次分 2 次分服，效如桴鼓，体会了历史上易水医家脾胃学说的五运六气背景，也坚信了五运六气对临床的指导意义。

神术散治疗流行性感冒发热案

杜嫦燕 南方医科大学附属何贤纪念医院

病案 1 林某，女，12 岁 5 个月，2018 年 12 月 28 日因发热 3 天来诊。症见：体温 39℃。3 天前发热，曾口服退热药及清热类中成药，体温波动于 38~39.5℃，伴头痛，咽干稍痛，不欲饮，二便调，舌淡苔白，脉浮稍数。予神术散加柴胡。处方：苍术 15 克，防风 15 克，甘草 5 克，生姜 2 片，葱白（切段）2 根，柴胡 25 克。加水 500 毫升煎 30 分钟，复煎，分 2 次喝。

随访：病人喝半剂后 2 小时热渐退至 37℃，身微出汗，头痛消，咽痛好转，4 小时后再服半剂无再发热。第二天返校上学。

病案 2 许某，男，8 岁。2018 年 12 月 28 日初诊。症见：发热 1 天，体温 38.5℃，伴头痛，腹痛，恶心呕吐，纳呆，大便烂，舌淡尖稍红苔薄白，脉浮数。拟神术散原方。处方：苍术 10 克，防风 10 克，甘草 3 克，生姜 2 片，葱白（切段）2 根。

随访：病儿服半剂药后 1 小时汗出热渐退，头痛及腹痛好转。2 小时后复发热，体温 38.5℃，伴呕吐。再服半剂，2 小时后体温恢复正常，精神良好。

分析与体会 同一天两个案例，案 1 结合辨证加了柴胡，案 2 虽有头痛、恶心呕吐等症状，有意不加味观察原方疗效，结果都是半天内覆杯而愈。

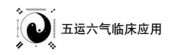

神术散加味治疗高热不退案

冷雪琴　淄博市市级机关医院

张某，男，8岁。2018年12月29日就诊。主诉：高热4天。患儿4天前出现发热，最高达40℃，经输液治疗，体温曾降至37℃，后来又升至40℃，未再下降。来诊时见，体温40℃，无汗，咽痛，头痛，口干口苦，咳嗽无痰，纳少，大便三日一行，舌红苔黄厚偏腻，右寸脉弱，余脉浮数。处方：炒苍术10克，西防风10克，生姜6克，生甘草6克，北柴胡18克，黄芩10克，生麻黄5克，白芷12克。颗粒剂，2剂，日1剂，分4次冲服，并嘱患儿停止输液。

患儿服用一次药，即有汗出，体温下降，一剂药服完后，体温降至37.4℃，已无头痛，咽痛减轻，第二天体温降至36.7℃，未再反复。

分析与体会　现恰逢戊戌年六之气，太阴湿土加临太阳寒水，输液后更加重寒湿，故体温不降，神术散外散寒邪，内除湿滞，正适合当前运气时机。患儿高热无汗，故加麻黄增强发汗之功；口苦、大便不通，加入少阳经的北柴胡、黄芩和阳明经的白芷，以清少阳、阳明之热，兼治诸症。切中病机，故起效迅速。

神术汤加减治疗发热吐泻案

张　丽　北京市中西医结合医院

吴某，女，1995年2月1日出生，2018年12月31日初诊。病人2天前开始出现发热畏寒，最高体温39℃，头身痛，随后出现吐泻。在医院就诊时查血常规：白细胞26×10^9/升，静脉滴注抗生素后无明显改善，反怕冷甚，乏力，咯吐大量白痰，食入即吐，嗳气频频，烧心，腹胀痛，每日排水样便近20次。舌淡红，苔白厚腻腐，脉濡弱。方选神术汤。处方：广藿香（后下）9克，炙苍术6克，广陈皮6克，炒山楂12克，砂仁（捣后下）3克，川厚朴6克，炙甘草3克，焦神曲9克，生姜3片，葱白3段。3剂，水煎服，日1剂。

二诊（2019年1月1日）：体温下降，最高37.6℃，病人腹痛、腹胀缓解，每日腹泻次数减少至10次，已无呕吐，但仍有怕冷和烧心感，血常规示白细胞 16×10^9/升，停蒙脱石散、抗生素等，继续服用中药。

三诊（2019 年 1 月 2 日）：病人已无腹泻，每日排便 1 次，基本成形，腹胀减轻，痰减少，已无烧心感，怕冷感已轻微，可正常进食，舌红，苔转薄腻，脉濡。继续上方 2 剂巩固。

分析与体会　王好古神术散有多种加减变通，本案病人消化道症状突出，且吐泻严重，故选用了《重订通俗伤寒论》中的神术汤（方内有炒山楂、焦神曲等较多消食止泻药），获效颇佳。

用方需随运气变化

张玉霞　北京朝阳凌和望京医院

吴某，男，5 岁，2018 年 12 月 31 日初诊（远程诊疗）。已发热 2 天，现发热 39.5℃，舌象显示舌淡苔白腻，面色萎黄。给予神术散治疗。处方：炒苍术 10 克，西防风 10 克，炙甘草 10 克，生姜 2 片，大枣 2 枚。1 剂。

病儿当晚服用 50 毫升，次晨体温降至 37.5℃，再服药 50 毫升，体温继续下降至 36.8℃。第 3 日未发热，随访 3 天，未再发热。

分析与体会　患儿系我同事孩子，山东人，平素脾胃虚弱，稍有食积即感冒发热。2018 年 5 月，患儿食肉后感冒发热，在当地医院久治无效，同事请我远程会诊。照片显示患儿舌尖红苔白厚腻，处方《备急千金要方》葳蕤汤，半剂热退。以后每当患儿感冒发热，家人就自行给患儿服用《备急千金要方》葳蕤汤，效如桴鼓。2018 年 12 月 30 日，患儿再次感冒发热，体温 39.5℃，同事家人像往常一样，首日自行给患儿服用《备急千金要方》葳蕤汤 1 剂，无效，后求诊于我。笔者改予顾植山推荐今年冬季的运气方神术散，应手辄效。此案突出显示了五运六气因时制宜的重要性。

用神术散不要忽视葱白的作用

张　晋　中国中医科学院西苑医院

近日，季节性流感发热咳嗽者比较多。根据太阳寒水司天、太阴湿土在

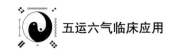
泉，六之气太阴湿土加临太阳寒水，寒湿困表为主要病机。近见微信龙砂医学流派交流群里有同门介绍顾植山推荐王好古的神术散治疗外感发热病人，遂应用一例，分享体会如下。

李某，男，38岁，2018年12月31日初诊。体温37.7℃，畏寒无汗，周身疼痛乏力，鼻塞流清涕，咽痒咳嗽无痰，大便不成形，既往进食生冷或者海鲜后易出现溏泄。脉较平时浮紧，舌苔淡黄厚腻，舌质淡，舌边尖有齿痕。给予神术散加味。处方：苍术20克，炒白术15克，防风15克，炙甘草10克，生姜6克，桂枝6克，藁本6克，白芷6克。3剂，颗粒剂口服。

病人上午11点拿到颗粒即服药1包，下午4点又服1包。晚上7点钟询问病人情况，述无汗出，体温37.9℃，略有升高，怕冷明显，余症状无变化。突然想起，颗粒里面没有葱白和鲜生姜，嘱病人用1寸长葱白3段，加鲜生姜3片煮水冲泡颗粒，晚上8点病人反馈说再服1包颗粒，随即微微汗出，身痛怕冷、鼻塞咳嗽症状逐渐减轻，夜眠安。

第二天，病人晨起体温36.6℃，直到下午体温亦正常，且鼻塞咳嗽身体冷痛症状基本消失。

分析与体会 本案初服神术散时因是颗粒剂，未用葱白，通阳力不足，无汗出，寒湿不去，热未解；加用葱白后微微汗出，表郁寒邪解散，湿祛热退，可见葱白功专发散；又颗粒剂中的生姜发表之力不如新鲜生姜，可能也是原因之一，请用颗粒剂者注意。本案虽已经取得一天退热的佳效，但细细分析，首服未能如鼓应桴，除葱白、生姜的原因外，无汗而加了白术、桂枝，畏寒无阳明证而加了白芷，会否有所影响？似还需深加考究。

依据运气治疗外感

单孟俊 上海中医药大学附属龙华医院

杨某，女，1981年4月出生。2019年1月3日18时诉晨起咽痛，喉中有痰，刻下发热38.1℃，恶寒，无汗，头重，肩颈不适，口干无味，伴大便不通。舌象照片示：舌淡红，苔薄白微腻。近见微信龙砂医学流派交流群上用神术散治感冒发热有奇效，径予神术散原方。处方：苍术12克，防风12

克，甘草 6 克，生姜 2 片，葱白 4 根。1 剂分 2 次服用，隔 2 小时服 1 次。

第二天随访，服药 2 次后即汗出热退告愈。

分析与体会 今岁太阳寒水司天，六之气太阴湿土加临太阳寒水，五运六气之湿寒因素较为突出，投以神术散散寒解表化湿。病人服用 1 剂便汗出热退而愈，其疗效之神速，超出预期，笔者深感五运六气理论对中医临床的重要性。

（见《中国中医药报》2019 年 1 月 14 日 4 版，原标题《戊戌年末神术散临床验案集锦》）

五运六气结合推拿治疗儿科疾病

王　静　龙砂医学流派传承工作室青岛市海慈医疗集团工作站　青岛市中医医院治未病科

"三字经小儿推拿"在青岛可谓家喻户晓，清光绪年间，登州宁海（今山东牟平）人徐谦光著《推拿三字经》（著成于 1877 年），在推拿手法上自成一家。民国时期，威海李德修偶得《推拿三字经》，并于 1920 年来青岛开设诊所，专以推拿为主，颇具声望。1955 年，李德修因推拿医名被聘为青岛市中医医院小儿科负责人，自此他将三字经推拿专用于小儿。李氏三字经小儿推拿一时影响深远，李德修也被誉为"小儿推拿三字经学派的奠基者""李氏小儿推拿学派的创始人"，该特色推拿疗法在青岛市中医医院也传承至今。

笔者有幸得本院孔令荣、侯克勤、刘宗华等老一辈儿科先贤们的言传身教，并时常求教于李德修第二、三代的家传后人娄堃、李先晓等，参编《李德修三字经流派小儿推拿教程》，应用《推拿三字经》手法于临床大多能应手见效。然而，也有不尽如人意之时。十余年不解的临床疑惑，在笔者拜师顾植山学习五运六气之后，终有所悟。近年来，笔者试将五运六气理论与《推拿三字经》手法结合，并逐渐在临床上得以验证。兹举三则病案探讨说明。

病案 1 乐乐，男，5 岁，2018 年 1 月 26 日初诊。发热 1 天，持续高热，

40℃以上，退热药几乎无效，无汗、轻微怕冷、精神差、头晕、咽红、舌红、脉数。此时正值全国范围流行性感冒肆虐，察患儿之脉证，为典型流感表现。辨证取穴：主穴退六腑，配穴平肝、清肺、清胃。《推拿三字经》载"六腑穴，去火良""退六腑，即去恙"，并注曰："重推六腑，以愈为止，此穴大凉去火。"小儿推拿比之汤药，应是即推即效，患儿以往发热用此穴退热多屡用屡效，但此次我推了六腑穴近1个小时，患儿体温竟没有丝毫降低。反思辨证似又未觉有何不妥，正踌躇时忽然想到，此次流感，顾植山临证汤药首推葳蕤汤。朱肱《类证活人书》载，"冬温，此属春时阳气发于冬时，则伏寒变为温病，宜葳蕤汤"，此方用于高热病人多是半剂至一剂退热。遂改变思路，仅据六气以辨治。丁酉年终之气，客气少阴君火加临主气太阳寒水，时下虽然已过大寒，但运气于人之反应往往稍有滞后，故单清独穴"天河水"。《推拿三字经》载"天河水……遍身热，多推良"，注曰："天河水穴通心……此穴能清心火。"仅推了不足半个小时，患儿微汗，体温逐渐下降。

分析与体会　《推拿三字经》曰："独穴治，有良方。"所谓"独穴"，就是在一定情况下，只用一个穴位多推久推，坚持下去，以得效为度。特别是对急性病更主张用独穴。徐氏有"定独穴抵药论"，认为"退六腑为清凉散，天河水为安心丹……独穴为君，兼字为使"，并注曰"推一穴，如服药一剂"，且"本派推拿，主要用脏腑辨证法为主"。丁酉年终之气（自小雪至大寒），主位少羽水，客气少阴火，"阳气布，候反温，蛰虫反见，流水不冰"，气温偏高，《黄帝内经》讲"其病温"，会出现流感等疫情。2017年入冬以来，气候一直偏于燥热，有些应在春天开的花，如迎春花、梅花之类都提前盛开，这叫"冬行春令"，阳气失藏，是产生疫病的运气因素。这一时段出现的流感疫情，符合这一规律。顾植山认为，目前的流感属于冬温，应按冬温进行辨机论治。因为目前气候偏燥，可参考朱肱《类证活人书》所用葳蕤汤治疗。反观本案患儿，初按脏腑辨治常法推拿无效，旋从运气时令的特点，按葳蕤汤意，独取针对少阴君火之"天河水"一穴，单用"清心火"法推拿，甫即体温得降。后虽结合口服葳蕤汤一剂，但用运气思路指导三字经小儿推拿取穴的有效性得到了初步的验证。

病案2　张某，男，1岁，2018年2月1日初诊。夜间啼哭近1年。该小儿自出生起，每夜啼哭，喂奶、哄逗均不能止住，小儿白日精神佳，喂奶、进食、二便均无异常。多次求诊于中西医，按照缺钙治疗，补充维生素D和钙剂，也曾多次接受小儿推拿治疗，均无明显效果。因小儿长期夜间啼哭不止，影响家人休息和工作，虽非恶疾，但经年累日也深感痛苦不已。刻诊小儿外形、体格无明显异常，舌红苔白略干，指纹淡紫显于风关。笔者考虑患儿之前推拿以常规脾寒、心热、惊恐等辨治均无显效，于此自应避免覆辙，而当另辟蹊径。故再仔细追问，得知该小儿啼哭多在下半夜，几乎均起于凌晨1点多，而终于3点左右。闻此笔者心中窃喜，此正契厥阴病机，"厥阴病欲解时，从丑至卯上"。三字经推拿善用独穴，考虑厥阴与肝胆相应，遂独取"平肝木"一法代厥阴病主方乌梅丸为治，推拿40分钟。次日，家长直呼神奇，小儿昨夜竟得一觉安睡至天明。后每日推拿一次，仍以"平肝木"法推拿40分钟，不意推拿三日，竟获痊愈。

分析与体会　"夜啼"为中医儿科独立病名，临床多见。传统小儿推拿多据脏腑辨证取穴论治，认为"寒邪凝滞，气血不通，不通则痛，故入夜腹痛而啼哭……胎中受热，结于心脾，或邪热乘于心……暴受惊恐，心神不宁而夜间惊啼不眠……乳食不节，内伤脾胃……胃不和则卧不安，因而入夜啼哭"。《推拿三字经》常以"补脾经、清心经、捣小天心、清胃经"等法为治。然《黄帝内经》讲"人以天地之气生，四时之法成"，"时"是诊治疾病不可或缺的重要因素。《伤寒论》六经病都有"欲解时"，张仲景辨三阴三阳的一个重要特色就是辨"欲解时"，通过"欲解时"来判断三阴三阳的归属。顾师植山认为，"欲解时即相关时"，习惯讲的"六经辨证"实质就是以"六律""六气"为标准的辨证法则。本案患儿啼哭发作有明确的时间规律，多啼于深夜1~3点，此正属六经三阴三阳之厥阴相关时段。笔者遂一反小儿推拿脏腑辨证常法，据"六气辨证"，独取厥阴主穴以"平肝木"法为治，不意竟获神效。自宋钱乙为儿科立法以来，举世皆奉"五脏辨证"为圭臬，然仲景医圣之"六经辨证"，既为百病立法，岂何独置赤子于不顾哉？今就儿科推拿，据"六经病欲解时"为治，吹云拨刺而得窥一斑。

病案 3　刘某，男，2岁，2018年3月7日初诊，呕吐伴腹泻1天。患儿从就诊前一晚起呕吐，饮水亦吐，非喷射状，大便一天四五次，稀水便，伴低热，阵发腹痛，小便减少，精神略烦躁。舌红苔白腻，指纹淡红显于风关。若按《推拿三字经》传统思路，吐泻不论原因，一般都要取用"若上吐，清胃良"之清胃经法以降胃气止呕，用"倘泻肚，仍大肠"之清补大肠经以理气化湿止泻，或用"吐并泻，板门良"的板门穴以升清降浊、调和脾胃、止呕止泻。然而半天时间，多位吐泻患儿，不约而同前来求诊，刘某已是当日上午就诊的第5例吐泻患儿，问及患儿吐泻诱因虽各不相同，但病象如出一辙，此非运气使然而何？戊戌年，寒水司天，湿土在泉，中见太徵火运，燥热与寒湿相争。时下戊戌年惊蛰刚过，正值初之气少阳相火加临厥阴风木，风从火化，本已春暖花开，甚至气温一度飙升，几欲直逼30℃，可近日气温又骤降至冰点以下。缪问曰："太阳司天之岁，寒临太虚，阳气不令，正民病寒湿之会也。"鉴于此前运气辨治小儿推拿取穴，已验证多例确有桴鼓之应，结合刻下患儿一派寒湿困脾之病象，不及多想，便嘱治疗师对来诊吐泻患儿均取"外劳宫"一穴，揉40分钟，左右次数相同，并嘱家长注意及时给患儿口服补液盐防止脱水。次日复诊，5名患儿推拿后呕吐均未再作，大便次数明显减少，几近痊愈。遂嘱继续上法治疗。

分析与体会 《推拿三字经》载"上有火，下有寒；外劳宫，下寒良""外劳宫为逐寒返魂汤"。独取"外劳宫"穴，看似与吐泻无关，却恰与时气相符，故得应手便痊。一日之中多个小儿同病吐泻，脉、舌、证等同一寒湿之象，此非六气时行为邪而何？《黄帝内经》云："谨守病机，无失气宜。"今根据五运六气，从证的象来调气转机，推拿实效再次得以证验。此似为徐谦光《推拿三字经》临床取穴又增一新法，实乃为中医"各以其气命其脏"之理论实践再添一佐证耳。

著名中医学家方药中曾说："五运六气是中医基本理论的基础和渊源。"虽针刺有"子午流注"传世，但五运六气是否一样可以指导推拿，之前似无相关著述。徐谦光言："穴形广多，在医变化……治病万端，不能枚举，学者苟能潜思默会，豁然贯通，是则余所厚望也。"

《推拿三字经》来源于临床实践。书载"徐谦光……自推手，辨诸恙；定真穴，画图彰"，徐氏为疗母疾，"每日推拿自手，切磋琢磨气行顺逆，辨别有准，何病何推何拿，何数何验，如是定出真穴，何病何穴何处，何推也，画图彰明"。虽言"吾载穴，不相商；老少女，无不当"，但徐氏仍寄语后学"推诸疾，学者变；画图穴，诸审详""推诸所一切之疾，全在学者变化，不能尽言"。勉励后学者勿墨守拘泥。

笔者自忖"欲明前人治法之非偏，必先明六气司天之为病""五运六气，乃天地阴阳运行升降之常道也""圣人之治病也，必知天地阴阳，四时五纪"，小儿之于成人虽"五脏六腑，成而未全……全而未壮"，但正如徐氏言"皆气血，何两样"。徐氏既"定独穴抵药论……君臣佐使与用药同"，今笔者以运气药方反推取穴论治，皆获效验，此岂非为用广《推拿三字经》再觅一真途，亦宁非徐氏之深所望矣哉！

（见《中国中医药报》2018年6月4日4版，原标题《五运六气结合推拿治疗儿科疾病》）

第二部分　五运六气理论探讨和其他应用

从五运六气看六经辨证

顾植山　安徽中医药大学

已故中医学家方药中先生曾指出："五运六气是中医基本理论的基础和渊源"。近现代的中医界，由于摒弃了运气学说，对中医基本理论中的许多重要概念已经说不清楚了，"六经"问题就是一个典型例子。有人认为"六经辨证实即八纲辨证，六经名称本来可废"，甚而批评张仲景《伤寒论》"沿用六经以名篇，又未免美中不足"。事实上，六经辨证是中医基础理论中极为重要的内容，六经的存废非同小可！本文拟据运气理论对六经辨证的原义和实质试作阐释，藉此说明运气学说的重要意义。

一、探求六经实质关键在对三阴三阳的理解

中医学中将疾病分属三阴三阳（太阳、阳明、少阳，太阴、少阴、厥阴）进行辨证论治的方法，习称"六经辨证"。《素问·热论篇》首先将热病分作三阴三阳六个阶段；至东汉张仲景的《伤寒论》，以三阴三阳为辨证纲领，树立了中医辨证论治的光辉典范，对中医学的发展产生了极大影响。但是，六经的实质是什么，后世医家颇有争议。

讨论六经实质，关键在对三阴三阳的理解。目前通常的解释认为：三阴三阳是阴阳的再分，事物由阴阳两仪各生太少（太阴、少阴，太阳、少阳）而为四象，进而又分化出非太非少的阳明和厥阴，形成三阴三阳。有人认为，《素问·热论篇》的六经以表里分阴阳，《伤寒论》六经则以寒热分阴阳。若按此理解，三阴三阳表达的仅是寒热的甚微和表里的深浅。但作为辨证纲领的六经，并没有把热象最著或阳气最盛的病叫太阳病，也没有把寒象

最重或阳气将绝，抑或传变到最里的病叫太阴病。且太阳主表，何以不联系主皮毛的肺卫而与膀胱配应？为什么温邪外感就不是先犯太阳？太阴若为阴之极，为什么《伤寒论》太阴病提纲云："太阴之为病，腹满而吐，食不下，自利益甚，时腹自痛。"讲的仅是一般脾胃消化道症状？太阴病的第二条是"太阴中风，四肢烦痛"，第四条是"太阴病，脉浮者，可发汗，宜桂枝汤"，均不能以寒盛里极作解释。日本汉方医家把少阴病说成是"表阴证"，但《伤寒论》少阴病多亡阳危候，论中列出的"难治""不治""死"的条文就有 8 条之多，远较太阴和厥阴病深重，其证候性质能以"表阴"概括吗？等等。此类的问题，显然不是简单的阴阳再分或八纲说所能解释清楚的。

三阴三阳的概念不搞清楚，六经的实质就永远是个谜。

二、三阴三阳指自然界阴阳离合的六种状态

三阴三阳理论是中医阴阳学说的一大特色。《素问》论述三阴三阳的篇名叫"阴阳离合论"，这就明确指出了三阴三阳与"阴阳离合"密切相关。什么叫"阴阳离合"呢？《史记·历书》说："以至子日当冬至，则阴阳离合之道行焉。"说明三阴三阳的划分是以一年中阴阳气的盛衰变化为依据的，三阴三阳表述的是自然界阴阳离合的六种状态。

《素问·阴阳离合论篇》云："圣人南面而立，前曰广明，后曰太冲；太冲之地，名曰少阴；少阴之上，名曰太阳……广明之下，名曰太阴；太阴之前，名曰阳明……厥阴之表，名曰少阳……是故三阳之离合也，太阳为开，阳明为阖，少阳为枢……三阴之离合也，太阴为开，厥阴为阖，少阴为枢。"参三阴三阳开阖枢图。

三阳之开、阖、枢，为什么太阳为开，少阳为枢，阳明为阖？结合三阴三阳开阖枢图及顾氏三阴三阳太极时相图可以看到，太阳在东北方，冬至过后，正是阳气渐开之时，故为阳之"开"；阳明在西北方，阳气渐收，藏合于阴，故为阳之"阖"；少阳在东南方，夏至太阳回归，阴阳转枢于此，故为阳之"枢"。三阴之开、阖、枢同理：太阴在西南，夏至以后，阴气渐长，故为阴之"开"；厥阴居东向南，阴气渐消，并合于阳，故为阴之"阖"；少阴在正北方，冬至阴极而一阳生，故为阴之"枢"。

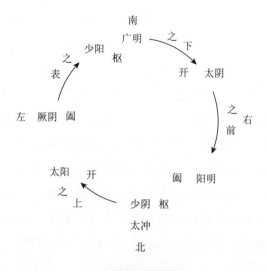

三阴三阳开阖枢图

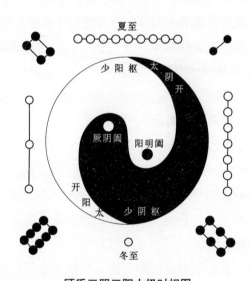

顾氏三阴三阳太极时相图

笔者认为，老子《道德经》中"三生万物"之"三"，指的就是自然之气的开、阖、枢。宇宙由太极生阴阳，阴阳之气有了开、阖、枢三种运动变化状态，于是化生万物。有人引用《周易·系辞》的天、地、人三才说来解释老子"三生万物"之三，但人是由"三"产生的万物之一，而不应是生成万物的不可缺少的基本元素，否则，没有人的地方的万物怎么产生呢？故以《周易·系辞》的"三才"来解释老子的"三生万物"，于理欠通。

三、三阴三阳开阖枢决定六经和六经辨证

三阴三阳的开、阖、枢，决定了六经各自的属性和不同特点。需要用五运六气在不同时空方位阴阳气的状态来理解三阴三阳。从五运六气的角度来看六经，以往六经理论中的一些难题，就大多可以得到较为合理的解释。举例如下。

风寒外感，何以先犯足太阳？为什么温邪外感又首先犯手太阴肺？按三阴三阳六气开阖枢方位，太阳在东北，阳气始开之位；太阴在西南，阴气始开之位。《素问·五运行大论篇》云："风寒在下，燥热在上，湿气在中，火游行其间。"寒为阴邪，故风寒下受，宜乎先犯足太阳。温热在上，又属阳邪，故温邪上受，就要先犯手太阴。气分是阳明，营分血分是内入少阴。可见六经辨证和卫气营血辨证的理论基础都是三阴三阳，用三阴三阳模式就可以把两者统一起来。

《素问·六微旨大论篇》论标本中见曰："少阳之上，火气治之，中见厥阴；阳明之上，燥气治之，中见太阴；太阳之上，寒气治之，中见少阴；厥阴之上，风气治之，中见少阳；少阴之上，热气治之，中见太阳；太阴之上，湿气治之，中见阳明。"六经表里相配：实则太阳，虚则少阴；实则阳明，虚则太阴；实则少阳，虚则厥阴。有人问：为什么不是太阳和太阴、少阳和少阴、阳明和厥阴互相中见和互为表里？试看上述三阴三阳开阖枢图，太阳与少阴同居北方，均含一水寒气；阳明与太阴同居西方，均含四金燥气；少阳与厥阴同居东方，均含三木风气。明白了这一关系，它们之间互相中见和互为表里的道理就容易理解了。

由此联系到中医的伏邪学说。前人认为寒邪"无不伏于少阴"。为什么伏于少阴呢？因少阴和太阳同处北方时位，寒邪从北方入侵，体实则从太阳而发（所谓"实则太阳"），体虚则心肾阳气受损，发病时呈现出少阴病特征，故称"邪伏少阴"。再看SARS，按"三年化疫"理论，病邪应属伏燥，燥邪多从西方犯太阴阳明之地，故SARS呈现出伏燥发于太阴而伤肺的特征。

《素问·热论篇》描述六经传变，只涉及足之六经而未及手六经。《伤寒论》的六经辨证，基本上继承了《素问·热论篇》六经的概念。经北宋朱肱的发挥，遂有"六经传足不传手"之说。后人对此多存疑问，不知其所以然。如方有执在《伤寒论条辨·或问》中说："手经之阴阳，居人身之半；足经之阴阳，亦居人身之半。若谓传一半不传一半，则是一身之中，当有病一半不病一半之人也。天下之病伤寒者，不为不多也，曾谓有人如此乎？"从阴阳离合的开、阖、枢方位可知，三阴三阳与经络的配应，确乎先从足六经开始的。

再从三阴三阳与脏腑的联系看，足六经与脏腑的关系是：太阳－膀胱，阳明－胃，少阳－胆，太阴－脾，少阴－肾，厥阴－肝。若谓六经模式由八纲辨证归纳而来，何以忽略了人体最重要的器官心和肺？从三阴三阳开阖枢图可知，心所处的正南和肺所处的正西都不是三阴三阳的正位。南北对冲，正北为少阴，故心称手少阴；少阴也缘心火而配属"君火"，少阴病多心肾阳衰证候。西方属太阴阳明之地，"实则阳明，虚则太阴"，肺称手太阴，辨证宜从阳明太阴中求之。

人气应天，"天有六气，人以三阴三阳而上奉之"，三阴三阳既是对自然界阴阳离合的六个时空段的划分，也是对人体气化六种状态的表述。三阴三阳在天为风木、君火、相火、湿土、燥金、寒水六气，在人则为各脏腑经络。清代医家张志聪《伤寒论集注·伤寒论本义》在阐述六经时云："此皆论六气之化本于司天在泉五运六气之旨，未尝论及手足之经脉。"张氏强调六经是"六气之化"是对的，但"六经"不是经络而又不离经络，不是脏腑却可统脏腑，不是风、寒、暑、湿、燥、火六气，但又与风、寒、暑、湿、燥、火密切相关。正是有了三阴三阳辨证，故伤寒学家强调"伤寒之法可以推而治杂病"，"六经岂独伤寒之一病为然哉，病病皆然也"。山西老中医李可治疗内科急危重症疑难病，常用六经辨证而获奇效。他的体会是："伤寒六经辨证之法，统病机而执万病之牛耳，则万病无所遁形。"

学者认为，《伤寒论》中的方剂主要源自《汤液经法》，但为什么《汤液经法》未能像《伤寒论》那样对后世产生如此巨大的影响？原因在于张仲景发展了六经辨证体系。陶弘景的《辅行诀脏腑用药法要》也取材于《汤液经法》，但采用的是五行脏腑辨证模式，影响就远不如《伤寒论》而少有流传。讲《伤寒论》不能不讲六经辨证。可以说，没有六经辨证，就不会有《伤寒论》如此高的学术地位。

日本的古方派医生不重视《黄帝内经》，其代表人物吉益东洞甚而否定阴阳五行和脏腑经络学说，认为《伤寒论》"论不可取而方可用"。他们割裂《伤寒论》与《黄帝内经》的联系，不去研究《黄帝内经》中三阴三阳的深意，只研究《伤寒论》的方证和药方。日本古方派的观点在很大程度上影响了近现代中国的一些学者，"六经可废论"就是这一影响下的产物。

著名中医学家王永炎等将证候的动态演化性概括为"动态时空"特征，三阴三阳之间是有序的动态时空变化。三阴三阳辨证，可较好地反映疾病发生时内外环境整体变化的动态时空特征，绝非八纲辨证可以替代。

厘清"六经"理论与五运六气的关系，对正确理解和运用六经辨证，评估六经辨证的价值地位，具有极为重要的意义。

（见《中国中医药报》2014 年 11 月 21 日 4 版，原标题《从五运六气看六经辨证》）

因时识宜，随机达变

——顾植山五运六气临证学术思想管窥

陶国水 无锡市龙砂医学流派研究所

笔者有幸跟随顾植山学习，寒暑移易，迭经十六载，获益良多，今值先生从医 50 周年之际，不揣浅陋，将先生运气临证经验初作梳理，以资纪念。

运气学说是古人探讨自然变化的周期性规律及其对人体健康和疾病影响的一门学问，是中华先民智慧的结晶，是打开中华文明宝库的钥匙。

顾植山多年来沉潜运气学说研究，认为《黄帝内经》的理论基本建立在五运六气基础之上，运气学说关乎中医基础理论的方方面面，丢开运气学说，许多中医"悬案"都解释不清了。顾植山尝言"将被湮没的传统文化进行发掘，就是创新；将被后人曲解的中医药理论重新解读，修正现行错误模型，就是创新，而且是首要的、更重要的创新。"目前的中医基础理论需要

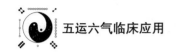

用五运六气来重新认识其构架原理，此外，运气学说不仅可用来预测"疫病"，对中医临床更有重要指导作用。这也是顾植山多年来矢志研究传承、应用推广运气学说之目的。

针对运气学说不存不废的尴尬局面，顾植山认为重新、客观、公正认识运气学说，让这门学说指导临床实践，为中医临床提供一种更符合中医原创思辨的思辨方法，可以提高临床疗效，中医药不仅仅需要"简便廉"，更需要"验"。多年的临床实践已证实，在运气理论指导下中医治病常常收到速效、高效甚至奇效。

一、临床实践是证效运气学说的一剂良药

著名中医学家方药中先生曾说："五运六气是中医基本理论的基础和渊源。"然而，运气学说涉及医学、天文、气象、历法等多方面知识，理论复杂，推演繁琐，后世运用多硬套公式，机械推算，"及拘者为之，则牵于禁忌，泥于小数，舍人事而任鬼神"，将运气学说简单化、机械化、神秘化甚至庸俗化，故而在学术界一直对其褒贬不一，使这门千古绝学蒙冤不浅，也使得这门科学在中医学理论中被误解最深，传承亦最为薄弱。

顾植山常说，对于五运六气科学与否，有用与否，不需要也没有必要和别人打口水仗，需要在临床中不断体验、感悟、积累，如此方能自有判别，摒弃疑问，笃信不疑，"实践是检验真理的唯一标准"。

宋代琼瑶真人《针灸神书·卷一·琼瑶神书天部》说："凡医人一要识字，二要晓阴阳，三通运气，谓之明医。医不识字，不晓阴阳，不通阴阳，谓之盲医……"

历史上一些早年对运气学说持异议的医家，随着临床的不断深入，观念会发生改变，如王肯堂早年博采众长，编撰《证治准绳》，列证最详、论治最精，详于理论，为集明以前大成者，所论各科证治，条分缕析，平正公允，晚年在《医学穷源集》中发出"运气之说，为审证之捷法，疗病之秘钥"之感叹。

再如，明代缪希雍曾在《神农本草经疏》中专设"论五运六气之谬"一章批判运气学说，认为运气学说"杂学混淆"，以之治病"譬之指算法""无

益于治疗，而又误乎来学""天运气数之法，而非医家治病之书"。但是，到了晚年，缪氏的运气观发生了很大的转变，其后人清代缪问在注解《三因司天方》"凡例"中记载："司天方唯吾宗仲淳公论，为出汉魏之后，谓前此越人无其文，后之叔和鲜其说。至暮年始悔立言之误，见于家乘自述志中，谅亦未见是书之故也。"

国医大师李今庸在《论中国医学中古代运气学说》中曾说："缺乏对运气学说真正认识，因而总是人云亦云，甚至信口雌黄，妄加评说，这是不对的。"

二、重视五运六气学说是龙砂医家一大特色

历代龙砂医家多重视运气学说。如明代吕夔著有《运气发挥》，清代缪问注姜健所传《三因司天方》，王旭高著《运气证治歌诀》，薛福辰著《素问运气图说》，高思敬著有《运气指掌》等。

在运气学说的临床应用方面更是成果丰硕，如姜氏世医以善用"司天运气方"而名震大江南北；王旭高临床提出须"明岁气天时""相机从事"，主张灵活运用运气学说，"执司天以求治，而其失在隘。舍司天以求治，而其失在浮"；吴达提出"因病以测岁气，非执岁气以求病""证之变化，随岁时而转旋"等论述，所著《医学求是》立有"运气应病说"专论，并记载了大量运气医案。

《龙砂八家医案》一书中更是蕴含大量运气临证思维，有运用运气学说的周期节律、开阖枢理论等分析病机，预测疾病转归预后者；有根据值年运气特点调整用药思路者；有按运气辨证使用运气"司天方"者等。精彩纷呈，足堪效法。

另外，有些医家虽无运气专著，但在其他论著中带有明显运气思想，如柳宝诒据运气原理对温病伏邪理论的阐发，承淡安在针灸中弘扬子午流注，章巨膺用五运六气观点解释各家学说的产生等。

顾植山世居江阴，嫡传柳氏之学，长期在"龙砂文化区"这种重视运气的大环境熏陶下，醉心运气研究也是有其渊源的。

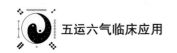

三、基于运气临床是对《黄帝内经》病机理论的升华

运气学说是古人探讨自然变化的周期性规律及其对人体健康和疾病影响的一门学问。人生活在宇宙自然中，必然受到宇宙自然气息运动变化的影响，反映在体质、健康状态和疾病病机诸方面。

顾植山认为运用运气思路指导临床的实质，是基于天人相应的思想，透过自然气息的运动变化了解人体气机变化及其临床表现，"谨调阴阳，无失气宜"，通过调整天人关系，达到祛病健康的目标。运气辨治，注重辨时、辨机、辨阴阳开阖枢变化，是对静态的、空间的辨证的重要指导和补充。

很多疑难病症，应用运气理论诊治，短期即获良效，临证中抓住了运气病机，有些兼症可不治而愈，基于运气病机指导临床，可执简驭繁。基于运气病机指导临床，是对《黄帝内经》病机理论的升华。

四、基于运气理论指导临床的几点注意

1. "必先岁气，无伐天和""握机于病象之先"

顾植山强调，《黄帝内经》对病因的认识是天、人、邪三虚致病，临床上应辨天（即五运六气）、辨人（即体质，包括运气体质）、辨病证三方面结合，只有这样才能更好地体现中医学天人相应的整体思想。张介宾《类经·卷十二·论治类》说："五运有纪，六气有序，四时有令，阴阳有节，皆岁气也。人气应之以生长收藏，即天和也。"《素问·六节藏象论篇》说："不知年之所加，气之盛衰，虚实之所起，不可以为工也。"

临证要实现"审察病机，无失气宜""谨守气宜，无失病机"的高水平要求，必须做到"必先岁气，无伐天和"。李时珍《本草纲目》提出"顺时气以养天和"的用药原则。叶天士《临证指南医案·崩漏》说："岁气天和，保之最要……顺天之气，以扶生生。"吴瑭《温病条辨·解儿难》更提出："顺天之时，测气之偏，适人之情，体物之理，名也，物也，象也，数也，无所不通，而受之以谦，而后可以言医。"

临床要重视"握机于病象之先"，要善于抓"先机"。譬如2014甲午年，甲年运气常位特点，如《素问·气交变大论篇》所说："岁土太过，雨湿流行，

肾水受邪，民病腹痛，清厥，意不乐，体重烦冤，上应镇星。甚则肌肉痿，足痿不收，行善瘈，脚下痛，饮发中满食减，四肢不举……"六气主病特点为：子午之岁，少阴司天，阳明在泉，"民病关节禁固，腰痛，气郁而热，小便淋，目赤心痛，寒热更作，咳嗽，鼽衄，嗌干，饮发，黄疸，喘甚，下连小腹，而作寒中"。针对常位运气特点缪问注《三因司天方》，从岁运、司天之气、在泉之气，立有附子山萸汤和正阳汤两个方，从临床实践看这两个方适应证较广，临床效果也好。笔者已分别整理成文发表于《中国中医药报》。

当然，运气病机对疾病的影响，为大概率事件，并非千篇一律。不论时病久疾，抑或疑难病症，只要病机相谋，皆可将之作为临证思辨的一种方式和手段。

2. "因时识宜、随机达变"，顺应当时运气病机

顾植山强调，以运气病机指导临床应"因时识宜、随机达变"，临证要"看时运，顺时运，抓时运，开方用药尽可能顺应当时运气"。

比如2014甲午年夏天的运气特点为中运太宫土、少阴君火司天、阳明燥金在泉，易出现水火寒热于气交而为病始，湿、火、燥相兼的病机特点。针对此运气特点，顾植山运用清暑益气汤治疗夏天荨麻疹和湿疹等皮肤病以及高血压、失眠、咽痛、痤疮等多种病症，均获良效，《中国中医药报》有《甲午年清暑益气汤用之多效》《顾植山：甲午年东垣清暑益气汤有多效》等文章可证。

同时，应用运气思想指导临床，与时令关系甚密，时移事易，针对时运之方过其时则不效，顾植山认为，今年（2014）清暑益气汤至五之气后，使用机会就少了。2014年9月，顾植山在广州"五运六气与疫病预测预警研讨班上"预测下半年疫病及分析运气病机时指出，"今年五之气主气为阳明燥金主气，客气为少阳相火，另有郁伏的少阴君火，手足口病有恐加剧之趋势"，果不其然，从国家"十二五"科技重大专项协作单位反馈的信息提示，2014年10月下旬以来，山东省临沂市手足口病再次出现高发，且部分患儿病情危重。

3. 结合运气体质辨识合参，可资有效

参考清代章虚谷在《医门棒喝》中所云："医为性命所系。治病之要，首

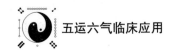

当察人体质之阴阳强弱而后方能调之使安。"《素问·宝命全形论篇》说:"人以天地之气生,四时之法成。"人体在胚胎孕育以及在不断经历"生长化收藏"的成长过程中,同样会受到五运六气的影响。毋庸讳言,不同运气年出生的人,由于胎孕、出生年运气特点等不同,体质也有偏颇,临床中需要合参。

譬如,火年出生的人,体质偏阳,逢火年更易出现热病,或容易出现烦热、口腔溃疡等上火症状,所以酌情兼顾病人运气体质。但是,需要特别注意的是,影响体质的因素很多,运气只是其中之一,且运气有常有变,分析出生年的运气不能仅凭干支推算,故临床应用时要避免机械推演,胶柱鼓瑟,需灵活变通。

如《甲午年清暑益气汤用之多效》(《中国中医药报》)中崔某案例,该病人1961辛丑年生,辛丑年太阴湿土司天,太阳寒水在泉,先天易受寒湿运气侵袭,1961年恰逢"三年自然灾害",受寒湿运气影响的概率就高,再从体质和病况印证,把握就大了。《顾植山:甲午年用附子山萸汤经验》(《中国中医药报》)袁某案例中,病人甲子年生,该年亦为"岁土太过,雨湿流行……"整体属于寒湿,加之又逢甲年,故运用附子山萸汤更有底气了。

当然,出生年的运气不能机械拘泥,要活看,要看当时的实际运气特点。

4. 顺天察运,三因治宜,多因子动态评估

《素问·至真要大论篇》说:"时有常位而气无必也";马莳言:"有定纪之年辰,与无定纪之胜复,相错常变,今独求年辰之常,不求胜复之变,岂得运气之真哉";汪机《运气易览·序》言:"虽然运气一书,古人启其端……岂可徒泥其法,而不求其法外之遗耶……务须随机达变,因时识宜,庶得古人未发之旨,而能尽其不言之妙也"。

五运六气有常,有变,有未至而至,有至而太过,有至而不及,有胜气、复气之异,有升降失常之变。要做到"不以数推,以象之谓也",更应顺天察运,随机达变。

龙砂医家在实践运气中早就注意到这一点,吴达在《医学求是》运用运气预测疫病,不是简单地常位推算,而是"多因子"合参,考虑到了上一年失"藏"之气,当年的司天在泉,以及实际气候出现"春行秋令"的"非时

之气",卓有见地。

缪问注《三因司天方·运气总说》中引张从正之说:"病如不是当年气,看与何年运气同,便向某年求活法,方知都在至真中,庶乎得运气之意矣。"

顾植山反复强调,运气理论指导下的临床实践,应了解实时气候、物候等运气因子,动态分析,不可机械推算。

5. 符合运气病机,时方、经方皆为运气方

顾植山常告诫我们,现在有人一谈到运气方,就拘泥于《三因司天方》十六首运气方,实际上《三因司天方》仅仅给了我们十六个套路,不可拘泥,更不能呆板使用。如马宗素、程德斋等,拘泥于某人生某年,并某日用某方,自古多遭到批判。我们临床倡导运用运气理论,是基于运气病机的诊治。

关于"运气方",顾植山认为,其有狭义和广义之分。所谓狭义"运气方"指陈无择《三因极一病证方论》根据岁运和司天在泉所立之十六首方。《宋太医局诸科程文格注释》《慈航集三元普济方》等皆立有"运气方",但我们为何选择陈氏所立方呢?因为陈氏所立方经龙砂医家,尤其是姜氏世医的实践、验证、阐扬,并有缪问进行注解,前人已经为我们做好"临床观察",有实践基础。

广义的"运气方",指只要抓住了运气病机,按运气思路运用,则不论时方、经方皆为"运气方"。譬如,血府逐瘀汤出于王清任《医林改错》,为临床常用之名方,然而王清任没有解释血府逐瘀汤的组方思路,对其病机论述也甚少。顾植山教授基于运气开阖枢理论分析病机思路,认为该方主要是针对少阴、少阳之"枢"而设,扩大了该方的临证范畴。

2014甲午年"五之气"以来,实际运气特点为少阳相火客气为病,故血府逐瘀汤在这一时段有较多运用机会,临床实践证实从少阳病机运用该方,屡试不爽,再次显示抓运气病机,异病同治、同病异治之妙。

此外,顾植山教授指出所谓病机,一则为运气病机,二则为时机、时相。据此临床将不同病症归于六经时相论治,疗效卓著。如:治疗血小板减少根据不同时相从太阴、阳明论治均收到良好疗效;治疗月经病分少阴、厥阴、少阳、太阴、阳明,选用当归四逆汤、乌梅丸、柴胡桂枝干姜汤、固冲汤、温经汤等进行调经。

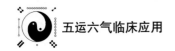

总之，顾植山教授认为，把五运六气看作六十干支的简单循环周期，仅据天干地支就去推算某年某时的气候和疾病，这样的机械推算显然是不科学的，是违背《黄帝内经》运气学说的精神的。基于运气病机理论运用运气方，必须做到"因时识宜、随机达变"，唯此方能圆机活法，受用临床。

（见《中国中医药报》2016年4月18日4版，原标题《因时识宜　随机达变》）

顾植山：当"厥阴病欲解时"用乌梅丸

陶国水　无锡市龙砂医学流派研究所

《伤寒论》第338条云："伤寒脉微而厥，至七八日肤冷，其人躁，无暂安时者，此为脏厥，非蛔厥也。蛔厥者，其人当吐蛔。今病者静，而复时烦者，此为脏寒。蛔上入其膈，故烦，须臾复止，得食而呕，又烦者，蛔闻食臭出，其人常自吐蛔。蛔厥者，乌梅丸主之。又主久利。"《金匮要略·趺蹶手指臂肿转筋阴狐疝蛔虫病脉证治第十九》说："蛔厥者，当吐蛔。今病者静，而复时烦，此为脏寒。蛔上入膈，故烦，须臾复止，得食而呕又烦者，蛔闻食臭出，其人当自吐蛔。蛔厥者，乌梅丸主之。"后世医家意会《伤寒记》《金匮要略》条文，奉乌梅丸为治蛔专方，历版中医学高等院校教材《方剂学》亦将乌梅丸立于"驱虫剂"条目下，将该方功效定位于驱虫治蛔，大大局限了该方的临床应用。

一、乌梅丸为厥阴病主方

《素问·至真要大论篇》强调"审察病机，无失气宜"，如："帝曰：厥阴何也？岐伯曰：两阴交尽也。"故病至厥阴，两阴交尽，由阴出阳，若阴阳气不相顺接，则阳气难出，阴阳失调。《诸病源候论》云："阴阳各趋其极，阳并于上则热，阴并于下则寒"，故寒热错杂。《伤寒论》第326条："厥阴之为病，消渴，气上撞心，心中疼热，饥而不欲食，食则吐蛔。下之利不止。"故厥阴病主见四肢厥冷、巅顶疼痛、口干、心烦失眠及躁动不宁等寒热错杂症状。

龙砂医学流派代表性传承人顾植山教授认为，自然界的阴阳气不是静态的比对，而是具有盛衰变化周期的节律运动。古人将自然界阴阳气的盛衰变化理解为一种周期性的"离合"运动，气化阴阳的离合过程形成"开、阖、枢"三种状态，由"开、阖、枢"三种动态的"气"升降出入往来变化而生万物。阴阳各有"开、阖、枢"，就产生了三阴三阳六气。中医学中根据气化的不同时空状态，依据三阴三阳六经（太阳、阳明、少阳，太阴、少阴、厥阴）进行辨证论治的方法，习称"六经辨证"。

《素问·阴阳离合论篇》云："三阴之离合也，太阴为开，厥阴为阖，少阴为枢。"厥阴为阴之"阖"，两阴交尽，由阴出阳。顾植山认为，厥阴病病机为枢机不利，阴阳气不相顺接；病象为寒热错杂；乌梅丸为厥阴病主方。

清代伤寒大家舒驰远认为，乌梅丸"杂乱无章，不足为法"，发出"乌梅丸不中之方，不论属虚属实，皆不可主也"之论。但柯琴认为："乌梅丸为厥阴病之主方，非只为蛔厥之剂也""小柴胡为少阳主方，乌梅为厥阴主方"。吴鞠通亦提出："乌梅丸为寒热刚柔同用，为治厥阴、防少阳、护阳明之全剂。"陈修园在《金匮要略浅注》中说："肝病治法，悉备于乌梅丸之中也。其味备酸甘焦苦，性兼调补助益，统厥阴体用而并治之。"

柯氏在《名医方论》中方解乌梅丸云："肾者肝之母，椒附以温肾，则火有所归；肝得所养，是固其本；肝欲散，细辛干姜辛以散之；肝藏血，桂枝当归引血归经也；寒热杂用，则气味不和，佐以人参，调其中气。"乌梅丸中重用乌梅，因乌梅酸平，入厥阴肝经，一则伏其所主，二则张志聪在《本草崇原》中说乌梅"得东方之木味，放花于冬，成熟于夏，是禀冬令之精，而得春生之上达也"。方中细辛、干姜、附子、蜀椒、桂枝以温下寒，人参、当归益气养血，以辛甘之品以助阳复，黄连、黄柏以清上热。全方酸苦辛甘并投，寒温兼用。全方从厥阴病机立法，随机增损，寒温同施，诸药相伍，搭配得当，故可奏效。

二、对"厥阴病欲解时"的忽视

张仲景创作《伤寒论》的理论基础是三阴三阳六经辨证体系，但目前研究伤寒者多拘泥于方证对应研究，忽视了仲景创作《伤寒论》基于三阴三阳开阖枢的理论，更忽视了"六经病欲解时"。

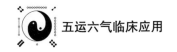

顾植山教授认为,《伤寒论》六经病欲解时源于开阖枢的时间定位。三阴三阳的开阖枢时间定位,可在临床应用上得到验证。

张志聪说:"此论六经之病欲解,务随天气所主之时而愈也……天之六淫,伤人六气,而天气所主之时,又助人之六气者也。"

陈修园《伤寒论浅注》云:"察阴阳之数,既可推其病愈之日,而六经之病欲解,亦可于其所旺时推测而知之……邪欲退,正欲复,得天气之助,值旺时而解矣……以见天之六淫,能伤人之正气;而天之十二时,又能助人之正气也。"

顾植山认为,厥阴为两阴交尽,由阴出阳之时间节点,正如柯琴所说,为"阴之初尽,即是阳之初生"。厥阴有其特殊性,如"得天气之助",邪退正复,"值旺时而解"则病愈;反之,则疾病不能向愈,甚至可逆转少阴成危重者,故厥阴病欲解时的临床意义尤为突出。

临床各种疑难杂病,但见在下半夜1~3点(丑时)出现相关症状或症状加重者,皆可选择乌梅丸奏效。兹举基于"厥阴病欲解时"运用乌梅丸验案四则,以为佐证。

三、病案举例

胃脘痛案 刘某,男,78岁,2008年10月25日初诊。病人既往有肠息肉手术史,刻下每于夜间2~3点胃脘痛已有1个月余,痛时剧烈,可被痛醒,四肢不温,纳谷尚可,大便难解,舌中有小裂纹,苔黄厚腻,脉弦虚大。处方:炒乌梅15克,熟附片(先煎)10克,北细辛(先煎)6克,川桂枝10克,川花椒6克,淡干姜6克,潞党参12克,炒当归10克,川雅连10克,炒黄柏10克。5剂,每日1剂,水煎服,首剂夜间服。10月30日复诊,病人诉服药1剂胃痛即止,原大便难亦有所缓解,黄厚苔已退,脉细弦。原方微调,减川雅连为6克,加肉苁蓉20克,再进9剂。随访胃痛未再犯,大便亦调畅。

盗汗案 刘某,女,25岁,2009年8月20日初诊。病人近3个月出现盗汗,以下半夜为甚,平素易感冒,稍活动多汗出,胸闷,腹胀,口干,五心烦热,舌苔黄腻,脉短偏数。处方:炒乌梅20克,川雅连10克,炒黄柏6克,熟附片(先煎)3克,紫油桂(后下)3克,北细辛(先煎)3克,炒川椒 3 克，淡干姜 5 克，西当归 6 克，上绵芪 15 克，生地、熟地各 10 克，炒黄芩 10 克。7 剂，每日 1 剂，水煎服，首剂夜间服。8 月 25 日复诊，病人服药 3 剂盗汗即止，胸闷腹胀亦消，睡眠、口干、五心烦热均好转。

失眠案 居某，女，44 岁，2012 年 4 月 15 日初诊。主诉失眠 10 余年，反复失眠，入睡困难，或寐而多梦，下半夜易醒，反复口腔溃疡，脱发，舌质红，苔黄厚腻，脉细弦。处方：炒乌梅 24 克，炒川连 6 克，炒黄柏 6 克，熟附片（先煎）5 克，北细辛（先煎）5 克，川桂枝 8 克，炒川椒 3 克，淡干姜 3 克，潞党参 10 克，炒当归 10 克。7 剂，每日 1 剂，水煎服，首剂夜间服。4 月 22 日复诊，病人服上方后失眠好转。针对口腔溃疡上方微调，加上绵芪 20 克，上于术 10 克，紫油桂（后下）2 克。7 剂。随访服药后 10 余年之失眠顽疾已愈，口腔溃疡消退，脱发亦好转。

磨牙案 王某，男，33 岁，2011 年 9 月 27 日初诊。夜寐磨牙多年，常于下半夜 1~4 点发生，余无特殊不适，舌淡红，苔薄白，脉细小弦。处方：炒乌梅 20 克，熟附片（先煎）4 克，北细辛（先煎）4 克，川花椒 3 克，淡干姜 3 克，川黄连 6 克，炒黄柏 6 克，潞党参 10 克，炒当归 10 克，川桂枝 10 克，北五味子 6 克。7 剂，每日 1 剂，水煎服，首剂夜间服。10 月 18 日二诊，夜间磨牙已有减轻，近期小便较频，上方微调，加益智仁 10 克，怀山药 15 克，台乌药 10 克，紫油桂（后下）2 克。7 剂。10 月 25 日三诊，夜间磨牙已消失，小便亦调。

分析与体会 顾植山从"厥阴病欲解时"运用乌梅丸的效案、奇案不胜枚举。此外，从各位龙砂医学流派传承人跟师顾植山学习后运用乌梅丸的临床反馈信息看，临床但见在厥阴病欲解时（从丑至卯上）出现相关症状、各种病症，没有明显的实热、燥热等与厥阴病相反证象者，或在厥阴风木当值运气时段，皆可使用乌梅丸。

笔者临床体会，若同时兼见厥逆、口干等厥阴病特征者，收效把握更大，往往一剂中的。曾有一吕姓老年男性，苦于后背部燥热多年，每于下半夜发生，痛苦不堪，西医检查未见明显异常，遍访国内名医诊治，不能收效，顾师仅根据"下半夜发生"这一特点，果断选择乌梅丸，一剂药即治愈多年顽疾，传为美谈。乌梅丸成了一首屡试不爽的奇方、良方、验方。

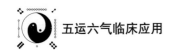

2014 年《第三届龙砂医学国际论坛论文汇编》中收录了多位顾师弟子临证学用乌梅丸的有效验案，从所载录医案看，涉及内、外、妇、儿各科，肺、心、肝、脾各系统，既有扩张性心肌病、呼吸衰竭亡阳出汗等危急重症，亦有高血压、糖尿病、严重失眠、严重毛发脱落、慢性结肠炎、顽固咳嗽等疑难顽症，病症烦多，非"方证对应"所能罗列矣。

（见《中国中医药报》2015 年 5 月 15 日 4 版，原标题《顾植山：当"厥阴病欲解时"用乌梅丸》）

谈六经病"欲解时"及其临床应用

陶国水　无锡市龙砂医学流派研究所

有关《伤寒论》六经病"欲解时"的问题，历代医家间有阐发，但论述的落脚点都是围绕"欲解"，或阐其所主时辰，或释其所解之因。例如清人柯琴认为"巳未为阳中之阳，故太阳主之""脾为阴中之至阴，故主亥、子、丑时"；张志聪认为"日西而阳气衰，阳明之主时也，从申至戌上，乃阳明主气之时，表里之邪欲出，必随旺时而解"；陈修园认为六经之病欲解"亦可于其所旺时推测而知之"，主张"值旺时而解矣"。

各家大都被"欲解"束缚，对"欲解"不解甚而症反加重，或在"欲解时"突然出现一些病症的情况未能深入思考。"欲解时"而病症自解的情况临床并不常见。全国统编教材《伤寒论讲义》云："论中六经皆有欲解时一条，因尚不能指导临床，当存疑待考。"六经病"欲解时"这一非常重要的理论成为无关紧要，研究《伤寒论》者对此多置而不论。

龙砂医学流派代表性传承人顾植山教授对《伤寒论》"六经"及六经病"欲解时"见解独到，将"欲解时"释为"相关时"，并广泛应用于临床辨证施治过程中，取效卓著。今就笔者多年来与顾植山讨论所闻，结合临床实践，酌加个人理解，概述如下。

一、"六经辨证"实为"六津辨证""六气辨证"

《伤寒论》中本无"六经"之名，仅见太阳病、阳明病、少阳病、太阴病、少阴病、厥阴病，是为三阴三阳"六病"。自宋人朱肱倡"六经"说始，后人以"六经"代称三阴三阳"六病"，已为约定。

柯琴《伤寒论翼·序言》说："原夫仲景之六经，为百病立法。"恽铁樵《伤寒论研究》言："《伤寒论》第一重要之处为六经，而第一难解之处亦为六经，凡读《伤寒》者无不于此致力，凡注《伤寒》者亦无不于此致力。"

顾植山认为，讨论"六经"实质，关键在对"三阴三阳"的理解，在对气化"开阖枢"理论的掌握。张志聪《伤寒论集注·伤寒论本义》在阐述六经时言："此皆论六气之化本于司天在泉五运六气之旨！"古人把天地间的盛衰变化理解为一种"橐"运动。老子《道德经》说："天地之间，其犹橐龠乎？"橐运动一开一阖，出现开、阖、枢三种状态。《素问·六节藏象论篇》说："其生五，其气三；三而成天，三而成地，三而成人。"故顾植山认为"三生万物"之"三"是开、阖、枢，而不是有些人讲的天、地、人。阴阳各有开、枢、阖，就产生了"六气"。《黄帝内经》命之曰太阳、少阳、阳明、太阴、少阴、厥阴。开阖（又称"离合"）运动又与时间周期相关。《史记·历书》："以至子日当冬至，阴阳离合之道行焉。"

橐运动产生"龠"律，古人通过"葭管飞灰"发现了时间周期的"六律六吕"。顾植山认为"六律六吕"是自然界万古不变的基本"律"，《伤寒论》"六经"之所以能"钤百病"，实因其遵循了时间周期的基本"律"，"六经"实即"六律"之意；"六经"之"经"是"经纬"之"经"。

《素问·阴阳离合论篇》对开阖枢产生六气的时空定位有完整的论述，结合顾氏三阴三阳太极时相图及三阴三阳配六气图看，太阳居东北寒水之位，时序"正月太阳寅"，故配寒水；太阴居西南坤土之位，时序长夏主湿，故配湿土；阳明居西北乾金之位，时序秋燥，故配燥金；厥阴居正东风木之位，时序属春，故配风木；少阳居东南巽风生火之位，时序初夏，故配相火；少阴居太冲之地，虽正北寒水，但与正南君火子午相应，标阴而本火，故配君火。这样"三阴三阳"与"六气"的关系就明晰了。习惯讲的"六经辨证"实质就是以"六律""六气"为标准的辨证法则，亦可称"六律辨证""六气辨证"。

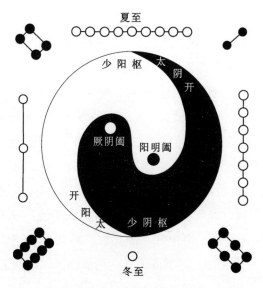

顾氏三阴三阳太极时相图

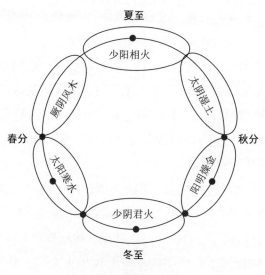

三阴三阳配六气图

二、"六气"理论指导经方确立仲景"医圣"地位

宋以前方书众多，当时与张仲景《伤寒论》齐名的尚有其他方书，如宋

人孙兆等在校订《外台秘要·序》中指出"古之如张仲景、《集验》与《小品》最为名家";林亿、高保衡在校订《备急千金要方·后序》中指出"究寻于《千金方》中,则仲景之法十居其二三,《小品》十居其五六"。张仲景用三阴三阳"六气"思想来指导经方的应用是其在中医理论上最大的贡献,抓住了"三阴三阳",能提纲挈领,执简驭繁。

北宋时运气学说成为显学,北宋嘉祐二年(1057年),宋政府编修院置校正医书局对经典古医籍进行校正和刊刻印行,所校订医书中以"嘉祐八书"为代表,方书选定的是张仲景基于三阴三阳"六气"理论创作的《伤寒论》,因此《伤寒论》脱颖而出,得到广泛传扬,张仲景"医圣"的地位也由此确立。

三、"欲解时"是厘定分辨"六经"的时间节点

《伤寒论》中的辨证是多维度的,是"病脉证并治",即辨病、辨脉、辨证相结合。辨"病"是辨三阴三阳,张仲景辨三阴三阳的一个重要特色是辨"欲解时",通过"欲解时"来判断三阴三阳的归属。

脉、证是疾病所表现出来的"象"态,"开阖枢"是时相,"欲解时"是厘定分辨"六经"的时间节点,抓住这个节点,对于判定证候的六经归属具有特殊意义。惜乎仲景未详述"欲解时"的临床运用,后人不甚明了,致使千年以来鲜有和韵。

四、六经病"欲解时"源于"开阖枢"时空定位

1.《伤寒论》六经病"欲解时"条文

《伤寒论》六经病"欲解时"原文分载于第9条、第193条、第272条、第275条、第291条、第328条。具体如下:"太阳病,欲解时,从巳至未上"(第9条);"阳明病,欲解时,从申至戌上"(第193条);"少阳病,欲解时,从寅至辰上"(第272条);"太阴病,欲解时,从亥至丑上"(第275条);"少阴病,欲解时,从子至寅上"(第291条);"厥阴病,欲解时,从丑至卯上"(第328条)。可参六经病欲解时示意图。

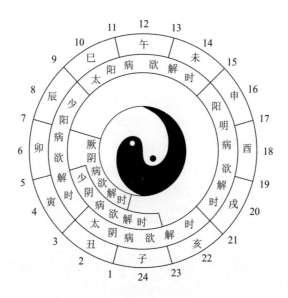

六经病欲解时示意图

2.六经病"欲解时"实为"相关时"

六经病"欲解时"提出的是和三阴三阳相关的时间节点问题。顾植山对六经病"欲解时"的独到见解为"相关时"。"相关时"不是"必解时",可以"欲解"而"解",也可以"欲解"而"不解",还可能因"相关"而在该时间点出现一些症状的发生或加重。

六经病"欲解时"是依据《黄帝内经》开阖枢理论对三阴三阳的时空定位来确定的,参照"欲解时"判定证候的六经属性,并据此遣方用药,常取得良效甚至奇效,这已经在临床得到广泛验证。

3.六经病"欲解时"临床运用体会

（1）厥阴病"欲解时"的特殊临床意义。医家对于厥阴病历来争议较多,近人陆渊雷指出,"厥阴病篇竟是千古疑案",认为"无可研索",甚至否定。柯琴则感叹"六经惟厥阴最为难治"。但运用"欲解时"理论后,我们发现临床上厥阴病并非少见,治疗也不复杂。

依据厥阴病欲解时与厥阴的相关性,凡在夜间丑时（下半夜1点到3点）症状出现或加重者,多考虑属厥阴病,用厥阴的代表方乌梅丸治疗,每能收到意外效果。近年来，笔者见到顾植山据厥阴病欲解时用乌梅丸治疗的病种十分广泛，包括盗汗、失眠、胃痛、咳嗽、哮喘、泄泻、头痛、无名背热、肺癌、不孕症等不下数十种，涉及肝、心、脾、肺、肾各系统多种疑难杂病，其临床疗效足以让人叹服此方的神奇。

关于乌梅丸，清代伤寒大家舒驰远曾评论此方"杂乱无章，不足为法"，甚至发出"乌梅丸不中之方，不论属虚属实，皆不可主也"；《汤头歌诀》《医方集解》等方书及现行通用的《方剂学》教材等都将乌梅丸列为"杀虫剂""驱虫剂"的首方，忽略了其作为厥阴病主方的意义，使乌梅丸在胆道蛔虫症已少见的当代临床中成了一张冷方。对六经病"欲解时"的解读，破解了对"千古疑案"厥阴病的认识，也激活了千古名方乌梅丸。

为何厥阴病的"欲解时"运用机会更多呢？因厥阴为两阴交尽，阴尽阳生，阴阳转化之时。在六经传变中，厥阴为病程演进的最后阶段。把握住厥阴的时间节点，助推气化由阴出阳，则疾病得愈。故厥阴病"欲解时"在临床上运用机会最多。

（2）辨"欲解时"结合平脉辨证整体分析才能更有把握。顾植山认为，《伤寒论》不是简单的辨证论治，而是通过辨证、辨脉、辨时相结合来达到辨病（确定病在三阴三阳的何经）的目的。其中看"欲解时"是张仲景辨时定经的重要特色。

由于辨"欲解时"只是《伤寒论》辨六经病的方法之一，所以对"欲解时"的临床运用不能刻板拘泥，只有结合平脉辨证整体分析才能更准确。例如用乌梅丸时若仅仅只依据"欲解时"，就会出现有时效果很好而有时又会没有效的现象；若能结合《伤寒论》第326条中"厥阴之为病，消渴，气上冲心，心中疼热，饥而不欲食，食则吐蛔。下之利不止"所言，对同时伴有口渴、手足厥逆、寒热错杂等表现之一者使用，疗效就更有把握。

（3）三阴经病"欲解时"应用更注重其起始时点。太阴、少阴病"欲解时"重叠于"子丑"；少阴、厥阴病"欲解时"重叠于"丑寅"；三阴经病"欲解时"共同重叠于"丑"时。如何把握三阴经的时间重叠问题？顾植山对三阴经病"欲解时"的应用经验是，每经病欲解时的第一个时辰意义更大，即太阴病"欲解时"以亥时为要、少阴病"欲解时"以子时为要、厥阴

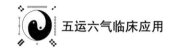

病"欲解时"以丑时为要。

笔者曾见顾植山治疗一位盗汗病人王某，女性，53岁，自汗、盗汗5~6年，昼夜不停，汗如水洗，汗出身凉，肩背冷痛，夜间喉中干如撕裂，膝软无力，大便黏滞。首诊予当归六黄汤合乌梅丸，盗汗未有明显改善，复诊询知每至半夜子时起即盗汗，遂从少阴病"欲解时"治，施以黄连阿胶汤，投剂辄愈。处方：炒黄连6克，炒黄芩10克，炒杭芍10克，紫油桂（后下）2克，东阿胶（烊化）10克，鸡子黄1枚。

（4）六经病"欲解时"用之得当妙不可言。顾植山曾治疗一位女性患儿，7岁，山东人，自2009年因鼻衄反复发作，伴全身皮下瘀斑，诊断为血小板减少性紫癜。患儿血小板最低至3×10^9/升，多次住院给予激素冲击、输入血小板等对症治疗，患儿对激素治疗不敏感。2012年6月16日，患儿因血小板再次下降严重来诊，时患儿大便偏干，时有鼻衄。顾植山询问知其鼻衄常在下午发作，并有大便干，遂从"阳明病欲解时"治，予承气汤法。处方：炙大黄（后下）6克，川厚朴6克，炒枳实8克，炙甘草6克。7剂。2012年6月27日复诊，奇迹发生了，患儿服上方后鼻衄未再发生，大便转畅，诸症平稳，复查血常规，提示血小板89×10^9/升。后以承气汤等合方出入善后，病情稳定。

笔者曾指导同道用"欲解时"理论治疗一位特发性血小板减少性紫癜病人，病人为老年病患，有多种基础病，血小板反复低下10余年，每1~3个月就需住院治疗，反复用激素或丙种球蛋白冲击治疗，收效不佳。2014年10月再次住院，当时血小板12×10^9/升，病人有下半夜易醒的症状，醒后有口干、耳鸣，舌红苔薄，脉象不详，笔者根据"厥阴病欲解时"经验，建议用乌梅丸原方，附片量小用3克，乌梅60克，头煎药睡前1~2小时服。2剂后，病人睡眠明显改善，夜间不再醒，耳鸣消失，复查血常规，血小板25×10^9/升。1周后，再次复查，血小板60×10^9/升。此后间断服药，半年间血常规尚稳定，未再住院。

有关六经病"欲解时"的临床运用，实际上是基于运气病机理论的实践与深化，是基于对开阖枢时相、时机的把握，更能体现中医天人相应的特色。基于六经病"欲解时"指导临床可以有效提高临床疗效，值得深入探索和实践。

（见《中国中医药报》2016 年 10 月 24 日 4 版，原标题《谈六经病"欲解时"及其临床应用》）

重五运六气的龙砂医学流派

顾植山　陶国水　无锡市龙砂医学流派研究所

发源于江苏江阴龙山、砂山地区的龙砂医学流派，历史渊源久远。江阴襟带三吴，历史文化底蕴悠久，钟灵毓秀，人才荟萃。龙砂医学流派风格独特，学术特点明显，重视传承教育。

一、历史沿革

宋末元初的江阴大学者陆文圭集两宋学术之大成，被学界推崇为"东南宗师"。陆氏通经史百家及天文、地理、律历、医药、算术等学，宋亡以后，在江阴城东龙山脚下的华墅（今称"华士"）镇专心致力于包括中医学在内的文化教育事业达 50 余年，培养了大批文化及医学人才（仅华士一镇，南宋至清末，能查考到的进士即有 50 人之多），为龙砂文化区的形成发展和龙砂医学的产生起到了重要的奠基作用。

龙砂医学重视《黄帝内经》五运六气理论的临床运用，结合辨体质和运用三阴三阳开阖枢理论指导经方的应用，基于肾命理论运用膏滋方养生治未病。以上为该流派的三大主要学术特色。龙砂医学流派对近代中医教育的贡献突出。目前该流派的传承推广应用工作成绩卓著，引起了学界较大关注。

二、学术特色

1.重视《黄帝内经》五运六气理论的临床运用

重视五运六气是龙砂医学流派的一大特色，历代龙砂名医对五运六气理论的研究和应用著述颇丰，如明代吕夔的《运气发挥》，清代缪问注姜健所传《三因司天方》，王旭高著《运气证治歌诀》，吴达《医学求是》有"运气应病说"专论，薛福辰著《素问运气图说》，高思敬著《运气指掌》等。而

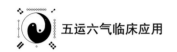

且，龙砂医家尤为重视运气学说在临床的应用，善用"三因司天方"治疗内伤外感的各种疾病是龙砂医家的独门绝技，姜氏世医第四代姜健（字体乾）是杰出代表。

据名医缪问（1737—1803）记载："吾邑姜体乾先生治病神效，读其方必多至二十余品，心窃非之。然人所不能措手者，投剂辄效，殊难窥其底蕴也。后登堂造请，乃出宋版陈无择《三因司天方》以示，余始知先生之用药，无问内外气血，每于司天方中或采取数味，或竟用全方，然后杂以六经补泻之品。故其方似庞杂而治病实有奇功。"

缪问从姜健处获《三因司天方》后详加注释；王旭高则将姜健所传《三因司天方》编成《运气证治歌诀》传世。在《龙砂八家医案》中，留下了多位医家应用三因司天方的宝贵医案。缪问晚年移居苏州，所注《三因司天方》被苏州名医陆九芝全文收入《世补斋医书》，并给予了很高评价。"龙砂医学"在苏州有盛名，苏州医家集编《龙砂八家医案》之举，与姜、缪两氏有很大关系。

有些医家虽无运气专著，但在其论著中也常可看到运气思想的身影：如柳宝诒、薛福辰等据运气原理对伏邪理论的阐发；曹颖甫在晚年所作《经方实验录》序言中专门讲述了他十六岁时亲见龙砂名医赵云泉用运气理论治愈其父严重腹泻几死的经历，其注释《伤寒论》时专取精于运气学说的名家张志聪和黄元御之说；承淡安写了《子午流注针法》（子午流注为五运六气应用于针灸方面的一种学说），又让其女承为奋翻译了日本医家冈本为竹用日语所作的《运气论奥谚解》；章巨膺曾发表《宋以来医学流派和五运六气之关系》一文，用五运六气观点解释了各家学说的产生；出生在龙砂文化区的无锡名医邹云翔强调"不讲五运六气学说，就是不了解祖国医学"等等。以上说明五运六气思想的影响在龙砂医家中非常普遍。

龙砂医家重视五运六气的流派特色，在当代医家中也很突出。国医大师夏桂成教授注重五运六气理论在妇科临床的运用。龙砂医学流派传承工作室代表性传承人顾植山教授为龙砂医家柳宝诒四传弟子，深入阐发了运气学说中三阴三阳和"三年化疫"等重要理论，在国家科技重大专项疫病预测预警课题方面的研究成绩卓著，引起了学界对中医运气学说的重视，成为全国五运六气研究方面的领军人物。

2.重视经方，运用《伤寒论》六经理论和结合辨体质指导经方应用

龙砂医家柳宝诒、章巨膺等强调用伤寒六经理论辨治各种外感病，他们据《黄帝内经》释《伤寒论》，用《伤寒论》六经看温病，与叶天士、吴鞠通等创立的以卫气营血和三焦辨证理论为主要特色的温病学说不同，形成了独具特色的流派。

现代传承人黄煌秉承龙砂前辈多用经方和重视辨体的特色，善于通过辨体质与辨证相结合，从而形成别具特色的"黄煌经方"。

现代传承人顾植山运用三阴三阳开阖枢理论及六经病欲解时理论指导六经辨证和经方运用，扩大了经方应用范围，别开生面。

3.基于肾命理论运用膏滋方养生治未病

民间服用膏滋进补的民俗范围主要是江南苏锡常沪和浙北地区，环太湖的龙砂文化区是膏滋方民俗的中心，龙砂医学流派擅用膏滋方养生治未病，在江南地区倡议和推动了膏滋方民俗。

龙砂膏滋方强调顺应冬至一阳生的气化特点遣方用药，并讲究从冬至开始服用，体现了膏滋方的原创思维。龙砂医学流派的现代传承人较好地继承了龙砂膏滋方的学术宗旨，依据肾命理论结合冬藏精思想运用膏滋方养生调理治未病，并在膏滋药的制作方面保持了传统制法的精良技艺，传承柳宝诒的"致和堂膏滋药制作技艺"，被列入国家第三批非物质文化遗产名录。龙砂医学流派传承工作室对龙砂膏滋方的原创思维和基本理论进行了挖掘整理，为江南的膏滋民俗正本清源，先后发表了《膏滋方理论考源》《龙砂膏滋说源》等重要文章。

三、代表人物

龙砂医家重视传承教育。在学校教育之前，柳宝诒、高思敬、朱少鸿等都广收门徒，仅柳宝诒就弟子逾百，其中如薛文元、邓养初、金石如等，俱成为医学名家。上海中医专门学校、上海中国医学院和上海新中国医学院是新中国成立前上海办学时间最长、影响最大的三家中医学校，主持教务的主要是龙砂医家：上海中医专门学校——曹颖甫，上海中国医学院——薛文元、郭柏良，上海新中国医学院——章巨膺。

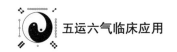

曹颖甫（1868—1937），名家达，与柳宝诒同为龙砂地区周庄镇人。曹氏早年攻举子业，1904年清政府罢科举后，曹氏弃文从医，1919年正式改行到上海悬壶应诊。曹颖甫曾长期在丁甘仁创办的上海中医专门学校任教，并曾担任过教务长。

薛文元（1867—1937），名蕃，柳宝诒嫡传弟子，医名望重于上海，是上海市国医公会和全国医药团体总联合会的发起创办人之一，沪埠名医丁甘仁、夏应堂等，无不以兄礼尊之。1931年冬，上海中国医学院创办未久，濒临倒闭，薛文元受上海国医公会委派出任院长，挽狂澜于既倒，励精图治，使上海中国医学院出现空前的安定和兴旺，办学规模和社会地位、师资力量等都超过当时国内其他中医学校，因而被誉为"国医最高学府"。

章巨膺（1899—1972），柳宝诒的再传弟子，1929年与徐衡之、陆渊雷等共同筹建上海国医学院；1933年襄助恽铁樵举办中医函授事务所，主持教务，并主编《铁樵医学月刊》，恽铁樵去世后，乃独任其事；1936年任教于上海中国医学院、上海新中国医学院，并受聘上海新中国医学院教务长；新中国成立后任上海第一中医进修班副主任；1956年与程门雪等受命筹建上海中医学院，任教务长。

承淡安（1899—1957），龙砂华士镇人，我国近现代著名的针灸学家、中医教育家。承氏为龙砂世医，承淡安少从父学，后从同邑名医瞿简庄习内科，通内、外、儿各科，尤以针灸见长。承淡安为推广针灸事业，1928年始在苏州、无锡等地开办针灸教育研究机构，抗战期间到四川仍坚持办学，20年间培养学生逾万，遍布海内外。1954年出任江苏省中医进修学校（南京中医药大学前身）校长，该校师资班为全国各中医院校输送了大批优秀师资，被誉为中医界的"黄埔军校"。

顾植山，龙砂医学流派代表性传承人。2012年国家龙砂医学流派传承工作室建设项目启动以来，在顾植山教授的带领下，龙砂医学流派在学术提炼、人才培养和传承推广等方面都得到了较快发展，在全国中医界的影响也越来越大。

顾植山教授对流派重视五运六气的特色进行了深层次的发掘提炼和创新发挥，例如：用三阴三阳开阖枢思想阐发了《伤寒论》中六经病欲解时，激活了六经病欲解时理论在临床的应用，尤以辨厥阴病欲解时用乌梅丸的独到经验，收到了极好的临床疗效；近年来众多龙砂传承人对"三因司天方"临床应用的示范效应，已引起广泛讨论；通过辨五运六气病机活用经典名方，深化了传统方剂的组方内涵，使得《伤寒论》的柴胡桂枝干姜汤，《金匮要略》中的薯蓣丸、温经汤，李东垣的清暑益气汤，王清任的血府逐瘀汤等，均扩大了临床应用范围。

黄煌，龙砂医学派流代表性传承人。黄煌教授在龙砂医家重视经方和重视辨体质的基础上，从方证、药证、方人、药人角度来总结临床应用经方的经验，从而形成的"黄煌经方"受到广泛关注，并成为国家中医药管理局推荐的基层中医药适宜技术（国家中医药管理局中医学术流派传承推广基地办公室）。

（见《中国中医药报》2016 年 8 月 12 日 4 版，原标题《重五运六气的龙砂医学流派》）

龙砂膏滋说源

陶国水　无锡市龙砂医学流派研究所

龙砂医学流派代表性传承人顾植山教授得龙砂膏滋嫡传，对江南膏滋民俗有深刻理解。兹将笔者近两年跟随顾植山教授对膏滋的一些论述意见和个人体会整理成文，以飨读者。

一、膏剂、膏滋、膏方说异

膏剂，仅是从剂型上论，属中医丸、散、膏、丹、酒、露、汤、锭八种剂型之一。膏剂又分为内服膏剂与外用膏剂。外用膏剂又叫膏贴、薄贴、膏药等；早期内服膏剂有时也冠名"某某煎"，如《金匮要略》中的大乌头煎、猪膏发煎等。

现在有的学者论述膏方源流，往往追溯到《黄帝内经》和《五十二病方》。《五十二病方》有"肪膏""脂膏""翕膏""豹膏""蛇膏"，《黄帝内经》有"豕膏""马膏"等，这类膏剂基本上都是动物脂肪，外敷涂抹于体表（故"膏"作动词用又有涂敷的意思），主要用以治疗外、伤科疾病。以

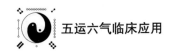

后把用植物熬成的黏稠膏状物也都叫作膏，不再专指动物油脂。

江南民间冬令用作调补治未病的膏，习称"膏滋药"；现在有些人口头上讲的吃膏方实际上是吃膏滋，严格说来，医生开的膏滋处方才叫"膏方"，至今在膏滋民俗区，尤其是在龙砂文化区，大家仍习惯将服用膏滋方叫"吃膏滋"。用作冬令进补的膏滋，表达的不仅仅是一种制剂形态，也不仅仅是滋补而已。膏滋或膏方，在江浙一带是一个已约定俗成的有特定概念的名词，具有医学上的特殊含义。膏方、膏滋与膏剂的区别显而易见。

中华中医药学会《中医养生保健技术操作规范·膏方》对膏方的定义为：膏方是以养生保健为主要目的所服用的中药膏剂，又称"膏滋"。明确指出膏方的主要目的不是治病（治"已病"），而是养生调体治未病，这种定位是正确的。

二、膏滋冬补是江南地区民俗

龙砂医学流派传承工作室对江浙一带冬季服用膏滋进补的民俗进行了调查，发现民间服用膏滋进补的民俗范围主要是江南苏锡常沪和浙北地区，环太湖的龙砂文化区是膏滋民俗的中心，在龙砂文化区的民间至今流传着冬季自己制作膏滋的传统。

三、冬补选择膏滋有剂型优势

膏剂黏稠，在体内停留时间长，比其他剂型能更好地发挥滋养作用。《灵枢·五癃津液别》"五谷之津液，和合而为膏者，内渗入于骨空，补益脑髓"。冬令进补以填补命门元精为主，膏剂就比较适合。此外，膏剂具有服用方便、口感好、易于贮存、方便携带等剂型优势。

四、龙砂膏滋文化积淀深厚

龙砂地区襟带三吴，历史文化底蕴悠久。宋末元初的江阴大学者陆文圭集两宋学术的大成，被学界推崇为"东南宗师"。陆氏在龙砂地区专心致力于包括中医学在内的文化教育事业达50余年，培养了大批文化、医学人才，由陆氏传承的两宋河洛思想，为明清命门学说之嚆矢。由陆文圭奠定文化基础而形成的龙砂医学流派，运用命门学说和"冬至一阳生"的思想，丰富和发展了《黄帝内经》的"冬藏精"理论，在江南地区倡议和推动了膏滋民俗。擅用膏滋养生"治未病"是该学术流派的重要特色之一。

龙砂膏滋为中医膏方之源头，最能体现膏滋的民俗文化内涵，龙砂名医柳宝诒、张聿青等是江浙膏方的杰出代表。

五、龙砂膏滋四大特色

经过研究历代龙砂医家膏滋方脉案，归纳龙砂膏滋具有顺应"冬至一阳生"思想，注重命门元阳；讲究阴阳互根，阴中求阳；结合五运六气因时制宜；注重熬膏技艺，制作工艺精良四大特色。

六、龙砂膏滋有特定理论基础

前面已谈及膏滋体现了特定地域民俗文化内涵。从学术层面论述，《黄帝内经》冬藏精理论、资化源理论、宋明理学的太极河洛思想、明清命门学说等都是龙砂膏滋的理论基础。

七、龙砂膏滋遵循七损八益时机

"七损八益"一词，见于《素问·阴阳应象大论篇》，乃《黄帝内经》调阴阳的基本大法。近代学界大都将其解释为房中术，失去了"七损八益"重要意义。对此，顾植山教授早已在 2006 年 7 月 21 日的《中国中医药报》上发表了《黄帝内经"七损八益"不是房中术》的文章，作了驳正。

顾植山教授认为："阴阳应象大论"的命名，是因为该篇主旨强调的是自然界的阴阳与人体阴阳之"象"的对应，人体的一切活动需要与自然界的阴阳气化之"象"保持一致，"七损八益"恰是大自然阴阳气化的象态特征。

根据顾植山教授绘制的"顾氏三阴三阳太极时相图"，八位于东北方，相应于初春"太阳为开"之处，天气左升右降，八之后阳气渐旺；七位于西方主秋之位，七之后"阳明为阖"，阳气逐渐闭藏。《素问·四气调神大论篇》说："夫四时阴阳者，万物之根本也，所以圣人春夏养阳，秋冬养阴，以从其根，故与万物沉浮于生长之门。"这里"春夏养阳"就是"益八"，"秋

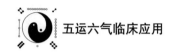

冬养阴"则是要顺从"七损"的自然规律，"阳杀阴藏"，帮助阳气收藏。

因为冬天的阳气以精的形式封藏于正北少阴之位，故有"少阴君火"和"肾间命门"之说。"命门"即上文中的"生长之门"。春夏阳气表现在外为"浮"，秋冬阳气收藏于内为"沉"。顺从七损八益是原则，"春夏养阳，秋冬养阴"是方法，"与万物沉浮于生长之门"是境界。

根据"七损八益"规律，对一些入秋以后阳气失于收藏的人来说，在秋季可以先服用一些秋膏，秋膏作为冬令进膏滋的"开路膏"，目的在于使阳气得到更好的收藏。

八、龙砂膏滋提倡冬至开始服用

龙砂膏滋提倡冬至开始服用，因为冬至是阴极而阳生之时。唐·杜甫《小至》："天时人事日相催，冬至阳生春又来"，宋·朱淑真《冬至》："黄钟应律好风催，阴伏阳升淑气回"。依据顾氏三阴三阳太极时相图，可以充分理解冬至一阳生的概念。

冬服膏滋就是顺应自然规律，在阴极阳生之时，服用一些滋补肾命的药物，有利于肾藏精的功能，但藏精还需化气，只讲补肾填精是不够的，龙砂膏滋顺应"冬至一阳生"的气化规律，在温阳滋肾药中，常会酌加黄芪、桂枝等帮助阳气升发的药品。膏滋讲究"静中有动，动静结合"，根据开阖枢"冬至一阳生"思想，加用佐助太阳"开"和"升"的药物，是一种更高层次的"动"。

九、龙砂医家结合运气丰富膏滋内涵

在陆氏传承的两宋学术的影响下，龙砂地区医家十分重视运气学说的临床运用，这一特色也反映到龙砂医家的膏滋方中，龙砂名家的膏滋方中常会看到根据不同年运气特点灵活组方用药的思路。

十、龙砂医家扩大膏滋应用外延

膏滋原本是用来冬补治未病的，但一些医家在运用膏滋调补过程中，发现冬季服用膏滋对一些慢性病常能收到意外疗效，故而一些医家在冬季也常利用膏滋治疗一些慢性病，扩大了膏滋的适应证范畴。

秦伯未《膏方大全》指出"膏方非单纯补剂，乃包含救偏却病之义"。国医大师颜德馨教授临床善用膏方，他指出膏方不仅是滋补强壮的药品，更是治疗慢性疾患的最佳剂型。

（见《中国中医药报》2015年11月6日4版，原标题《"龙砂膏滋"说源》）

当儿科医生遇见五运六气

王　静　龙砂医学流派传承工作室青岛市海慈医疗集团工作站　青岛市中医医院治未病科

清晰地记得2015年9月，在我们医院承办的国家继续教育项目"膏方治未病临床应用培训班暨五运六气理论在膏方中的应用学术研讨会"上，我第一次亲密接触龙砂医学流派，第一次系统听讲五运六气相关知识与临床应用，第一次惊叹三因司天方对沉疴痼疾、危急重症桴鼓相应的神奇疗效，第一次理解天、人、邪三因学说的真正含义……太多个第一次更让我深深感到自己学习、从事中医十几年的浅薄与无知，认识到自己竟连中医传统文化殿堂的大门还没窥见。

一、从三因司天方入手，依葫芦画瓢

2015年12月，我得到本院龙砂医学流派后备传承人唐明副院长和妇科徐慧军主任的引荐，有幸拜师龙砂医学流派代表性传承人顾植山教授学习五运六气。每每听初入门的弟子戏称，参加五运六气培训班就是听"天书"，我也不例外，总感深奥繁杂，不知从何学起，从哪下手。课后相机请益，顾植山教授启发我："你从事儿科临床工作，不妨从三因司天方入手，先依葫芦画瓢。正如缪问《三因司天方·跋》所言：'代有哲人，论及司天，皆无所发明致治之理，使学者不欲卒读，使舍是方，何所式宗哉。'"我开始认真揣摩学习顾植山教授和同门师兄姐的医案，在门诊择机试用，竟然屡获奇效。这不仅使我对学习五运六气的兴趣大增，也使很多病人一改对中医"慢郎中"

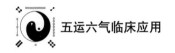

的偏见。

这些收获反过来督促我开始更加用心去学习有关运气学说的经典著作，以及顾植山教授的临床带教医案和《中国中医药报》五运六气专栏的文章等；更加积极参与龙砂医学流派传承工作室组织的每一次学术活动；更加主动地抓住每一个和同门师兄姐请教的机会；更加大胆地运用五运六气理论指引临床诊疗。同时，不断更新并增长我对中医药学的认知。

二、中医中药果能覆杯而愈

我拜师跟师时间不长，临床对三因司天方等运气方的运用，往往也只是机械照搬。尽管如此，三因司天方用于儿科疾病，如鞘膜积液、顽固性湿疹、抽动秽语综合征、癫痫等疑难杂症效堪神奇。自从有了三因司天方这个"法宝"，对这些中西儿科医生都束手无策的顽疾，我却由原来的惧怕转变为兴奋，既是为解除患儿及家庭的疾苦而兴奋，也是为运气理论指导临床的屡屡神效而兴奋。

三、重新思考中医中药

我学习五运六气理论并运用司天方之前，反思自己，本身对中医就缺乏自信，遣方用药往往要从现代西医药理角度，多加一两味中药方觉安妥，甚至有时还非要加上西药来保驾护航。学习五运六气之后方才领会，倘识"天、人、邪"三因，病无余蕴，医事之要无出此也。用药之妙，岂思议可及哉？

四、简便廉验才是真正人文关怀与普世精神

三因司天方、经方中往往寥寥数味药，大都没有什么昂贵药材，价格低廉。有些人误解中医中药起效慢，而临床应用三因司天方发现，只要病机抓得准，只需三五剂，常常几十块钱就治愈疾病，根本没有因为沉疴痼疾必须大方、久服方能奏功，患儿和家长都能欣然接受，真正可谓简便廉验。

五、龙砂膏滋方是中医"治未病"的有效抓手

基于运气理论的膏滋方治未病是龙砂医学流派的学术特色之一，临床用

于儿科治未病也是效果显著。通过跟师学习，我逐渐认识到，龙砂膏滋方承载了深厚且独特的中医文化内涵：重视培补命门元阳，顺应"冬至一阳生"；注重阴阳互根，阴中求阳；强调结合五运六气抓"先机"，兼顾病人运气体质及当年和来年运气特点组方等。

在顾植山教授的指导下，我将这种基于运气理论的膏滋方作为五运六气理论的一种载体形式用于儿科治未病。临床统计发现，在反复呼吸道感染、哮喘、腺样体肥大、过敏性鼻炎等患儿体质的增强及发病次数的降低上，龙砂膏滋方有着显著效果。

膏滋方口感良好、服用方便、易于贮存并方便携带，形式更易于患儿及其家长接受，且大大降低了患儿发病次数和家庭年诊治费用支出，也充分彰显了中医"治未病"思想，受到了患儿及家长的欢迎与好评。

（见《中国中医药报》2017 年 5 月 19 日 4 版，原标题《当儿科医生遇见五运六气》）

应用五运六气，把握疫病先机

——对 2012 壬辰年疫情预测回顾及对当前流行性感冒分析

顾植山 国家科技重大专项"中医疫病预测预警的理论、方法和应用研究"课题组组长

我们依据 2012 年春寒湿伤于外、少阳郁于内的气候和运气特点，提出当时流感的病机为外寒内热，推荐使用九味羌活汤、柴葛解肌汤等方，疗效快捷，且愈后少见咳嗽等后遗症。

龙砂医学流派清代名医姜健善于针对每年的不同运气配合使用三因司天方，我们临床验证有可靠疗效，针对癸巳年（2013 年）司天之气的运气方是敷和汤，可供参考。

一、对 2012 壬辰年疫情预测回顾

2012 年元旦前后，流感发生较多，台湾乙型流感造成多人死亡，香港和深圳都有因禽流感死亡的报道，猩红热等其他传染病也有增多趋势，引起了

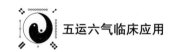

大家对当时疫情的关注。笔者于 2012 年 1 月 13 日在《中国中医药报》上发表《可参照冬温辨治今冬流感》一文，分析了产生小疫情的运气因素，指出当时不具有产生大疫情的运气条件。

随即课题组发表了《对 2012 壬辰年疫情的预测意见》，《中国中医药报》在 2012 年 3 月 16 日摘要报道了预测报告的主要内容，认为壬辰年的运气特点是：太阳寒水司天，太阴湿土在泉，中见太角木运，气化运行先天。若岁木太过，风气流行，脾土易受邪。若司天寒气太过，年初出现春寒，一之气的少阳相火受窒，"火发待时"，入夏后易出现暴发性气温偏高；"时雨乃涯"，又易发局部洪水。壬辰年的大部分时间将表现为"阳气不令""民病寒湿"。

预测结论如下。

（1）2012 年是疫情多发年。

（2）从疫情程度和规模来说以小疫情为主。

（3）疫病的中医病机和证候特征，基本以寒湿为主。

报告依据 2012 年春寒湿伤于外、少阳郁于内的气候和运气特点，提出当时流感的中医病机为外寒内热，推荐使用九味羌活汤、柴葛解肌汤等方进行治疗，临床疗效快捷，且愈后少见咳嗽等后遗症。

二、对手足口病疫情分析预测

2012 年 4 月份后出现手足口病高发，课题组在 5 月初作了专题讨论，撰写了《对当前手足口病的五运六气分析》的研究报告。报告指出："2012 年的岁运是木，太阳寒水司天，太阴湿土在泉，本来不属于手足口病的高发年，但年初……出现春寒（1、2 月份全国大多数地区出现明显低温天气），初之气的少阳相火受窒，'火发待时'……少阳相火的郁发主要易发生在二之气与三之气前段。"

按照中医学"火者疹之根，疹者火之苗"的认识，手足口病与五运六气中"火"的因素密切相关。课题组在"十一五"期间运用这一理论，于 2009 年 4 月 13 日《对 2009 年疫情的预测预警意见》中，成功预测了当时蔓延的手足口病"5 月后可望缓解，不必担心 5~7 月会出现高峰"。

2010 年预测报告：初之气出现少阴君火"降而不下"，向后郁发，"使疫情推迟到春末夏初时段出现"。

依据以上认识，报告分析当时手足口病高发的运气原因是初之气受窒的少阳相火在二、三之气间"郁发"，故预测"三之气后段（6、7月份）太阳寒水当令，手足口病应趋缓和，8月份应有大幅回落"。实际情况再次验证了五运六气预测的准确性。

报告还据五运六气"火郁发之"的理论给出了对手足口病的治疗需重视"辛凉透发"而不宜重用苦寒清下的意见，对临床有指导意义。余霖的名著《疫疹一得》中说："医者不按运气，固执古方，百无一效。"

2012年的手足口病发病人数虽多，但重证病人并不多，这也与运气所主是小疫而非大疫一致。

三、对2012年新型冠状病毒疫情分析预测

入秋后出现2012年新型冠状病毒病例，我们在2012年10月10日所作《对2012年秋冬疫情的预测分析意见》中，引述了年初预测报告中对"五之气"和"终之气"时段的运气分析意见：五之气……运气尚属平稳。终之气，客气太阴土，中见木运，地气正，湿令行。岁气之交，天气胜则有太阴之复，地气胜则有厥阴之复，变数较多，仍宜多加防范。

据此判断当时出现的新型冠状病毒病例是散在发生的，在我国不至于产生流行性疫情。实际情况也与我们预测结论一致。

四、对当前流感疫情运气分析

据媒体报道，近来美国流感疫情蔓延，全美50个州中，有近47个州均暴发流感疫情。中国北方省份流感样病例亦有明显上升，"超过了前2年的高峰期水平"。从中医五运六气的角度，如何来看待这次流感疫情？

我们在前预测报告中分析"五之气"和"终之气"的运气情况：五之气……运气尚属平稳。终之气，客气太阴土，中见木运，地气正，湿令行。岁气之交，天气胜则有太阴之复，地气胜则有厥阴之复，变数较多，仍宜多加防范。

中国气象局发布的2012年《中国气候公报》显示：2012年冬我国前期

气温偏低，接着一些地区出现较大的雾霾，但这均与壬辰年的寒水司天、湿土在泉相应，属"当位之气太过"而不是"非时之气"。按照运气理论，当位之气偏强不足以引起大疫（寒冷主要发生在北方地区，雾霾亦以北方为重，我国北方病人明显多于南方或与此有关），故对我国今冬流感疫情的程度和规模可作较为乐观的预测。

另外，按照2012年的运气状况，壬年阳木主运，寒水司天，湿土在泉。冬季前期较寒，前一阶段的雾霾为湿，均提示风、寒、湿为重要病机；但最近的气候状况又提示需注意风、燥两气的影响。特别是进入癸巳年后的一之气基本上以风、燥、火为主。按照《黄帝内经》"实则少阳，虚则厥阴"的理论，此后一段时间的流感可参考少阳病辨治。

考虑到客气为阳明燥金的因素，证象兼燥时也可在小柴胡汤中加用葳蕤或选用《备急千金要方》葳蕤汤等。

五、对癸巳年运气的简要分析

癸巳年厥阴风木司天，少阳相火在泉，中见少徵火运。运气理论认为，"岁火不及，火同地化，不及而加同岁会，气之平也。诸同正岁。正阳而治，五化均衡"；"初之气，自壬辰年大寒日巳初，至是岁春分日卯初，主位太角木，客气阳明金，中见火运，寒始肃，杀气方至。运行平火，其邪乃微"。

最近一段时间全国大多数地区降水不多，表示癸巳年一之气的"客气"阳明燥金可正常降下；气温已有回暖，预示癸巳年的司天之气厥阴风木亦能正常迁正。

三年前的2010年无明显的可引成"刚柔失守"的非时之气，对癸巳年无"三年化疫"的不利影响。

综合以上运气分析，2012年的流感疫情在年初一之气时段即可消退。

2013年1月20日大寒节气是壬辰年和癸巳年运气交接的日子，今年"气化运行后天"，理论上运气的交接可能要晚13天左右，则当前的流感疫情将在2月上旬趋向消退。

癸巳年风火同德，"岁物之宜，则毛虫静，羽虫育"，亦不易发生禽流感疫情。下半年气温会偏高，冬天是暖冬，可能会有些小疫情。

另外，龙砂医学流派清代名医姜健临床善于针对每年的不同运气配合使用"三因司天方"，我们在临床应用验证有可靠疗效，针对癸巳年司天之气的运气方是敷和汤（半夏、五味子、枳实、茯苓、诃子、炮姜、陈皮、炙甘草、酸枣仁、大枣），论曰："己亥之岁，厥阴司天，少阳在泉。气化运行后天。民病中热，而反右胁下寒，耳鸣，掉眩，燥湿相胜，黄疸、浮肿、时作温厉，宜敷和汤。""初之气，民病右胁下寒，加牛蒡子辛平润肺，导炮姜至右胁以散其寒。"可供参考。

（见《中国中医药报》2013 年 2 月 4 日 4 版，原标题《应用五运六气把握疫病先机——对壬辰年疫情预测回顾及对当前流感分析》）

从五运六气分析 H_7N_9 禽流感的中医药防治

顾植山　龙砂医学流派传承工作室

这次禽流感的运气病机较为复杂，有时邪，也有伏邪，与风、火、燥、寒等均有关系。

从运气的观点看，疫毒藉时气而入侵，得伏气而鸱张。对危重症的治疗，需从伏寒、伏燥角度来强调扶阳、护津的原则大法。

最近出现的 H_7N_9 禽流感疫情，是一种全球首发的新病，与一般流感的证候特征有所不同，死亡率高，若默守过去防治其他流感的经验方药，恐难以取得满意效果，应深入挖掘前人治疗疫病的宝贵经验，开拓思路，多途径探索更佳方法。

清代著名温病学家薛雪说："凡大疫之年，多有难识之症，医者绝无把握，方药杂投，夭枉不少，要得其总诀，当就三年中司天在泉，推气候之相乖者在何处，再合本年之司天在泉求之，以此用药，虽不中，不远矣。"

人感染 H_7N_9 病毒虽还不属大疫，但也是首次出现的与一般流感不同的"难识之症"。运气理论强调天、人、邪三因致疫，"必先岁气"是《黄帝内经》提出的重要原则，"不知年之所加，气之盛衰，虚实之所起，不可以为工矣"！故对新发疫病，可先从运气角度去探寻病机治则。

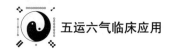

一、产生 H_7N_9 禽流感疫情的运气原因分析

从中医五运六气的角度分析，癸巳年"岁火不及"，但又是"同岁会"之年，"不及而加同岁会"，一般情况下是可作平气看待的。但"癸"作为"不及"之火，仍易受到寒水之气的侵袭，加上地支"巳"是运气理论中的"对化"年，理论上"对化盛而不实，胜而有复"，是说这种均衡不够稳定，容易发生胜气和复气，也容易出现倒春寒。若出现偏寒或雨水偏多的情况，则是运气失常的表现，所谓"寒化雨化胜复同，邪气化度也"。

据今年的实际气候观察，司天之气的厥阴风木和一之气的客气阳明燥金在年初均迁正到位，并未出现明显的升降失常；但随后出现了较多较强的沙尘暴，3月上旬气温的回升亦偏早偏高，这在运气理论上是由厥阴风木之气"至而太过"引起的，"风燥火热胜复更作"；至3月下半月开始，又出现了较剧烈的倒春寒，寒潮频繁，气温变化起伏大，例如4月14日中新社指出："辽宁省正经历45年来最冷的春天。4月上旬，该省平均气温较常年低3.2℃，3次遭遇'四月飘雪'。……为1969年以来同期最低温。"

《素问·至真要大论篇》说："厥阴司天。客胜则耳鸣掉眩，甚则咳。"所谓"客胜"是"客气之胜"，陆懋修《内经运气病释》说："此言客初气燥金胜，客二气寒水胜，客三气风木胜也……燥胜、寒胜皆能致咳。"现在三个客气均表现为较强烈的可以"致咳"的胜气，出现 H_7N_9 禽流感疫情，也就不足为怪了。

二、对疫情的规模和发展趋势的五运六气分析

由于癸巳年总的运气条件不是很差，又没有"三年化疫"和"升降失常"等大的致疫因素，现在出现的运气失常是由"当时之气"的太过而引起的胜复变化，不属于易引起大疫的"非时之气"。从我们以往对历史疫情的分析情况看，这样的运气失常产生的疫情大多是小疫。因此，从运气理论推测，本次流感不会发展成像 SARS 那样的大疫情。

2013年5月5日是立夏节气，立夏后的运气将有所转变，可期望出现疫情消退的转折点；三之气时段是司天之气的厥阴风木主令，主气少阳相火。

虽"火克金",肺金仍易受邪,但这时寒气已去,出现风热气候在运气理论上是"正化度",应无大碍;若偏寒湿则对疫情反而不利了。四之气运气转为湿热,已不再支持 H7N9 禽流感疫情的持续,但需警惕湿热黄疸一类疫病的发生。

三、对当前疫病的病机和治则分析

春节前,我国北方省份曾出现过一些流感疫情,那时的运气是湿土在泉,气候的特点是雾霾严重。进入癸巳年后,运气和气候都出现了明显变化,2013 年 2 月份全国流感发病总数从 1 月份的 16012 例减少为 9806 例,说明原流感已消退。现在发生的 H7N9 禽流感疫情,由于运气和气候条件与去年冬天已有明显不同,而且是在原流感消退后发生的,致病的病毒也不同,故这次的流感不是去年冬天流感的延续,运气病机和中医治则也应和去年冬天的流感不同。

引起当前疫情的运气因素:一是厥阴司天的"风"气太过和气温回升过急,风从火化出现的"火"气;二是初之气阳明客气气候偏燥伏下的"燥"气;三是二之气的客气太阳寒水过强导致的倒春寒之"寒"气,亦有去年冬季前期气温偏低的"伏寒"因子;四是《黄帝内经》所说"二之气寒不去,民病热于中",即由寒入里所化之"热"气。故这次禽流感的运气病机较为复杂,有时邪,也有伏邪,与风、火、燥、寒等均有关系。

这里重点讨论一下"风""寒""燥"三个关键因素,因火热病机是目前流行的温病学说中的显学,不会被忽视,这里就省略了。

1. 风

今年是厥阴风木司天,实际气候也是多风。风从火化,3 月上旬出现了气温回升偏早偏高的现象,气象部门称:"3 月以来,全国平均气温 3.5℃,较常年同期偏高 2.3℃……入春明显偏早""截至 3 月 7 日,与常年相比,西南东部大部地区、江南大部及福建北部等地入春时间偏早 10 至 20 天"。中医理论认为,厥阴风木与少阳相火相表里,"实则少阳,虚则厥阴"。今年厥阴气来得偏早且力偏强,气温回升偏早偏高即为厥阴气实的表现。但这种"风"和"火"是时邪而非伏邪,侵犯人体较表浅。故临床初起病轻者可按

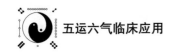

少阳病论治。清初三大名医之一的张璐治春温就力主从少阳论治，多用小柴胡汤加减。我们近期临床上用小柴胡汤加减治疗一般流感疗效甚佳。

彭子益《圆运动的古中医学》中用乌梅汤（乌梅、薄荷、白糖或冰糖）治温病。一般认为乌梅酸敛收涩，不宜外感初起诸证，但彭氏书中列举了15则病案，皆有卓效。彭氏认为"乌梅为风木要药，收而不涩，能生津液，温病尤宜。"张志聪《本草崇原》释乌梅："梅实结于春……主敷布阳气于腠理""味酸，得东方之木味……而得春生之上达也。"乌梅的这一药性特点，用于厥阴风木所致肝、肺功能失常的疫病，特别是舌红少苔者，比较契合。此也符合《黄帝内经》"风化于天，治以酸温"的原则。彭氏此方乃从《鲁府禁方》"梅苏丸"化裁而出，妙在方中"加薄荷以开卫气之闭束也"，更可免留邪之弊。

2. 寒

前面已谈到今年的倒春寒较为严重，H_7N_9禽流感感染病人出现恶寒和全身酸痛者较多，符合受寒的证候特征。按伤寒的理论，受寒而明显出现高热无汗、头痛身痛者可用大青龙汤，恶寒明显且脉偏沉细者还可加附子，个别痰稀白量多者亦可用小青龙汤。青龙东方之象，应于风木春气，方名"青龙"，别有深意。

但倒春寒是时邪，中医疫病学说认为，疫病的重症都有"伏邪"因素。晚清无锡名医薛福辰说：凡病内无伏气，病必不重；重病皆新邪引发伏邪者也。

我们注意到这次H_7N_9禽流感得病者以老人为多（截至4月16日17点，共确诊发病71例，其中50岁以上的56例，占了78.87%；而20岁以下的青少年总共只有2例，且上海一患儿已治愈出院，北京的一名患儿亦已痊愈出院。另有一名4岁儿童是病毒携带者，未发病）；老人中又以男性为多（50岁以上的56例中，男性43例，占了76.79%；而50岁以下的15例中，男8女7，无明显差别）。如何解释这一现象？中医学理论认为男性中老年人的特点是命门阳气渐衰，若"冬不藏精"，则春季易发为温病。龙砂医学流派的代表医家柳宝诒在《温热逢源》中论述道："盖以肾气先虚，故邪乃凑之而伏于少阴，逮春时阳气内动，则寒邪化热而出""唯冬不藏精故受寒，其所受之寒，无不伏于少阴"。伏邪从少阴内发，故初起即可见里热重症。对伏气温病的治疗，柳宝诒认为"叶香岩之辛凉清解，则失之肤浅矣。愚意不若用黄芩汤加豆豉、玄参，为至当不易之法"。

此病危重症的治疗，尤当重视伏寒因素。柳宝诒说："寒邪潜伏少阴，寒必伤阳，肾阳既弱，则不能蒸化而鼓动之，每见有温邪初发，而肾阳先馁，因之邪机冰伏，欲达不达，辗转之间，邪即内陷，不可挽救，此最难着手之危证。"再考虑到前一阶段较为严重的倒春寒，个人认为在重症病人的救治中，应重用扶阳类方药（柳宝诒评喻嘉言用温阳法有"非此大力之药，则少阴之沉寒，安能鼓动"之论），而相对慎用苦寒重剂。

柳氏又认为"伏气随时外发，亦必兼挟时令之邪""其为时邪引动而发者……轻者可以兼治，重者即当在初起时，着意先撤新邪；俟新邪先解，再治伏邪"，故上述青龙、柴胡诸法，可以随机兼备。

3. 燥

今年一之气的客气是阳明燥金，气象数据显示的降水量也明显偏少，应了《黄帝内经》"风化于天，清反胜之"的运气特点。注意到 H_7N_9 禽流感重症病人除了大多干咳少痰外，乏力明显，且很快出现呼吸窘迫症状，咳痰带血，与 2003 年的 SARS 有相似之处。这就要考虑"伏燥"问题了。SARS 是由庚辰年的燥、热伏邪"三年化大疫"而引发的，今年虽没有三年前的伏燥因素，但去年冬季后期的气候已经偏燥，提早出现的燥气可以对现在发生的疫病形成伏燥因子。尽管这种伏燥不深，但也是要考虑到的因素。伏燥伤肺，最易灼伤阴液，阴液一伤，变证蜂起，"存得一分津液，便有一分生机"，故治疗时尤当步步顾护其阴液。

从运气的观点看，疫毒藉时气而入侵，得伏气而鸱张。本病危重症的治疗，需从伏寒、伏燥角度来强调扶阳、护津的原则大法。

"伏气"是中医疫病学说中的重要概念，对温病重症的救治尤为重要，何廉臣在《重订广温热论》中告诫："医必识得伏气，方不至见病治病，能握机于病象之先。"现代中医教科书中对伏气问题常置而不讲，严重影响了中医治疗疫病的整体水平。

由于目前禽流感病机较复杂，变化较多，各种情况不能尽述。遵照《黄

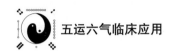

帝内经》天人邪"三虚致疫"的理论，将辨天（五运六气）、辨人（个体差异）、辨病证，三者结合起来，方能更全面体现中医学天人相应的整体思想和三因制宜的灵活思路，以期达到更好的临床疗效。

（见《中国中医药报》2013年4月19日4版，原标题《从五运六气分析 H_7N_9 禽流感的中医药防治》）

从五运六气看埃博拉出血热

顾植山　龙砂医学流派传承工作室

埃博拉出血热虽是近年出现在非洲的新病，中医文献没有记载，但中医学防治疫病积累了几千年的宝贵经验，总结了许多行之有效的理论。清代著名温病学家薛雪说："凡大疫之年，多有难识之症，医者绝无把握，方药杂投，夭枉不少，要得其总诀，当就三年中司天在泉，推气候之相乖者在何处，再合本年之司天在泉求之，以此用药，虽不中，不远矣。"

"就三年中司天在泉，推气候之相乖者"是中医的五运六气学说，伏气理论则反映了中医学对疫病病机的深刻认识。下面笔者试从运气和伏气的角度对埃博拉的病机和治疗作简要分析。

从五运六气的常位看，2014年是甲午年，少阴君火司天，阳明燥金在泉，中见太宫土运。《黄帝内经》说："凡此少阴司天之政……寒热陵犯而争于中，民病咳喘，血溢，血泄，鼽，嚏，目赤，眦疡……""岁土太过，雨湿流行，肾水受邪，民病腹痛，清厥，意不乐……腹满溏泄肠鸣"。

埃博拉出血热的发病无明显季节性，其在2014年这个时段暴发，且病人高热、畏寒、广泛出血，符合少阴君火司天的易发症状；恶心、呕吐、腹痛、腹泻等消化道症状又与湿土太过的岁运一致，故其应该与当前的运气有一定关系。

这次埃博拉出血热发病急，病死率高。龙砂医学流派晚清名医薛福辰认为，凡病内无伏气，病必不重；重病皆新邪引发伏邪者也。伏气为病，皆自内而之外，故有"伏邪发自三阴"之说。病人在疾病初起即极度乏力，恰是正气先已被伏气所伤的典型表现。恶寒、头痛、肌痛、嗜睡、相对缓脉（据国家卫计委《埃博拉出血热防控方案》总结），提示伏邪为寒。

从笔者了解到的西非地区气象资料看，从 2013 年下半年至 2014 年夏初气温都明显偏低，也支持伏寒说。兹以科纳克里气象数据作统计图示如下。

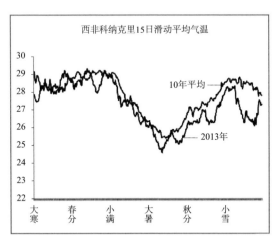

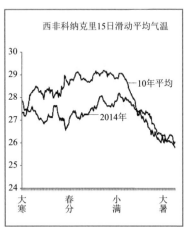

柳宝诒《温热逢源》说："所受之寒，无不伏于少阴"；甲午年少阴君火司天，所伤也主要在少阴。至并发心肌炎，出现低血压、休克等，更属少阴病无疑。《伤寒论·辨少阴病脉证并治第十一》各条可作为辨证施治的重要依据。

明确了伏寒伤阳病机，清热解毒类苦寒重剂就需谨慎使用。何廉臣《重订广温热论》云："医必识得伏气，方不至见病治病，能握机于病象之先。"张路玉《伤寒缵论》："伏气之发于少阴，其势最急，与伤寒之传经热证不同。""病虽发于阴经，实为热证。下利咽痛，胸满心烦，其邪热之充斥，上下中间，已无处不到，而又非寒下之法所宜。"

由于甲午年火、燥、湿运气影响，针对甲午运气因素的方药，例如《三因司天方》中的附子山萸汤（附子、山茱萸、乌梅肉、木瓜、肉豆蔻、姜半夏、丁香、木香、生姜、大枣）、正阳汤（当归、川芎、玄参、旋覆花、白薇、白芍、桑白皮、甘草、生姜）等亦可参考应用。

附子山萸汤和正阳汤因教科书中未作介绍，知者较少。名医缪问在附子山萸汤的方解中说："以附子大热纯阳之品，直达坎阳，以消阴翳，回厥逆而鼓少火，治肾而兼治脾。但附子性殊走窜，必赖维持之力而用始神……此而不佐以萸肉之酸收，安见其必入肾而无劫液之虑？不偕以乌梅之静镇，难必其归土而无烁肺之忧。得此佐治，非徒阳弱者赖以见功，即阴虚者亦投之中綮矣。"对正阳汤的方解中说："君当归，味苦气温，可升可降，止诸血之妄行，除咳定痛，以补少阴之阴。川芎味辛气温，主一切血……白芍酸苦微寒，主邪气而除血痹，偕桑皮之泻肺火而散瘀血者，合《内经》酸以安其下之义也。""四之气加荆芥，入木泻火，止妄行之血。"所论别开生面，超越教科书常理。

（见《中国中医药报》2014年8月13日5版，原标题《从五运六气看埃博拉》）

五运六气疫病预测的回顾分析

——兼对2017丁酉年疫病预测

顾植山　龙砂医学流派传承工作室

有人认为，五运六气是讨论气候变化对人体健康影响的学问，是中医的医学气象学，其实不然。五运六气是古人探讨自然变化的周期性规律的理论，这种周期性是宇宙间的普遍规律，自然界一切气象、物候、疾病等的变化无不受其支配。气象与疾病是五运六气变化规律在不同领域的表现，两者虽有关联，但不能简单归结为直接因果关系。运用五运六气理论可以在气象之先预见到一些疾病的发生和消退，对疫病和常见病的防治都有重要意义。

笔者研究团队承担国家五运六气相关课题的研究以来，先后对SARS、手足口病、甲型流感、禽流感等疫情做出了较为准确的预测。为了进一步探讨五运六气与疾病的关系，研究运用五运六气理论进行疫病预测的方法，兹将笔者研究团队近两年所做运气疫病预测的一些验证情况和心得体会与大家共同商讨。

一、2015年初对乙未年的主要预测意见

2015乙未年，太阴湿土司天，太阳寒水在泉，中运少商。

十二年前的 2003 年也是未年，司天在泉相同，暴发了 SARS。那么，2015 年是否会像 2003 年那样发生大的疫情呢?

二、分析 2015 年与 2003 年运气因素

2003 年受到 2000 年"刚柔失守，三年化大疫"因素的影响，而 2012 年气候尚属平稳，未出现"刚柔失守""三年化疫"的异常运气。

从气象、物象、脉象、证象综合分析，2015 年大寒以来，司天湿土和一之气的厥阴风木都按时交运，未出现"升降失常"的情况。2003 年初虽亦没有明显升降失常，但年初气温明显偏高，降水明显偏多，有"太过"之象。

2003 年的中运是癸火，中运火生司天气是"小逆"；2015 年的中运是乙金，司天土生中运金是"顺化"，中运金又生在泉水，三气相得，属平气年。"其化顺，邪气乃微"。

综合以上分析，2015 年的疫情预测较为乐观，尽管《黄帝内经》对丑、未年的二之气有"其病温厉大行"之论，但 2015 年不会发生像 2003 年那样的大疫。实际情况证明，2015 年未发生大疫，春季发生在韩国的中东呼吸综合征疫情对我国几无影响。

运用运气理论预测时，不能从单一因子或某一经文就作结论，需要多因子综合和从前后动态进行分析。例如对 2015 年"平气"的判断是结合了三年前的实际气象和当年年初运气的交接情况，并从"司天土生中运金是'顺化'，中运金又生在泉水，三气相得"等多因子综合做出的；若仅据《素问·六元正纪大论篇》丑、未之年"二之气……其病温厉大行"一条经文，就会做出要发生大疫的错误预测。

三、对 2015 年秋冬季的分析

五之气，自秋分日巳初至小雪日卯初（2015 年 9 月 23 日至 2015 年 11 月 22 日）。主位少商金。客气阳明金，中见金运。气与运同，"霜乃早降，草木黄落，寒气及体"，天气偏凉燥，运气较平稳。

2015 年入秋以后，中国台湾地区出现登革热疫情，分析台湾地区的气象资料，发现台南地区的气象动态跟大陆和台湾地区其他地方都不一样。按照

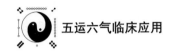

五运六气，2015 年夏天应该是偏凉夏，秋天则偏燥热，但台南地区夏天温度明显偏高，秋天的气温又明显偏低了。这种现象在台东地区和台北地区就不明显，所以判断疫情将局限在台湾南部地区。实际情况已证明疫情未蔓延到大陆。

终之气，自小雪日卯正至大寒日丑正（2015 年 11 月 22 日至 2016 年 1 月 20 日）。主位太羽水，客气太阳水，中见金运。预计 2015 年将是寒冬，"感于寒，则病人关节禁固，腰脽痛，寒湿持于气交而为疾也"。受寒感冒者也许会多，但发生规模疫情的可能性低。

报告预计 2015 年将是寒冬，而气象界一直宣传受超强厄尔尼诺影响将出现暖冬，后出现的"霸王级寒潮"证明了运气理论的正确。

2016 年初对丙申年的主要预测意见：2016 丙申岁，岁水太过，少阳相火司天，厥阴风木在泉。

四、对 2016 年的基本分析

《黄帝内经》云："岁水太过，寒气流行，大雨时至。"估计上半年气温会偏低，降水较多，可能有洪涝灾害，但水灾以上半年为主，发生得早，结束得也早，不易发生大流域洪水。实际情况证明，春末夏初多处发生局域性水灾，虽强度较大，但时间短，范围小。"水运在中，制火而生木，其邪乃微"，故对疫情的预测一般较为乐观。若出现气温偏高，属不正常运气，"火淫胜，则温气流行"，就要提高些警惕了。实际情况证明，上半年气温明显偏低，未出现疫情。

下半年"厥阴在下，风乃暴举，木偃沙飞，炎火乃流，风热参布"，气候偏于风热燥。预测下半年的疫情，则要看上半年运气的动态变化状况。

五、对 2016 年每一时段的分析预测

初之气（自乙未年大寒日寅初至是岁春分日子初），主位太角木，客气少阴火。一般情况按照《素问·六元正纪大论篇》的论述应该"寒乃去，候乃大温，草木早荣，寒来不杀，温病乃起"，但实际气温受年前"霸王级寒潮"影响而明显偏低，形成一之气的客气少阴君火"降而不下"的运气格局。出现这样的格局，避免了原一之气的"温病乃起"，但被抑的少阴君火变成伏气，将待时而发，有可能对三之气以后的运气产生不利影响。

二之气（自春分日子正至小满日戌正），主位少徵火，客气太阴土。"土胜水，火反郁，白埃四起，云趋雨府，风不胜湿，雨乃零"，此时气温偏低，雨水偏多。"民乃康"，较少会出现疫情。

三之气（自小满日亥初至大暑日酉初），主位少徵火，客气少阳火。火居其位，水运承之，水火相争。此时可能出现两种情况：一种可能是《素问·六元正纪大论篇》中讲的"天政布，炎暑至，少阳临上，雨乃涯，民病热中"，也就是说气温偏高，雨水也偏多，出现一些湿热方面的疫情。火气叠加，手足口病也可能多发。第二种可能是运水太强，司天之火继续被遏，"其邪乃微"。这时气温偏低，湿热疫情也就不会出现。

四之气（自大暑日酉正至秋分日未正），主位太宫土，客气阳明金。一般说应是"土生金，凉乃至，炎暑间化，白露降，民气和平"，但由于2016年司天的少阳相火和一之气的客气少阴君火都可能受太羽水运的压抑而在下半年郁发，而出现"炎火乃流"，气温偏高的情况。实际情况证明，2016年8月份长江流域出现大面积持续高温。

五之气（自秋分日申初至小雪日午初），主位少商金，客气太阳水。按常规，时令至此，"阳乃去，寒乃来"，加上客气又是太阳寒水，一般认为气温会偏低。但古人已观察到丙申年的下半年"炎火乃流，风热参布"，加上年初出现水胜火郁，少阴君火降而不下之象，若三之气司天的少阳相火未能正常到位，此时将延续火的郁发，使气候仍以风热燥为主，并要警惕出现一些小疫情。6、7月份出现气温偏低时，笔者即一再强调下半年将以火气郁发，气温偏高为主，并要警惕一些小疫情的发生。实际情况证明，2016年此阶段流感明显增多，局部发生了伤寒、副伤寒疫情。

终之气（自小雪日午正至大寒日辰正），主位太羽水，客气厥阴木。常位"水生木，地气正"，但由于年初运气的升降失常及司天相火可能受抑，而于下半年郁发的影响，出现暖冬可能较大，也可能发生一些小疫情。若出现暖冬，"万物反生，霜雾以行""阳气不藏而咳"，应防呼吸道疫病为主。实际情况证明，2016年冬天明显偏暖，出现了禽流感等疫情。

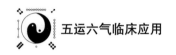

六、对 2017 丁酉年的疫病预测

丁酉岁，阳明燥金司天，少阴君火在泉，中见少角木运。"阳专其令，炎暑盛行，风燥横运，多阳少阴"，总的天气以燥热为主，"寒毒不生"。但"有胜必有复"，也可能出现"燥极而泽"，发生一些局域性洪灾。

对 2017 年疫情的分析预测是，会出现一些疫情，但规模不会很大。

支持发生疫情的主要因子如下。

（1）《黄帝内经》经文有"凡此阳明司天之政……二之气……厉大至，民善暴死"的论述。

（2）2016 丙申年冬季气温偏高，冬行春令，阳气失藏，"冬不藏精，春必病温"。

不支持发生大疫的因子如下。

（1）2014 甲午年未出现"刚柔失守""三年化大疫"的异常运气。

（2）从最近气象看，丙申年下半年的伏火郁发在年末大寒节后得到缓解，丁酉司天阳明燥金和初之气的客气太阴湿土基本到位，未出现不迁正、不退位和升降失常的情况。

综合判断：2017 丁酉年春天易发生一些疫情，但还不至于形成大疫。

具体分析每个时段。

初之气（自丙申年大寒至丁酉年春分），主位少角木，客气太阴土。从大寒交运以后的气象情况看，丙申年的伏火逐渐消退，丁酉的司天阳明燥金和一之气的客气太阴湿土基本到位，运气趋势向好。估计发生于 2016 年底的禽流感等疫情将趋缓和。

二之气（自春分至小满），主位太徵火，客气少阳火，二火相加，是容易发生疫情的运气。《黄帝内经》有"厉大至，民善暴死"的论述，加上去年冬季气温偏高，阳气失藏，更应加强对疫病的警惕。但综合分析各个运气因子（如 2014 甲午年未出现刚柔失守，2017 年初的交运较正常，丁酉木运不及和司天的燥金对火都有一定的缓冲作用等），估计疫情不会很强烈。根据笔者多年的观察，两火叠加的运气条件手足口病易高发，需加注意。

三之气（自小满至大暑），主位太徵火，客气阳明金，燥热交合，主客气不和，发生在二之气的疫情还将延续。

四之气（自大暑至秋分），主位少宫土，客气太阳水。"寒雨降，民病暴仆"，易发"心痛痈肿疮疡疟寒之疾"，但不是疫病。

五之气（自秋分至小雪），主位太商金，客气厥阴木，运气较为平和。

终之气（自小雪至大寒），主位少羽水，客气少阴火，"阳气布，候反温，蛰虫反见，流水不冰"，气温会偏高；《黄帝内经》讲"其病温"，会出现流感等疫情，但只要年中运气不出现大的异常，当无大碍。

（见《中国中医药报》2017年2月23日4版，原标题《五运六气疫病预测的回顾分析》）

从五运六气分析2018年尚无大疫情迹象

顾植山　龙砂医学流派传承工作室

一、用五运六气分析当前疫情

我们在2017年初曾作丁酉年五运六气的分析预测："丁酉岁，阳明燥金司天，少阴君火在泉，中见少角木运。……天气以燥热为主，'寒毒不生'。"对疫情的预测，总的意见是："会出现一些疫情，但规模不会很大。"要警惕二之气和终之气时出现疫情。

对于二之气（自春分至小满）的疫情，《黄帝内经》有"凡此阳明司天之政……二之气……厉大至，民善暴死"的论述，但我们根据2017年初的交运较正常，并综合分析了各个运气因子后，作了较为乐观的估计；又动态观察二之气的实际气象情况，虽客气少阳相火加临主气少阴君火，但实际气温应高不高，两火叠加的运气致疫条件得到化解，故二之气的疫情基本未发生。

但二之气被压抑的火气形成"郁火"，易在下半年"郁发"，后来夏季和秋季的气候也不是很正常，故从年中开始，我们多次向有关各方呼吁要警惕年末可能出现的疫情。

对终之气的疫情，年初的预测报告认为："终之气（自小雪至大寒），主位少羽水，客气少阴火，'阳气布，候反温，蛰虫反见，流水不冰'，气温会

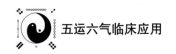

偏高;《黄帝内经》讲'其病温',会出现流感等疫情。"

2017年入冬以来,气候一直偏于燥热,有些应在春天开的花提前开了,这是"冬行春令",阳气失藏,是产生疫病的运气因素。

现在出现的流感疫情,基本符合上述分析预测,也符合运气规律。

二、今年流感的主要相关因素

2018 戊戌年初之气,客气少阳相火加临厥阴风木,中见太徵火运,是产生疫情的运气时段。《黄帝内经》云:"气乃大温,草乃早荣,民乃疠,温病乃作。"

最近出现的大范围雨雪降温对前一阶段过盛的燥火是一个遏制,可能促使疫情趋稳(类似情况:2016 年末的暖冬和伏火郁发引发了禽流感疫情,但从该年大寒交运以后的气象情况看,丙申年的伏火逐渐消退,丁酉年的司天阳明燥金和初之气的客气太阴湿土基本到位,运气趋势向好。故我们在 2017 年初曾预测:"估计发生于 2016 年底的禽流感等疫情将趋缓和。"见《中国中医药报》2017 年 2 月 23 日,实际情况得到验证),但今年的趋稳估计只是短暂的,后面还会有反复。

"冬不藏精,春必病温",由于 2017 丁酉年冬行春令,精气失藏,影响到 2018 年春天疫情的继续和反复。

向前推三年的 2015 年的运气和气象都较平稳,对 2018 年的疫情是利好。2015 年冬我们按运气常位预测是寒冬,当年气象界宣传"受超强厄尔尼诺影响将出现非常暖冬",若果如气象界所言,就会形成上下半年运气相反"刚柔失守"的局面,对 2017 年末和 2018 年产生"三年化大疫"的严重影响。但实际气候是出现了"霸王级寒潮",说明仍按正常运气运行。

丁酉年与戊戌年的运气交接情况,一般要到大寒后才能看得比较清楚。若立春以后出现较强春寒,运气上叫"寒淫水胜",易出现"血变于中,发为痈疡。民病厥心痛,呕血,血泄,鼽衄,善悲,时眩仆"等病症;这时初之气的客气少阳相火降而不下,"火发待时",后面可能出现火气的"郁发"而加重疫情。若出现的是气候持续干燥,属丁酉年司天的"阳明不退位""阳明复布,太阳不迁正,不迁正则复塞其气";燥金太强,还会造成

"木运升天，金乃抑之，升而不前"的升降失常格局，增加疫病的发生。

综上分析，2018年春疫情反复和延续的可能性较大，但运气方面还未看到有大疫情的迹象。

三、流感证候特点和治疗建议

目前的流感属于冬温，可按冬温进行辨机论治。因为目前气候偏燥，可参考朱肱《类证活人书》所用葳蕤汤（不是方剂教科书所载的《通俗伤寒论》的加减葳蕤汤）治疗。《类证活人书》："……冬温，此属春时阳气发于冬时，则伏寒变为温病，宜葳蕤汤。"我们临床已试用较多病例，高热当天可降，一般2~3天可痊愈。方中青木香可不用，白薇量大时可能致吐，需注意。

少阴君火加临太阳寒水，往往初起可出现表寒里热症状，若身痛明显者，可考虑用九味羌活汤寒热表里同治。若只是治表寒或单纯清里热，有可能热退了病没有好，留下咳嗽等后遗症状。（2012年的"北京咳"就是教训。2012年春寒明显，一之气的少阳相火被郁，外感内热，一般医生偏重于单方面治寒或治热而产生了较普遍的"北京咳"，而用九味羌活等表里同治者基本不会出现后遗症状。从2012到2018是六年小周期，运气格局相似，应加注意！现在网上已经见到有"发热退了咳嗽治不好"的反映。）

戊戌岁初之气的主气是厥阴风木，客气是少阳相火，故若无明显的外寒里热或燥伤津的情况，"宜调少阳之客"，可选用柴胡类方，或柳宝诒推重之黄芩汤加豆豉、玄参施治；若风气较强时，常用治风温的银翘散、桑菊饮等也在可选之列。

若以干咳为主，陈无择《三因极一病证方论》中针对戊戌年岁火太过的麦冬汤可以选用。若年初余燥未清和二之气的客气阳明太过时，也可活用丁酉年针对阳明燥金的审平汤。

《黄帝内经》还记载了若运火炎烈，易出现"雨暴乃雹""时雨乃涯"的气象和"胸腹满，手热肘挛，腋肿，心澹澹大动，胸胁胃脘不安，面赤目黄，善噫嗌乾，甚则色炲，渴而欲饮"等病症，以及二之气"阳明客之，燥热相遇，大凉反至……火气遂抑，民病气郁中满，寒乃始"。出现这样的异常情况，可试用戊戌年针对寒水司天的运气方静顺汤。

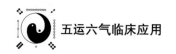

总的看来，当前运气燥热与寒湿相争，风气又将主令，堪谓五气杂陈，又处运气交接时段，复杂多变；临床流行的疾病和证候表现也是各不相同。对于流感这样的流行性疾病来说，每年每时的运气都可能不同，需遵《黄帝内经》的教导"审察病机，无失气宜"，前人的经验和近年来的临床疗效均显示：抓六气病机比固定的辨证分型更为合理有效！

（见《中国中医药报》2018年1月12日2版，原标题《从五运六气分析 今年尚无大疫情迹象》）

雾霾与五运六气关系分析

江　红　大连市中医医院

近年来，每到冬季和初春季节，我国中东部地区不时遭遇雾霾天气，气象学界研究认为雾霾形成的条件是：污染源的存在，空气相对湿度介于80%~90%，空气不流动。以上三者缺一不可。

龙砂医学流派代表性传承人顾植山教授认为，每一种气候的形成与宇宙间各种因素都息息相关。五运六气是古人探讨自然变化的周期性规律的理论，它不是日月五星中某一个或几个星球与地球相互作用就能产生的，它是整个宇宙天体与地球相互作用的综合结果。这种周期性是宇宙间的普遍规律，自然界一切气象、物候、疾病等变化无不受其支配。因此，研究雾霾的形成原因与五运六气的关系也许不无意义。

汪机《运气易览·学五运六气纲领》有言："五运六气须每日候之，记其风雨晦明。"《运气易览·序》亦言："务须随机达变，因时识宜，庶得古人未发之旨，而能尽其不言之妙也。"故研究五运六气的变化规律，必须结合气象观察，而不是简单地凭干支推算。

一、从气象数据总结易发生雾霾的时令特点

国内对雾霾的高度关注始于2012年，中国环境监测总站《中国环境状况公报》中记录了当时雾霾天气发生情况：全国雾霾天气频繁，最初主要出现在2012年10~12月（壬辰年终之气）；中国气象局基于能见度的观测结果

表明，2013 年全国平均霾日数为 35.9 天，比 2012 年增加 18.3 天，为 1961 年以来最多，雾霾天气多发，部分地区超过 100 天。2013 年 1 月份的灰霾污染过程最严重（2013 年 1 月份按五运六气历仍为壬辰年的终之气），接连出现 17 天，造成 74 个城市发生 677 天次的重度及以上污染天气，其中重度污染 477 天次，严重污染 200 天次。污染较重的区域主要为京津冀及周边地区。可见雾霾主要出现在壬辰年终之气（2012 年 11 月 22 日至 2013 年 1 月 20 日）附近。同时报告还提到 2013 年 10 月至 12 月初（癸巳年五之气附近），我国中东部地区亦集中发生了严重的灰霾污染过程，造成 74 个城市发生 271 天次的重度及以上污染天气，其中重度污染 160 天次，严重污染 111 天次。

报告同时显示，2014 年 PM2.5 年均浓度为 64 微克 / 立方米，同比去年下降 11.1%，达标城市比例为 12.2%，同比上升 8.1 个百分点。2014 年 2 月（甲午年初之气）京津冀及周边地区发生一次空气重污染过程，但与 2013 年相比，空气重污染发生频次、持续时间和污染强度均明显降低。

2015 年 PM2.5 年均浓度为 55 微克 / 立方米，比 2014 年又下降 14.1%；达标城市比例为 16.2%，比 2014 年上升 4 个百分点。全国共出现 11 次大范围、持续性雾霾过程，主要集中在 11 月、12 月（乙未年六之气）。其中 12 月重度及以上污染发生天数占全年的 36.8%，明显高于其他月份。

2016 年雾霾天气也主要集中在 12 月（丙申年终之气），雾霾使北京、天津、河北、山西、陕西、河南等 11 个省市在内的多个城市达严重污染，共维持 7 天。但总体较前几年明显减少。

综上气象数据提示，近年来雾霾高发特点：壬辰年终之气最多，癸巳年五之气较严重，甲午年初之气、乙未年和丙申年终之气较本年其他时期段高发，但较壬辰年、癸巳年明显减少。

从以上资料可知，雾霾易发生在每年最为寒冷的终之气，其次为终之气前后的五之气和初之气，二、三、四之气三个时段则很少有雾霾发生。

二、从五运六气看雾霾发生的运气因素

运气学说认为，五运六气能反映不同年之间的气候差异；主气每年是固定不变的；岁运和客气则是每年不同的。客气与主气同化，结合岁运相互生克制化形成了每年各节气中不同的气候变化规律。现就 2012 年至 2016 年运气特点做一次简单归纳，由于主气每年不变，故主要从岁运和客气进行探讨。从岁运来说，虽然所获资料时间较短，尚不足以对不同岁运年的资料做全面分析，但我们看到：雾霾最严重的 2012 年冬至 2013 年初是壬辰年，世界上最著名的伦敦大雾霾发生在 1952 年冬至 1953 年初，也是壬辰年。壬辰年的运气格局：岁运木运太过，太阳寒水司天，太阴湿土在泉。相关的运气因子是风、寒、湿。从客气来看，从 2012 年至 2016 年各年的客气列表如下。

2012 年至 2016 年各年的客气情况

时间	初之气	二之气	三之气	四之气	五之气	终之气
2012 壬辰年客气	少阳相火	阳明燥金	太阳寒水	厥阴风木	少阴君火	太阴湿土
2013 癸巳年客气	阳明燥金	太阳寒水	厥阴风木	少阴君火	太阴湿土	少阳相火
2014 甲午年客气	太阳寒水	厥阴风木	少阴君火	太阴湿土	少阳相火	阳明燥金
2015 乙未年客气	厥阴风木	少阴君火	太阴湿土	少阳相火	阳明燥金	太阳寒水
2016 丙申年客气	少阴君火	太阴湿土	少阳相火	阳明燥金	太阳寒水	厥阴风木
每年六步主气	厥阴风木	少阴君火	少阳相火	太阴湿土	阳明燥金	太阳寒水

由表可见：雾霾最严重的壬辰年终之气和癸巳年五之气，其客气都是太阴湿土，可见，在最容易发生雾霾的终之气及其前后的五之气和一之气三个时段，客气太阴湿土是雾霾高发的最重要的运气因素，同时加临主气是太阳寒水的壬辰年尤其高发。甲午年初之气和乙未年终之气，客气都是太阳寒水，可见客气太阳寒水亦是引起雾霾高发的因素。

综合以上分析，发生雾霾的运气条件首先是在一年中的终之气及终之气前后的五之气和初之气；在这三个时段若遇上加临的客气是太阴湿土时最易引起雾霾，其次是太阳寒水，遇上这两个客气加临时要提高警惕。壬辰年则更要加强防备。

三、《黄帝内经》中有关雾霾高发时段的描述

《黄帝内经》中没有"雾霾"的具体词汇。笔者查阅了雾霾高发时段《黄帝内经》的相关描述，如对壬辰年的描述为："岁太阴在泉……湿淫所胜"，终之气则"湿令行，阴凝太虚，埃昏郊野"。这里出现了"埃昏"一词，有人认

为"埃昏""雾露""烟埃""朦郁"等就是雾霾，因而搜集了《黄帝内经》运气七篇大论中所有提到这些词的地方，认为与此相关的运气都会发生雾霾。但雾霾高发的癸巳年五之气和甲午年初之气的经文中都没有出现这类词，而出现这类词的地方有许多是不大会发生重雾霾的二、三、四之气时段。再如《素问·至真要大论篇》云："厥阴司天，风淫所胜，则太虚埃昏，云物以扰。"此处的"埃昏"直接由"风淫所胜"引起，显然不会是雾霾，而更像是沙尘暴。

癸巳年五之气时段的描述是："五之气，燥湿更胜，沉阴乃布，寒气及体，风雨乃行。"提到了湿、寒、风雨。甲午年初之气的描述："初之气，客气太阳水，中见土运，地气迁，燥将去，寒乃始，蛰复藏，水乃冰，霜复降。"仍是以寒、湿为主。

只有丙申年的终之气提到："地气正，风乃至，万物反生，霜雾以行。"2016年冬至2017年初虽有较多雾霾天气出现，但并不很严重，是否由于"风乃至"的作用，使雾霾消散较快，有待细考。

结语：顾植山教授认为，根据五运六气理论及气象观测，雾霾可能发生的严重时段还是有规律可循的、可以预测的，客气太阴湿土加临于每年终之气及其前后时段时，最易发生雾霾。顾植山曾据此预测2013年的雾霾较2012年会早2个月出现，早2个月消退；也预言了2014年、2015年和2016年的雾霾不会像2012年和2013年那样严重。

总之，五运六气不是简单的天干地支机械推算，也绝不能根据《黄帝内经》经文中的片言只语去预测雾霾。虽然根据五运六气大致可预见到雾霾高发的时间段，但是一定要综合多种因素并结合不同地域特点动态地进行分析，如此才能更准确、更全面地做出预测。

（见《中国中医药报》2017年5月24日4版，原标题《雾霾与五运六气关系分析》）

附录一 五运六气基础知识

陶国水 李 莎 无锡市龙砂医学流派研究所

五运六气学说，简称运气学说，是探讨自然变化的周期性规律及其对人体健康和疾病的影响，进而研究把握自然动态周期规律，进行养生"治未病"方法的一门学问。

运气学说是"中医学基本理论的基础和渊源"，最早来源于《黄帝内经》中的记载，主要集中于《素问》的《天元纪大论篇》《五运行大论篇》《六微旨大论篇》《气交变大论篇》《五常政大论篇》《六元正纪大论篇》和《至真要大论篇》，以及《素问》遗篇中的《刺法论篇》和《本病论篇》。但并不局限于这九篇论述，在《六节藏象论篇》《九宫八风篇》等篇中也有关于运气的记载，可以说《黄帝内经》中处处有运气学说的思想。

五运六气理论主要由"五运"和"六气"两部分内容组成。在介绍这两部分内容之前，有必要先介绍一下干支，因为干支是五运六气理论的推演工具。

一、干支

干支，即天干、地支的简称。五运配以天干（所谓十干统运），运从甲始；六气配以地支（所谓地支纪气），气从子始。根据各年干支组成的甲子，可以推算六十年中运和气演变、气候变化规律及发病规律。

天干，又称"十干"，依次为甲、乙、丙、丁、戊、己、庚、辛、壬、癸。

地支，依次为子、丑、寅、卯、辰、巳、午、未、申、酉、戌、亥。

天干地支既各有五行所属，又各有阴阳分属，五行中有阴阳，阴阳中有五行。五行中有阴阳就能运，阴阳中有五行就能化。自然界阴阳五行不断运动，不断生化，生命万物就能生长化收藏，生生不息。

天干的五行属性为：甲乙属木，丙丁属火，戊己属土，庚辛属金，壬癸属水。地支的五行属性为：寅卯属木，巳午属火，申酉属金，亥子属水，辰未戌丑属土。需注意的是，干支的五行属性与干支的五运六气化合在概念上是两种不同的配属关系。

干支的阴阳属性，天干属阳，地支属阴。再分阴阳，按天干和地支的顺序，奇（单）数为阳，偶（双）数为阴。故十天干中，甲、丙、戊、庚、壬为阳，称阳干；乙、丁、己、辛、癸为阴，称阴干。十二地支中，子、寅、辰、午、申、戌为阳，丑、卯、巳、未、酉、亥为阴。

天干和地支两者相配合就形成甲子周期，凡六十年为一甲子周期，如1984年为甲子，2019年为己亥，至2043年为癸亥，复行一周。五运六气理论通过干支甲子的配合来推求各年份气候变化及发病规律。六十甲子周期表如下。

六十甲子周期表

	1	2	3	4	5	6	7	8	9	10
0	甲子	乙丑	丙寅	丁卯	戊辰	己巳	庚午	辛未	壬申	癸酉
	1924	1925	1926	1927	1928	1929	1930	1931	1932	1933
	1984	1985	1986	1987	1988	1989	1990	1991	1992	1993
1	甲戌	乙亥	丙子	丁丑	戊寅	己卯	庚辰	辛巳	壬午	癸未
	1934	1935	1936	1937	1938	1939	1940	1941	1942	1943
	1994	1995	1996	1997	1998	1999	2000	2001	2002	2003
2	甲申	乙酉	丙戌	丁亥	戊子	己丑	庚寅	辛卯	壬辰	癸巳
	1944	1945	1946	1947	1948	1949	1950	1951	1952	1953
	2004	2005	2006	2007	2008	2009	2010	2011	2012	2013
3	甲午	乙未	丙申	丁酉	戊戌	己亥	庚子	辛丑	壬寅	癸卯
	1954	1955	1956	1957	1958	1959	1960	1961	1962	1963
	2014	2015	2016	2017	2018	2019	2020	2021	2022	2023
4	甲辰	乙巳	丙午	丁未	戊申	己酉	庚戌	辛亥	壬子	癸丑
	1964	1965	1966	1967	1968	1969	1970	1971	1972	1973
	2024	2025	2026	2027	2028	2029	2030	2031	2032	2033
5	甲寅	乙卯	丙辰	丁巳	戊午	己未	庚申	辛酉	壬戌	癸亥
	1974	1975	1976	1977	1978	1979	1980	1981	1982	1983
	2034	2035	2036	2037	2038	2039	2040	2041	2042	2043

那么如何从现在的公历年推求干支纪年，是初学五运六气者都迫切想解决的一个问题。这里给大家提供一种比较简单易行的方法：先记住下表（天干代数表、地支代数表）中干支的代数表。年干的推算，用公历年年份减 3 后除以 10 所得的余数一一对应即可，如公历 2019 年，（2019−3）÷10=201……6，6 对应的年干，即己；地支的推算，用公历年年份减 3 后除以 12 所得的余数一一对应即可，如公历 2019 年，（2019−3）÷12=168，余数是 0，对应的地支，即亥。当然，还有一种更为简便的方法，即询问对方的属相便可得知地支为何，但此时要注意在大寒后春节前这段时间出生的人群，由于尚未到农历新年，属相上还是前一年，但从运气上来说已经是后一岁了。

天干代数表

代数	1	2	3	4	5	6	7	8	9	0
天干	甲	乙	丙	丁	戊	己	庚	辛	壬	癸

地支代数表

代数	1	2	3	4	5	6	7	8	9	10	11	0
地支	子	丑	寅	卯	辰	巳	午	未	申	酉	戌	亥

二、五运

五运，即"五行"，是对一年中五个不同时段（春、夏、长夏、秋、冬）自然气息的概括和表达，依此出现了木、火、土、金、水五运。这个符号可以用木、火、土、金、水，或风、热、湿、燥、寒，也可以用角、徵、宫、商、羽，等等表示，理解上不能仅仅局限为"五种基本物质或基本元素"。五运的基本内容包括岁运、主运和客运。

岁运，又称中运、大运，统管全年的五运之气，反映的是全年的气候特征、物化特点及发病规律等情况，根据当年年年干确立。《素问·天元纪大论篇》云："甲己之岁，土运统之；乙庚之岁，金运统之；丙辛之岁，水运统之；丁壬之岁，木运统之；戊癸之岁，火运统之。"所以，凡逢甲己之年，岁运是土运；凡逢乙庚之年，岁运是金运；依此类推。但每年司岁的大运不同，有太过、不及之别，逢阳干的甲、丙、戊、庚、壬为岁运太过之年，逢阴干的乙、丁、己、辛、癸则为岁运不及之年，如甲年为土运太过之年，己年则为土运不及之年。

主运，根据季节的气候变化和五行属性而定，反映了一岁五季之间天时的常规差异，从大寒日开始，依次为初运、二运、三运、四运、五运、终运，按五行相生之序分五步而运行，始于木运，终于水运，历年不变。因五运主步尚有太过、不及的变化，所以在推算时，常用"五音（角徵宫商羽）建运""太少相生""五步推运"等方法。以2019己亥年为例，主运初运为少角，依次为太徵→少宫→太商→少羽。

客运，相对主运而言，用以表述五季气象变化的特殊规律，每年不同。亦以"季"为单位，交司时刻、五步太少推移均与主运相同。在推演方法上，以该年岁运作为初运，在一个五行顺序内，按太少相生顺序推演。以2019己亥年为例，己属土运不及，初运为少宫，依次为少宫→太商→少羽→少角→太徵。2019年客运太少相生表如下。

2019年客运太少相生表

客运	少宫（土）	太商（金）	少羽（水）	少角（木）	太徵（火）

三、六气

六气，是从阴阳发展出来的，《素问·阴阳离合论篇》里描述了太极的阴阳开阖运动产生了三阴三阳，说明了三阴三阳的时空方位，"六气"就是根据这个方位形成的。三阴三阳与六气的配应：太阳居东北寒水之位，时序"正月太阳寅"，故配寒水；太阴居西南坤土之位，时序长夏主湿，故配湿土；阳明居西北乾金之位，时序秋燥，故配燥金；厥阴居正东风木之位，时序属春，故配风木；少阳居东南巽风生火之位，时序初夏，故配相火；少阴居太冲之地，时在冬至，阳气以命门之火的形式潜藏于坎水之中，为来春新一轮生命活力的原动力，故配以君火。六气的基本内容包括主气、客气、客主加临。

主气，分主一年六个不同阶段的气候以主四时之常令，始于厥阴风木，而终于太阳寒水，按五行相生之序运行。其变化之序为：初之气（大寒至春

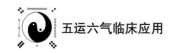

分），厥阴风木之气；二之气（春分至小满），少阴君火之气；三之气（小满至大暑），少阳相火之气；四之气（大暑至秋分），太阴湿土之气；五之气（秋分至小雪），阳明燥金之气；终之气（小雪至大寒），太阳寒水之气。年年如此，固定不变。其中火有君相之分，君火在前，相火在后。

客气，是指在天的三阴三阳之气，其随年支的不同而变化。一年分六步运行，但次序与主气不同，为先三阴、后三阳，即一阴厥阴风木，二阴少阴君火，三阴太阴湿土；一阳少阳相火，二阳阳明燥金，三阳太阳寒水。六气又分司天、在泉及左右四间气。司天之气在三之气的位置上，在泉之气在终之气的位置上，此两者在客气中最为重要，对全年都有影响，只是司天之气在三之气时影响最大，在泉之气要到终之气时作用才最强。除司天在泉外，其余的初之气、二之气、四之气、五之气，统称为间气。以 2019 己亥年为例，客气依次为初之气，阳明燥金之气；二之气，太阳寒水之气；三之气，厥阴风木之气（司天之气）；四之气，少阴君火之气；五之气，太阴湿土之气；终之气，少阳相火之气（在泉之气）。

客主加临，为每年轮值的客气加临在六主气上，主要是用来综合分析该年可能出现的气候特征，推测四时气候的常变情况。对于客主加临的推演，先将该年的司天之气加临于主气的三之气上，在泉之气加临于主气的终之气上，其余的四间气依次加临。以 2019 己亥年为例，初之气，阳明燥金加临厥阴风木；二之气，太阳寒水加临少阴君火；三之气，厥阴风木加临少阳相火；四之气，少阴君火加临太阴湿土；五之气，太阴湿土加临阳明燥金；终之气，少阳相火加临太阳寒水。客主加临，主要有三种情况：其一，客主之气是否相得，相得为客主之气相生或同气，不相得为主客之气相克；其二，在不相得中，主客相克又有顺逆，顺为客气克主气，逆为主气克客气；其三，在相得中，君火与相火加临，当君火为客气加临于主气之相火时为顺，当相火为客气加临于主气之君火时为逆。

四、运气相合

运气相合，是指将该年的五运与六气综合在一起分析当年的气候变化情况，主要包括运气同化、运气异化、平气三种情况。

运气同化，是指岁运与客气在某些年出现了五行属性相同的情况，又因为岁运有太过、不及之别，客气有司天、在泉之分，所以运气同化也就有同天化、同地化的区别，主要有天符、岁会、同天符、同岁会、太乙天符五种类型。在 60 年的运与气变化中，有 26 年是同化关系。运气同化的关系，在这些运与气相会的年份中，由于没有胜复，失去制约，可能会造成一气偏盛独治的异常气候现象，也就容易给人体及自然界其他生物造成危害。其中，"天符"之邪所伤，发病迅速而严重；"岁会"之邪所伤，病势徐缓而持久；"太乙天符"之邪所伤，则病势急剧且会有死亡的危险。

运气异化，即除前述运气同化的 26 年外，另外 34 年是运气异化的年份。需要根据运和气的五行生克关系来测定其偏盛偏衰，以综合分析气候变化。包括运盛气衰和气盛运衰两种情况：运生气或运克气均为运盛气衰，前者为小逆，后者为不和；气生运或气克运均为气盛运衰，若岁运不及之年又遇气克运为天刑，若岁运太过之年又遇气生运为顺化，天刑年气候变化比较剧烈，顺化年气候变化比较平和。

平气之年，指该年气运，既非太过，也非不及。具体情况有四种：岁运太过被司天所抑、岁运不及得司天之助、岁运不及被司天所乘、岁运不及被司天所侮。总体来说，平气之年，气候较平和，疾病流行较少，即使发病，病情也较单纯。

总体来说，本部分介绍的是五运六气的基本概念和一般变化规律，除了上面提到的概念，还有运气的胜复郁发，以及《素问》遗篇中涉及的升降失常、不迁正、不退位、刚柔失守等。所以在运用五运六气理论时，常规的推演必不可少，但也要时刻记住"时有常位，而气无必也""不以数推，以象之谓也"的古训。一方面，全面衡量各运气因子影响：除岁运、司天、在泉等，五步五运，六步的主气、间气，以及年运的交司时间、南北政、大司天等都不能忽视；除观察其强弱变化，还应注意五运太少阴阳、六气正化对化等。另一方面，注重各运气因子相互关系：运气产生的最终结果不是各运气因子的和，也不是单一的因果逻辑。除客主加临、运气同化外，还要注意胜复关系、刚柔关系等。此外，还需观察运气动态变化：如升降、迁正、退位及其动态过程为正化度还是邪化度等。如此，对运气理论方能灵活应用，知

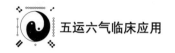

常达变。

五、临床应用

《素问·六节藏象论篇》说："不知年之所加，气之盛衰，虚实之所起，不可以为工也"，强调了运气思想的重要性。《黄帝内经》对病因的认识是天、人、邪三虚致病，临床上应采取辨天（即五运六气）、辨人（即体质，包括运气体质）、辨病证三方面结合。首先，辨致病邪气，其次辨人之禀赋体质，最高的境界则是辨天之时气，从而达到天人相应的高度。因此，治病选方也有司病证之方、司人之方以及司天之方的不同。

运气辨治的实质，是基于天人相应的理论思想，透过自然气息的运动变化了解人体气机变化及其临床表现，"谨调阴阳，无失气宜"，通过调整天人关系，实现祛病健康的目标，这是"上工"才能达到的。运气辨治，注重辨时、辨机、辨阴阳开阖枢变化，是对静态的、空间的辨证的重要指导和补充。王肯堂晚年所总结的"运气之说，为审证之捷法，疗病之秘钥"确为至理名言。大量临床实践显示，以运气病机指导临床，可执简驭繁，有"四两拨千斤"之效，同时也升华了《黄帝内经》的病机理论，对于一些重症难疴所起的疗效，更如神来之笔，妙不可言。

运气辨治在具体实践中，首先辨运气之常，即"先立其年，以明其气"，具体又分辨运（中运、主运、客运）、辨气（司天在泉、左右间气、客气主气）、辨五运三纪与客主加临、辨运气体质禀赋，此外还要辨大司天。其次，辨运气之变，即"时有常位而气无必也""不以数推，以象之谓也"，这点是最难掌握的，也是最能彰显特色的。

辨证明确后，就落实到方药选择上，针对常位运气特点，宋代陈无择从岁运和司天在泉之气，立有六甲年附子山萸汤、六乙年紫菀汤、六丙年川连茯苓汤、六丁年苁蓉牛膝汤、六戊年麦冬汤、六己年白术厚朴汤、六庚年牛膝木瓜汤、六辛年五味子汤、六壬年苓术汤、六癸年黄芪茯神汤、子午年正阳汤、丑未年备化汤、寅申年升明汤、卯酉年审平汤、辰戌年静顺汤、巳亥年敷和汤16首运气方。但需注意的是，这是针对不同运气特点的16个"套路"，而不是到某年就固定用某方，选方时要看实际出现的运气适合什么套路，选用相应的运气方。如针对木运太过的苓术汤，本为壬年主方，2015乙年初之气主气、客气均为厥阴风木，病症若符风木太过之机即可选用。其他干支年运气方也可不拘泥于年辰，如2015乙未年见肺金受邪，出现燥伤肺金的病机时，可选用六乙年之紫菀汤，亦可用六戊年之麦冬汤。正如张从正所说的："病如不是当年气，看与何年运气同，便向某年求活法，方知都在至真中，庶乎得运气之意矣。"

抓住了运气病机，除《三因极一病证方论》中的16首运气方外，不论经方、时方，只要按运气思路运用，皆可称"运气方"。如2014甲午年运气特点为中运太宫土、少阴君火司天、阳明燥金在泉，易出现湿、火、燥相兼的病机特点，在该时段应用清暑益气汤治疗荨麻疹和湿疹等皮肤病，以及高血压、失眠、咽痛、痤疮等多种病症，已证良效。

运气之用以"数"说理而又不囿于"数"，在具体运用中，切不可把五运六气看作六十干支的简单循环周期。仅据天干地支机械推算某年某时的气候和疾病，显然是不科学的。《黄帝内经》云运气"有至而至，有至而不至，有至而太过""非其位则邪，当其位则正"，强调"时有常位而气无必也"。马莳亦言："有定纪之年辰，与无定纪之胜复，相错常变，今独求年辰之常，不求胜复之变，岂得运气之真哉！"龙砂医家王旭高曾言："执司天以求治，而其失在隘；舍司天以求治，而其失在浮。"临床中应做到顺天察运，随机达变。

附录二　方剂索引

附录三 病症 / 证索引

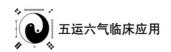